設計圖學 第2版
Design Drawing

藝術家出版社

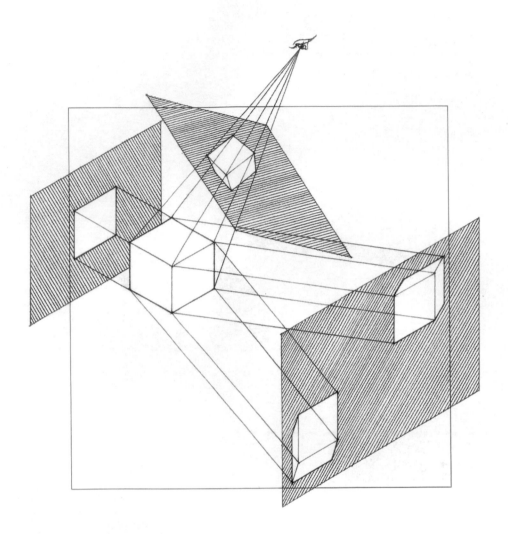

設計圖學 第2版
Design Drawing

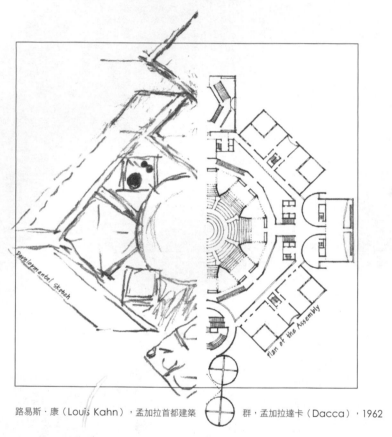

路易斯・康（Louis Kahn），孟加拉首都建築群，孟加拉達卡（Dacca），1962

Francis D. K. Ching
with Steven P. Juroszek

林貞吟譯

藝術家出版社

目錄 Contents

設計圖學
Design Drawing

誌　謝　Acknowledgements

本書內容原是用做美國華盛頓大學建築系
（Department of Architecture, University
of Washington）設計圖學課程的參考資料，而
後經由技藝卓越且兢業敬職的教界同僚：
Catherine Barrett、Cynthia Esselman、
Kevin Kane、Anita Lehmann、Alan
Maskin、Ben Sharpe、Judith Swain、
Carol Thomas、Mark Wolfe、Gail Wong，
在許多的討論、建議及作品發表中，促成本書的
出版。特別感謝戴楠青（Nan-Ching Tai）提供
其無價的專業技術，協助製作附件光碟中數位輔
助光的例作及繪圖系統的動畫。

本書文本亦經諸多學生孜孜試煉、實證與批判。
經由他們定期而熱誠地檢驗與測定，驗證了本書
素材堅若磐石的教育性意義。

最後，我要感謝定期參與設計傳達協會（Design
Communication Association）會議的熱情
教師們，毫不自私地分享了他們在教學和繪圖上
的想法。他們的洞見滋養了本書的熟成，也增進
了本書的視角與面向。

本書首版之付梓，曾獲葛雷漢美術進階研究基金
會（Graham Foundation for Advanced
Studies in the Fine Arts）之部分贊助，併於此
誌謝。

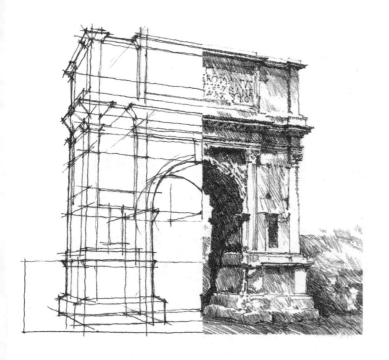

本書對於學習建築、室內設計和相關設計學科等，均可做為簡明易懂的繪圖實用手冊。而常見的繪圖學習手冊，涵蓋的範圍則多半是從描繪景觀或人體等特定物體的初級繪圖法解說，到從藝術觀點來探討繪圖的進階論述等。它們其中有些著重於特定媒材，例如鉛筆或筆墨；有些則聚焦在特定技法，例如透視圖。但這類討論往往局限於觀察繪圖法；本書則是基於繪圖為整個設計流程的核心，故重點在於強調，繪圖是用來將設計想法視覺化呈現出來及傳達出去的媒介。

首先介紹繪圖流程，亦即觀看、想像及再現的流程，其後內容則分為三部分：首先為觀察繪圖法，說明組成繪圖字元的圖形元件，亦即線條、形狀、色調、形體與空間。此部分大多屬於徒手繪圖的範疇，因為透過直接的實物測繪，能夠在觀看、理解與再現上述元件上，得到最好的學習成果。

第二部分為繪圖系統，描述的是用來表現3-D物體和空間的正統體系，亦即構成設計圖語的繪圖系統。無論採用何種繪圖媒材或技法，對於我們所直接經驗的視覺世界，或在設計圖中所想像出來的未來世界，各繪圖系統都呈現出了獨特的觀看與描繪方式。

第三部分為想像繪圖法，探討的是在我們思索如何激化設計流程、如何透過繪圖來發展設計創意，以及如何在最佳的可能光線中呈現設計企劃時所引發的議題。也正是在此範疇，數位繪圖和造形工具俱已創造了顯著進展，無論學術界或業界皆然。

各部分文末都附有簡短習作，用來磨練技巧熟練度及聯想力，以利應用於較長型的專案來測試理論概念的吸收與應用成效。繪圖學和任何其他學科的學習方法均無二致，都需要穩定而持續的練習，以促進技巧運用的精湛和流暢。故切勿僅僅被動地接收本書所有資訊，而須在繪圖流程中主動參與學習。

此處強調的仍是徒手繪圖，因為這是表達視覺認知和視覺感知最直接也最直覺的方法。透過繪圖的厚實感來直接對應我們的視覺認知與視覺感知，得以促進我們對於空間概念的理解，並能鍛鍊我們應用3-D向度的思考與視覺化能力。

然而也不能忽略電腦科技的長足發展，已經顯著地改變了建築繪圖與設計的程序。目前圖形軟體涵蓋範圍包括2-D的繪圖程式及3-D的表面與實體建模程式等，對於小至小屋、大至大規模的建築群結構之各種建築物設計與表現，均有莫大助益。數位工具在建築繪圖的製作上，的確提供了獨特的機會和挑戰。故而在第二版書中，即以實際可得的數位繪圖技術理論與範例，來探討初版所使用的媒材。

無論繪圖是徒手執行或仰賴電腦協助完成，在建築學上主宰設計創意能否有效傳達的標準和評價方式，仍是相同的；就像書寫文字，不管是以傳統方式草稿作記、以手動或電動打字機打字，或以文字處理機鍵盤輸入等，拼字、文法和標點符號等規則也還是不變的，同樣應維持其妥適性。

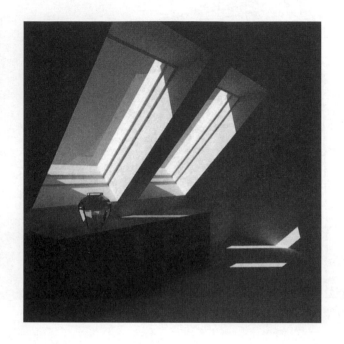

引言 Introduction

繪圖（Drawing）指的是在圖面上以線條來表現物件、景象或想法的流程或技法。此定義意味著，其圖形描繪和繪畫（painting）及圖面著色是不同的。雖然繪圖本質上大抵是屬於線性圖形，它仍可能還包括了其他的圖像元件，例如點、筆觸，但這些元件也可以被理解為線條。不論繪圖形式如何，都是我們藉以組織和表達視覺思考與視覺認知的根本方法。因此，繪圖不僅可被視為藝術性的表達方式，也是用做形構和解決設計問題時的實用工具。

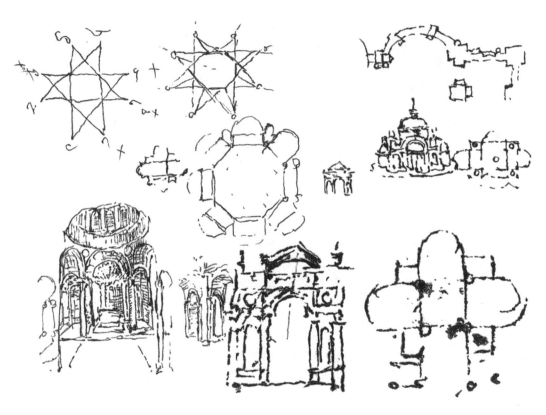

設計圖
Design Drawing

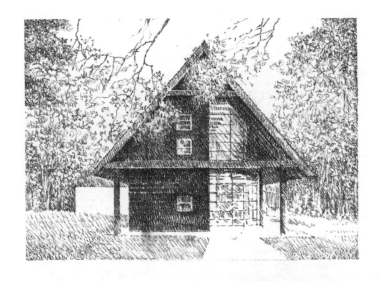

設計圖（design drawing）意指用來説服觀者理解設計企劃題旨的示意圖。相似的詞還有建築設計圖（construction drawings）或施工圖（working drawings），也就是用來解説設計案產生與建構的圖形説明。但不止於此，設計者也將繪圖流程與繪圖成果應用在其他方面。在設計上，設計圖的角色具有延伸性，包括記錄既有事物、執行創意，以及構思與計畫未來。在整個設計過程中，設計圖被用來導引創意的發展，使它從概念擴展而為企劃案，最後具體架構成形。

要學習畫設計圖以及有效率地使用設計圖來做為設計工具，必須先能夠運用特定的基本技術，例如畫線、鋪色調。只要有充分、足夠的練習，任何人都能學會這些技術；然而，除非能夠同時了解這些技術背後的認知原則，否則光有熟練的技術是沒用的。雖然數位繪圖工具已改變並擴張了傳統的繪圖法，使我們能夠將創意轉換到電腦螢幕上，並且將它們發展為3-D的模型，但繪圖仍是某種牽涉知覺性觀看與視覺性思考的認知過程。

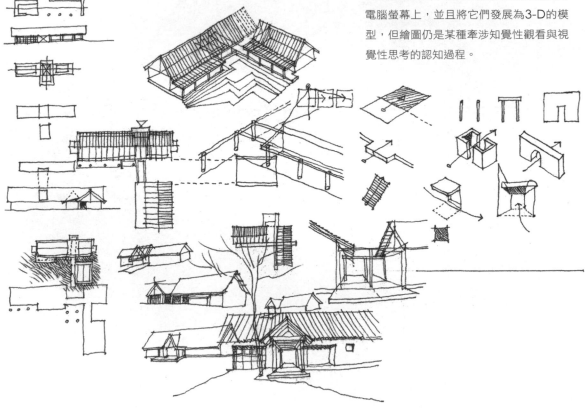

繪圖流程
The Drawing Process

本質上，所有繪圖都是觀看、想像和再現之間交互作用的流程。觀看使我們能夠張眼感知外在實體的影像，促使我們發現世界。而閉上眼睛時，心眼（the mind's eye）則為我們呈現出內在實體的影像，亦即我們對於過去事件的視覺記憶，或是對於某種想像未來的投射影像。再現，則是在紙上創造出影像，亦即用來表達並傳遞思想和認知的繪圖。

想像（Imagining）

眼睛接收視覺資料，再由心活躍地搜尋其結構和意義，而進行加工、處理和過濾。心眼創造了觀看的影像，而這些影像也就是我們想用繪圖來再現的影像。因此繪圖並不止是某種手工技巧而已；它涉及視覺思考而激發想像，而想像則促進繪圖的產生。

觀看（Seeing）

視覺是我們和世界產生聯繫的最基本感應通道。它是發展得最好、觸及最遠的感覺，也是我們在每日的活動中依賴最深的感覺。透過觀看而增強繪圖能力的同時，繪圖也使觀看變得更有活力。

再現（Representing）

繪圖是藉著在圖面上畫記，而精確地再現眼前我們觀看的東西，或心眼中我們想像的事物。繪圖是種自然的表達法，它能創造出眼睛接收到的相異而類似的影像世界。

而繪圖的動作，則和我們對被再現物的看法或想法密切相關。若非將出現在我們面前的物件或景象視為對象來繪圖，或對它們熟悉到足以透過記憶或想像來直接複製，否則是無法畫出該物件或景象的。因此，繪圖要能熟練，對於意圖以圖形形式來再現的物件或景象，就必須擁有相稱的認識與了解。

視覺認知
Visual Perception

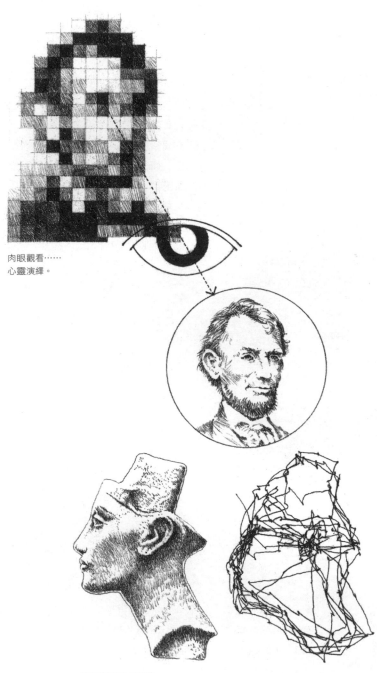

肉眼觀看……
心靈演繹。

娜芙蒂蒂皇后胸像
Bust of Queen Nefertiti

人在觀看圖形時的瞳孔運動型態，
此係來自莫斯科資訊傳導問題研究院
（Institute for Problems of Information Transmission, Moscow）
阿弗烈德·亞爾巴斯（Alfred L. Yarbus）的研究。

視覺行動是某種動的過程，也是創造的歷程。對於構成視覺世界那些運動中的、改變中的影像，它能夠產生穩定的3-D認知。在迅速而複雜的影像演進過程中，主要存在有三個面向：

接收（Reception）

眼睛會接收以光的形式輸入的能量，不論是光源本身的光，或是從受光面反射出來的光。眼球的三稜鏡會將進入眼睛的光投射到視網膜上，亦即大腦延伸的神經細胞叢，而形成上下顛倒的影像。這些感光細胞能將電磁能轉變為電化學訊號，並且點對點地評估它所接收到的光線強度。

選取（Extraction）

心從輸入影像中選取基本的視覺特徵，而此輸入影像，基本上是某種明與暗的模式，再進而由其他視網膜上的神經細胞加工處理，然後往下送至視覺神經。經過中間的停頓後，它就抵達了大腦視覺外層，再由該處的細胞選取特定的視覺輸入特徵：邊的位置和方位走向、移動方式、尺寸和顏色。

推斷（Inference）

基於這些被選取的特徵，我們對世界進行推斷。視網膜中僅有很小的區域能夠辨識精微細部，因此眼睛必須持續地掃描物件及其周遭相關環境，來得到全面性的觀看印象。注視著某物的時候，我們所觀看的，其實是從互相鏈結的視網膜影像間的快速連結所架構而成的影像。即使眼睛正在進行掃描動作，我們仍能夠認知到穩定的影像。因此，人的視覺系統，確實不只是被動地、機械化地記錄某個視覺刺激的外在特徵而已；它會主動地將感應到的光線印象，轉化為具有意義的形體。

觀看是種活性的圖案搜尋（pattern-seeking）歷程。心眼利用從視網膜影像中選取出來的輸入資料，對我們所看到的事物做出有意義的猜測。用心來推斷是很容易的，心眼會主動搜尋那些符合我們對世界的印象的視覺特徵，並在它所接收到的圖案中找到圖案的意義，進而了解圖案的內容。我們能從最赤裸的視覺資料中產生印象，並視需要而用其他並不存在的資訊來填充此印象。例如此處所例舉的明暗構成圖案並不完整，可能不易理解，但只要能夠辨識出其原貌，該圖案的完整樣貌就會自然地顯現出來。

因此，視覺認知可說即是心眼的創作結果。眼盲於心所未見者，在我們腦中的圖像，並非僅止於視網膜中所選取出來的輸入影像；任何觀看動作中存在的個人興趣、知識與經驗，均會影響它的輸出。此外，外在的文化環境也會修飾我們對影像的認知，教導我們去理解和演繹我們所經驗到的視覺氛圍。

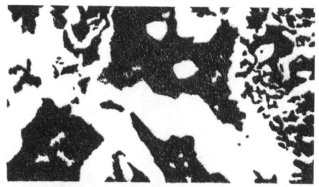

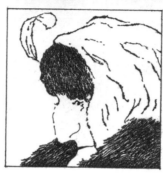

1930年心理學家柏林（E. G. Boring）所設計的模稜兩可圖。該圖案可看成少婦側面像，也可視做老嫗頭像。

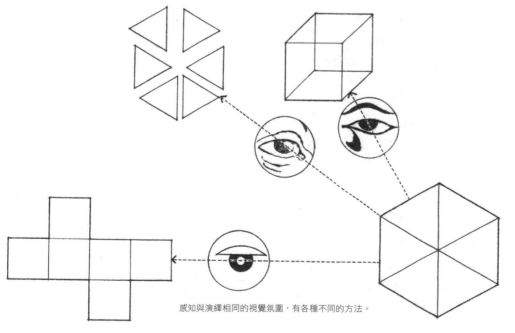

感知與演繹相同的視覺氛圍，有各種不同的方法。

觀看與繪圖
Seeing & Drawing

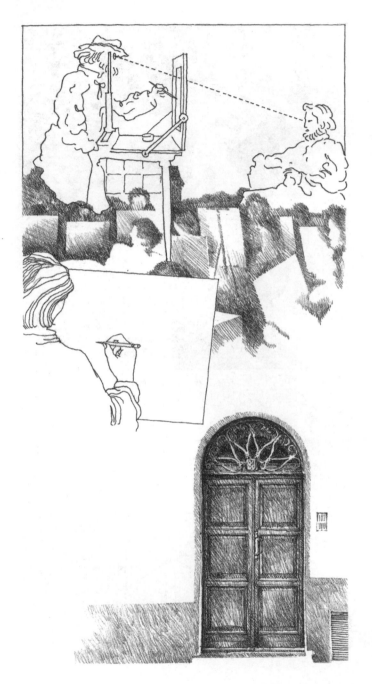

觀看使繪圖流程變得順暢

繪製眼前的事物,包括嚴謹描摹大師作品,向來都是成為藝術家或設計師的基礎訓練。從觀察中繪圖,是發展眼心手(eye-mind-hand)統合的古典技法。透過繪圖而直接經驗和檢視這個可見的世界,使我們更能洞察視覺的動能;而回過頭來說,這分了解也使我們更能順暢地繪圖。

繪圖使觀看動作更為活躍

通常我們並未真正看見所有可見的東西;但期待或相信什麼會在那兒的預設立場,則往往左右著我們的視覺。因為熟悉,我們容易跳過那些每天面對或使用的東西,而未真正地觀看它們。而這些預設的認知偏見,使我們的生命變得簡單些,也安全些。畢竟毋需將全部的注意力都放在單獨的各個視覺刺激上,彷彿首次看見它們,而只需要選擇那些針對我們的即時性需求能提供適切資訊的東西就夠了。但這種迅速的觀看方式,卻使我們往往只得到刻板或陳腐的視覺印象。

把刻板的視覺印象先找出來,除可避免認知上的錯亂,也可避免我們將眼前事物當做早已熟悉的東西來看待。我們的視覺環境,通常比我們匆匆掃過所認知到的內容要豐富和完整得多了。要徹底發揮視覺功能,而不僅止於看見符號,我們就必須學習以畫它們的態度去觀看它們。

繪圖使我們能夠關注並感受到完整全面的視覺氛圍,並且能夠欣賞到最平常事物所具備的獨特性與歧異性。而在培養更強而有力的視覺感知上,繪圖也滋養了我們的認知理解,增進了我們的視覺記憶。從想像中繪圖,能使我們把過去的認知印象找回來,憑藉這些記憶來繪圖。

想像
Imagining

認知並不局限於我們在此時此地所能見到的東西;影像的
產生,常是對應於我們的感官知覺,包括視覺、觸覺或嗅
覺,而自動呈現出來的。即使沒有任何的感官刺激,我們
也能靠心理機能而回憶或再造影像。只要有點暗示,我們
就能輕易地、幾乎不花什麼力氣地,立即想像出東西來。
舉例來說,光是閱讀以下字句,我們就能輕易地看見它們
所描述的物品或景象:

地方:例如童年的臥房、你居住的街道,或小說中描述的
　　　景象。
東西:例如三角形或正方形、飄浮在半空中的氣球,或古
　　　舊的老爺鐘。
人物:例如某個親密的朋友、親戚,或新聞播報員。
活動:例如開門、騎腳踏車,或投球。
動作:例如立方體在空間中迴旋、球從斜坡上滑落下來,
　　　或鳥兒在天空中優游飛翔。

對所有口語提示做出反應時,我們即用心眼描繪出了畫
面。此時,我們正在做視覺性的思考,也就是說,思考是
具有畫面的。

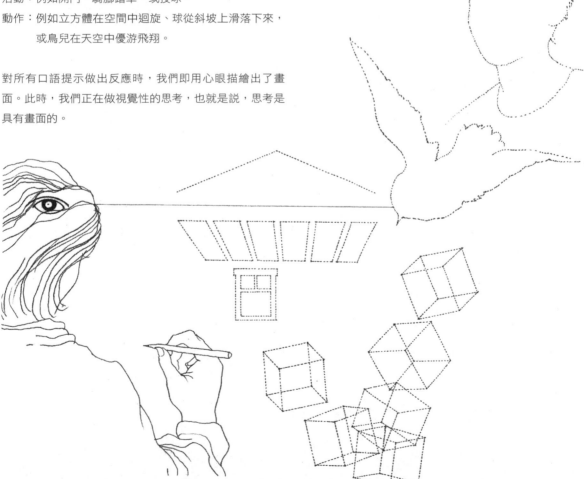

視覺思考
Visual Thinking

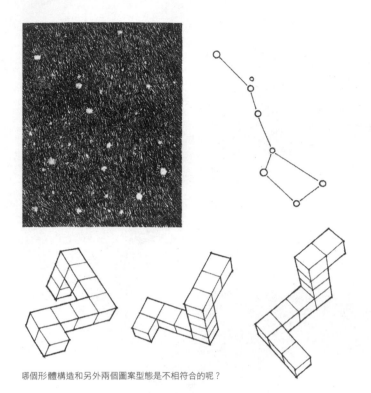

哪個形體構造和另外兩個圖案型態是不相符合的呢？

視覺思考，也就是以影像方式來進行思考，充斥著所有的人類活動，是日常生活中的基本樣態。開車上街找某個地址、擺設晚宴餐桌，或思考賽局中的棋步，我們都是用圖像的方式來思考的。在夜空中尋找星宿、依據繪圖造出小櫃子，或設計房子時，我們的認知也都是具有視覺形體的。在這些活動中，我們都應積極地想辦法讓肉眼所觀看到的影像和心眼所意識到的影像能夠相符合。

在我們腦中的影像，並不限於當下所觀看的影像。心能夠超越正常的時空限制，而形構、探究並重組影像。擁有後見，使我們能夠將過去事物、地點和事件的記憶呈現出來；而具備先見，則使我們能夠前瞻，亦即運用想像力來假想可能的未來。因此，想像力使我們既能擁有歷史感知，同時又能掌握未來願景。它在過去、現在和未來之間建立了連結，亦即視覺性的橋樑。

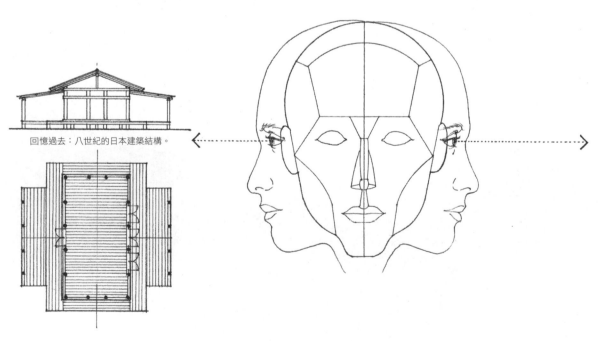

回憶過去：八世紀的日本建築結構。

繪圖與想像
Drawing & Imagining

想像誘發繪圖

顯現在心眼中的影像，常常是模糊而短促的，而且全都過於捉摸不定，難以真切掌握。即使看起來清晰而栩栩如生，它們也是神龍見首不見尾，忽而出現、突地消失。除非已畫下來，否則它們很容易就會在我們的知覺中喪失，而被意識流中的其他影像取代。因此，繪圖是視覺思考上自然而必要的延展，當心中的圖像指引我們的雙眼和手在紙上移動時，開始成形的繪圖也同時開始調整我們腦中的影像。然後，會有更多的想法浮出腦海，融入想像和繪圖的流程中。

繪圖刺激想像

繪圖是種媒介，它會影響思考，就像思考會引導繪圖的進行。將想法在紙上速寫出來，使我們得以探索及釐清此想法，就和用語言文字來形構及整理我們的思想是同樣的。使想法具體而清晰可見，讓我們能夠依據這些想法來做出表現。我們可分析這些想法、從新的角度來觀看這些想法、用新的方式來結合這些想法，然後將它們轉化為新的創意。以此方式繪圖，設計圖即可從想像萌生之處再刺激出更多的想像。

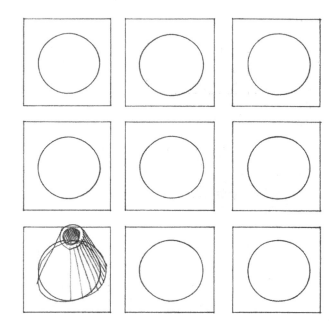

想像只畫幾條線，如何能將這些圓形轉換成別的東西。

想像未來：週末的別館。

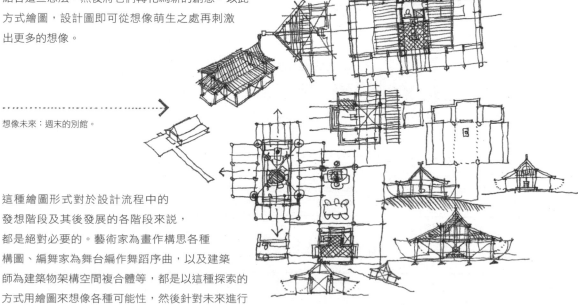

這種繪圖形式對於設計流程中的發想階段及其後發展的各階段來說，都是絕對必要的。藝術家為畫作構思各種構圖、編舞家為舞台編作舞蹈序曲，以及建築師為建築物架構空間複合體等，都是以這種探索的方式用繪圖來想像各種可能性，然後針對未來進行推斷。

再現
Representing

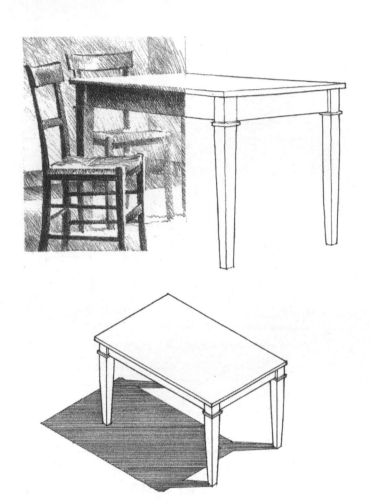

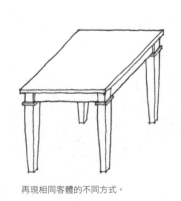

再現相同客體的不同方式。

繪圖無法複製實體,它只能呈現我們對該外在實體的認知以及心眼中的內在想像。在繪圖過程中,我們創造的是和經驗值相稱的單獨實體。

認知是全方位的,涵蓋我們在經歷各種現象時所擁有的全部資訊。但單張繪圖僅能表達出其中有限的經驗值。從觀察中繪圖,我們會讓注意力集中在眼前的某個特定觀點上,並選擇有意識和無意識地漠視其他內容。我們所選用的媒材和工具,也影響繪圖所能傳達的訊息。

我們也可以根據所知來畫某個主題,並以有別於該主題呈現於眼前的方式來表現。好比從想像中繪圖,我們並不受限於認知眼前實體的觀點,而是畫出心眼中的想像。不論是畫出認知觀點或想像,兩者都是正統的表現法。它們代表了觀看和繪圖的補充方式。至於如何從兩者中做選擇,端視繪圖的目的以及傳達該主題的意圖而定。

視覺傳達

所有繪圖意欲傳達的極致效果，即是希望觀看繪圖的觀者，能借繪圖的刺激而了解繪圖所要傳達的意義。而繪圖要能傳達訊息給觀者或指引觀者了解繪圖內容，則必須先抓住觀者的視線。只要繪圖吸引住了觀者，就能進而促成觀者的想像，引發觀者的反應。

繪圖本質上即涵蓋了豐富的訊息。因此，僅僅匆匆而視，很難適切地用語言文字來描述繪圖所能呈現出來的內容。何況，我們各自都是用不同的方式在觀看和接觸，對於相同繪圖自然也會有不同的演繹和解讀。即使是最寫實的繪圖，也取決於觀者的解讀。因此，任何用來傳遞視覺訊息的繪圖，都應以他者足以理解的方式來再現該物體。換句話說，繪圖越抽象，就越需要仰賴慣例或文本，方能傳遞它所要傳遞的訊息，或是轉達它所要轉達的資訊。

視覺傳達的常見形式為解析圖（diagram），亦即用來圖解說明流程步驟、釐清複雜關係，或是描述變化或成長型態的簡化繪圖。此外，也可利用示意圖（presentation drawings）來做視覺溝通，亦即藉由繪圖的排列組合來傳達設計的企劃內容，使他人可藉此進行檢視和評價。其他以圖形傳達的實用形式，還包括設計版型、施工圖和工程製圖。這些視覺性的說明，能使觀者體會設計構成的從無到有，或使觀者了解創意從想法變成實體的轉換過程。

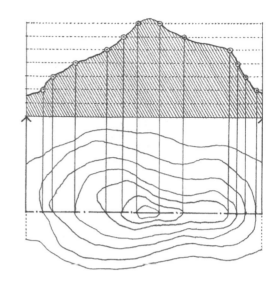

傳達相對關係、步驟及型態的各種繪圖範例。

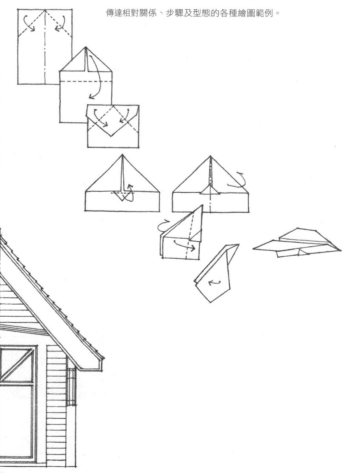

識圖

雖然我們能夠識讀他人繪製或我們無法施作的繪圖，但反之卻不然。除非能夠辨識圖碼，並能夠了解他人觀看和理解繪圖的可能方式，否則我們是無法畫出繪圖的。學習繪製繪圖的基本要件，即是學習妥善地識讀我們所觀看或所施作的繪圖。

能夠識圖，就表示我們能夠了解該繪圖主題和它被再現在繪圖上的關係。舉例來說，任何繪圖，不管是用滑鼠在電腦螢幕上繪製或徒手在圖紙上描畫，都有可能因為畫得不適當，而扭曲了它所要表現的3-D意義。當繪圖傳達出來的圖像事實上並不可能存在時，即使該圖像看起來極為擬真，也應該要能夠辨識出來。

若要更為妥善地評斷及增進繪圖效果，應讓自己習慣以他人可能觀看這些繪圖的方式來識讀它們。要讓我們的眼睛相信，我們所畫的繪圖確實代表它所要再現的事物，是很容易的。就像要在他人的繪圖中看見錯誤也是同樣容易的，因為我們是以全新的觀點來看。換句話說，若能改變觀看角度、距離、方式，例如上下顛倒地看、從較遠處看，或者透過鏡子看，均可使我們重新認知該繪圖。觀看方式的突然改變，使我們能夠看到被心蒙蔽而忽略的問題。別忘了，即使是小到幾乎微不足道的錯誤，只要混亂了繪圖的訊息或意義，也會變得至為重大。

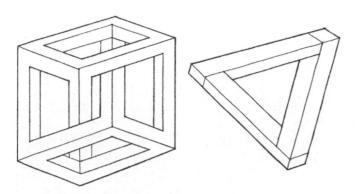

呈現在畫紙上的圖像，有可能就客觀事實來說是不可能存在的。

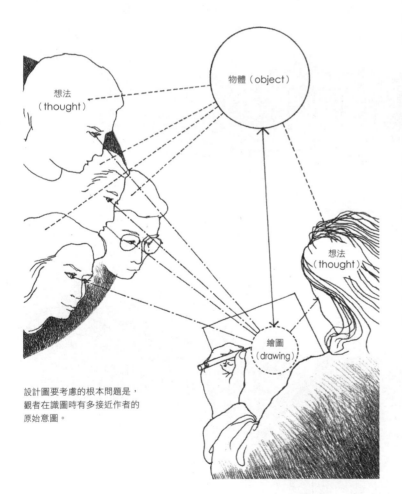

想法（thought）

物體（object）

想法（thought）

繪圖（drawing）

設計圖要考慮的根本問題是，觀者在識圖時有多接近作者的原始意圖。

觀察繪圖法
Drawing from Observation

「學習繪圖其實就是學習觀看，正確地觀看。這遠不止於光用眼睛去看而已。此處所指的這種『觀看』，是種觀察，這種觀察透過了眼睛，同時也利用了延伸的五感。」

——奇蒙·尼克萊茲（Kimon Nicolaïdes）
《自然繪圖法》（The Natural Way to Draw）

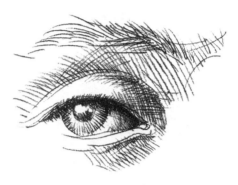

認知雖是主觀的，但視覺仍是我們在蒐集世界資訊時最重要的感覺。在觀看的過程中，我們能夠觸及整個空間，並且循視物體的所有邊線、掃描每個表面、感覺紋理質感，進而深入空間。直接地回應我們所感應到的外在氛圍，畫出厚實感、動感的特性，能磨練我們當下的意識知覺，延展我們過去的視覺記憶，刺激我們對於未來設計的想像力。

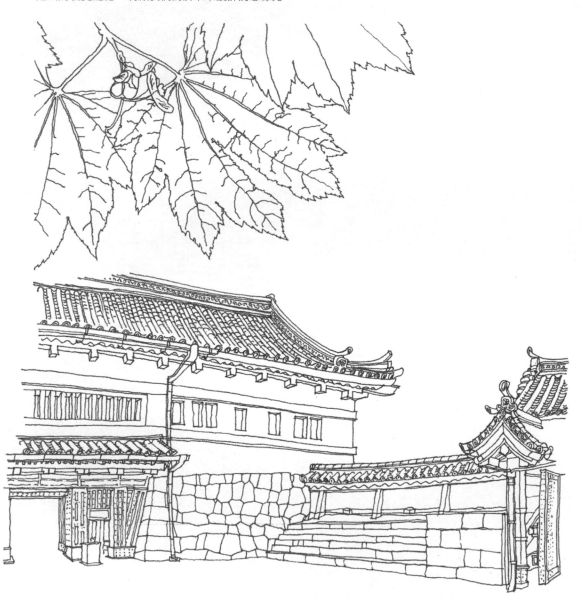

1
線條和形狀
Line and Shape

點沒有向度或尺度。當它以圓點的形式呈現出來時，就在空間中建立了它的位置；當它在平面上移動時，則循繪出線條的路徑，此即繪圖最精髓的要素。要描繪出我們在視覺空間中所見物體的邊緣及輪廓，首先需要的即是線條，而在描繪這些邊界時，線條即自然地開始定義出形狀，也就是在我們的視覺領域中建立圖形及組成繪圖的圖像元件。

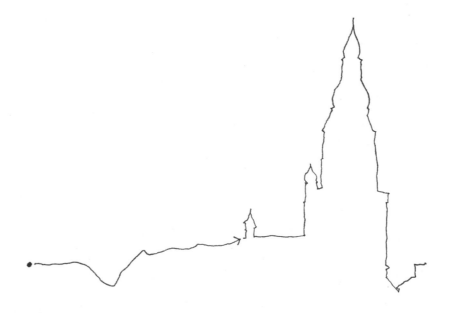

線條
Line

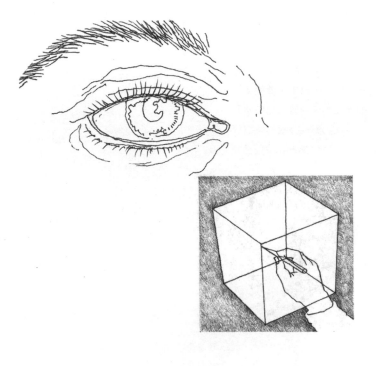

從概念上來說，線條是1-D的元件，它具有連續的長度，但沒有寬度或厚度。而這樣的線，事實上並不真正存在於物質世界中。我們視為線條的其實是細的實體，例如電線；或是極窄的凹陷，例如縐摺；抑或是色彩或色調的中斷處，例如物體及其陰影的交會處。然而，我們的視覺（vision）把這些都認知為線條。就像利用線條來認知世界對我們來說是很重要的，在繪圖中運用線條來呈現我們的認知也是至為必要的。

在繪圖時，將任何繪圖工具的端點或拉或拖地在圖面上移動，就能畫出線條。就圖形元件來說，線條是2-D平面上的1-D圖形；然而，它也是用來定義及描述3-D形體最自然且最有效率的方法。在圖面上畫出這些線條，就像在視覺上看到它們，目的是為了將形體在空間中的存在感再次創造出來。而觀者則能迅速地將這些畫好的線條，和該形體的外在邊界及內部邊緣產生連結，而形成對於該形體的整體認知。

在接下來的幾個章節中，我們會陸續探討線條在表現光影、紋理和形體內部結構上的使用方式。現在要關注的是，在畫邊線和輪廓線，也就是圖像表現的最普遍形式時，線條所扮演的角色。

輪廓線
Contour

輪廓支配著我們對於視覺世界的認知，而心
則從眼睛所接收到的明暗模式中推敲出輪廓
線的存在。人的視覺系統會沿著對比的兩個
光線區域或色彩範圍交會而成的許多點，而
找出和創造出可辨識的線條。這些邊線中有
些是清晰的，有些則因為色彩或色調明暗的
變化而融合於背景中。但在需要辨識物體或
空間的存在時，心仍能沿著每條邊線而創造
出連續的線。在觀看的過程中，心會強化這
些邊線，並將它們視為輪廓線。

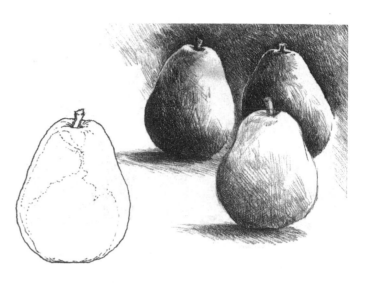

最容易辨識的輪廓線是那些能夠清楚分開物
件的輪廓線。這些輪廓線可強化視覺空間中
物體的形象，限定物體，在物體的圖形（figure）和背景之間定出它的
外框邊界。而在輪廓線限制和定義物體的邊時，也描繪出了它們的形狀
（shape）。

但輪廓線並不僅是用來描述某個平面2-D剪影的外框而已：

• 有些輪廓線可向內延伸至平面上的褶曲或斷裂處。
• 有些輪廓線是因重疊或突出的部分而形成。
• 還有些輪廓線是用來描述形體（form）內部空間
  和陰影的形狀。

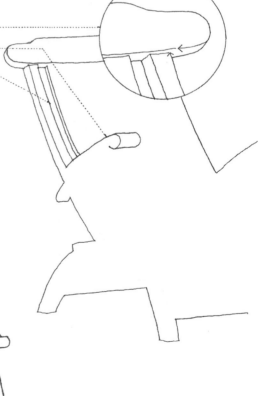

在觀看和繪圖時，我們都能夠自然而然地跟隨著這些輪廓
線，因為它們生動地描述了空間中各種形體3-D的特性。

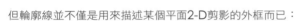

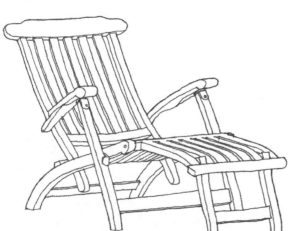

輪廓描繪法
Contour Drawing

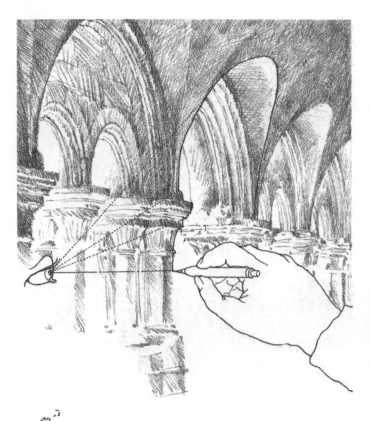

輪廓描繪法（Contour Drawing）是觀察繪圖法的重要技法，它的基本目的是將視覺的敏銳度和感性轉化到圖面（surface）和形體的質感上。描繪輪廓的過程會遮抑我們通常用來表現事物的抽象符號，而迫使我們用視覺和觸覺去密切注意、觀看及感知繪圖的主題。

輪廓描繪法的目標，即在於眼手之間的精確統合，也就是說，在雙眼隨著某個形體的邊移動時，它的邊和我們手中所畫出的邊線，是精確而相符的。當眼睛緩慢地追蹤某個主題的輪廓時，手即以相同緩慢而從容的步調來移動繪圖工具，以忠實反映出該形體的每個凹陷和起伏。如此嚴密而具規律性的運動程序，需要從細節到細節、部分到部分、形體到形體的細膩處理。

這是視覺的程序，也是觸覺的程序。試著想像手中的鉛筆或鋼筆，和你所繪製的主題有著實際的接觸，切勿重複描摹線條或擦掉線條。更重要的是，要緩慢而從容地畫。應避免手動的速度比眼睛看的速度還快；而要隨著眼睛巡視的節奏移動，並檢視在該主題中你所看見的每個輪廓形狀，毋需考量或擔憂它真正代表的是什麼。

採用輪廓描繪法時最好用削尖的軟式鉛筆或細字鋼筆來畫，始可畫出銳利線條。如此，即可培養出精準的感覺，以符合輪廓描繪法所強調的視覺敏銳度。

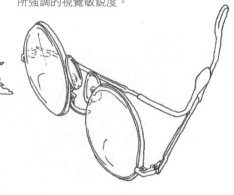

盲畫法
Blind Contour Drawing

盲畫法（Blind Contour Drawing）的重點
在於，畫輪廓時應僅看繪圖主題，而不看圖面
或該主題衍生的其他形象。應把身體從圖面轉
移開來，而將注意力完全集中到繪圖主題上。
當你的手要將眼睛所看到的主題記錄在紙上
時，你的視線仍應停留在該主題上。

將眼睛沿著主題的輪廓轉動，而後定焦在某個
清晰的點上，再把手上的鉛筆或鋼筆筆尖放在
圖紙上，想像它確實是點在該點上。然後緩慢
而仔細地用眼睛去追蹤輪廓，觀察該輪廓上每
個細小的變動或彎曲。眼睛轉動時，要用同樣
從容的節奏在紙上移動鉛筆或鋼筆，記錄下你
在輪廓上所看到的每個變化。

繼續畫你所看到的每個邊，但須以緩慢而平順
的節奏來畫。在不斷地掃描該主題時，可能偶
爾必須稍作停頓，但在停頓的同時須避免使手
中停駐的點顯得過於誇張強調。應在你看見輪
廓線上每個點的瞬間，努力記下每個輪廓。讓
你的眼、心和手能夠針對各個精確認知到的事
件同時做出反應。

但此繪圖模式，往往導致比率的扭曲和誇張，
因此最後完成的繪圖看起來可能並不像該物
體，而更是在於記錄和表達你對該物體線條、
形狀和容積的縝密認知。

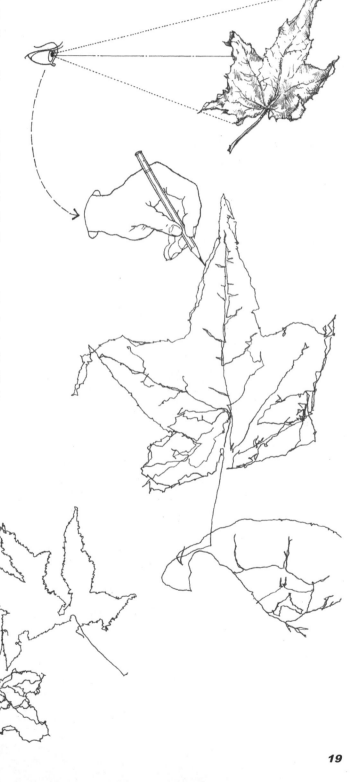

修飾畫法
Modified Contour Drawing

修飾畫法（Modified Contour Drawing）的起筆和盲畫法相同，但中間為了檢查繪圖的尺寸、長度、角度之間的相互關係，可在特定的空檔中，快速地瀏覽剛開始時所畫的繪圖。

開始下筆時就像盲畫法，應沿著主題的輪廓線任選合宜的點，把鉛筆或鋼筆的筆尖放在圖紙上，想像筆尖正點在該點上。同時，檢視該輪廓和想像的直立線或水平線間的相互對應關係。當眼睛隨著空間中的輪廓遊走時，應謹慎地以同樣緩慢而從容的節奏來畫該輪廓線。

畫時應以輪廓對輪廓，沿著、穿過或繞著形體的邊和表面，用相對等的手的運動來回應各個表面的每個變異處。在某些定點上，例如平面中的裂縫或輪廓線上的褶曲，輪廓線可能會繞著某個彎折而消失，或被其他輪廓線打斷。在這些接合之處，應看著繪圖，然後將鋼筆或鉛筆和前述的邊線重新對齊，來維持合理的準度和比率。而後稍微看看重新整合後的關係，再接著畫，同時把眼睛繼續盯在主題上。

越能聚焦於所見形體，就越能知覺到該形體的細部，包括材料的厚度、它繞著角轉向或彎曲以及會合其他材料的方式。在面對著千萬個細部時，必須先判斷每個細部的相對重要性，然後只畫那些對於形體的理解和再現具有絕對重要性的輪廓。線條的運用要經濟，不用畫出所有線條。

無須擔憂整體的比率是否合理。有了足夠的經驗和練習，最後就能發展出掃描主題所有輪廓的能力，並能掌握住心眼所見線條的形象，而在圖面上做視覺化的呈現，然後畫出那些投射出來的軌跡。

輪廓描繪法使用的是相同的線寬權重，而畫時若改變線條的寬度則能使它更具說明性。若把線條加厚則能提供重點、創造深度感，或暗示陰影的存在。被用來定義輪廓的線條，能夠傳達該形體的質感，即其具體材質、表面紋理和視覺重量。

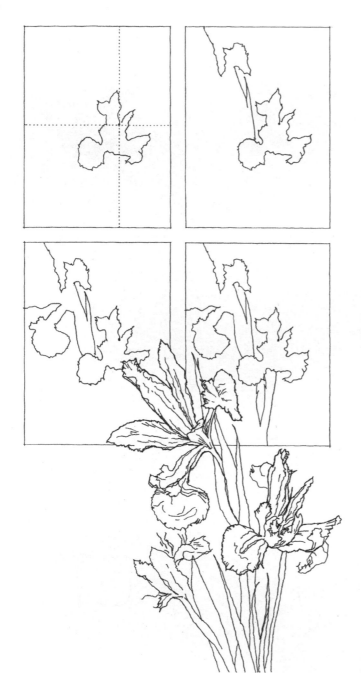

習作**1.1**

選個具有有趣輪廓的主題,例如手、運動鞋
或落葉,然後把注意力完全集中在此主題的
輪廓上,用盲畫法繪圖。盲畫法能提高我們
對於輪廓的視覺敏銳性和敏感度,以及手、
眼、心三者的統合作用。

習作**1.2**

找個朋友,用右手畫朋友左眼的輪廓繪圖,
然後用左手畫朋友右眼的輪廓繪圖。把兩張
繪圖做個比較。用你「不熟悉的手」去畫,
可迫使你畫得更慢,並且對於你所看見的輪
廓更為敏感。本習作也可改為透過鏡子來畫
自己的雙眼。

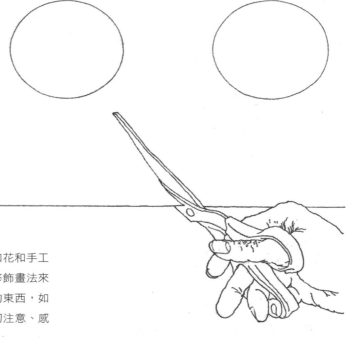

習作**1.3**

蒐集具有不同形體的物體來做靜物構圖,例如花和手工
器具、水果和瓶子、葉子和手提袋。然後用修飾畫法來
繪圖。在畫的時候,避免稱呼或定義你所畫的東西,如
此可能會使繪圖變得符號化;相反的,應密切注意、感
覺並記錄在你觀看時不斷變化的邊線和輪廓線。

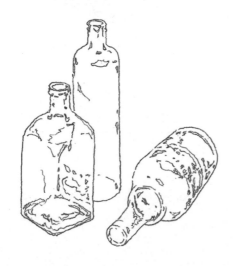

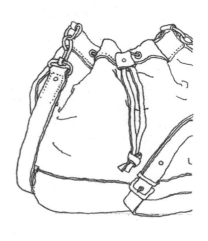

交叉輪廓線法
Cross-contour Drawing

用交叉輪廓線法（Cross-contour Drawing）所畫的線條，並非我們真正認知到的線條，而是假設這些線條被刻在物體表面上可能呈現出來的樣子。與其僅止於描繪出形體在空間中的邊，還不如運用交叉輪廓線法來強調該形體的表面在空間中轉動和改變的方式。

交叉輪廓線法可用來探討和表現物體所具有的量感，而這種方式在該物體並非由平面構成或具有機體特性時更是有效。交叉輪廓線會沿著表面的隆起與凹陷而變化：表面凹陷之處，交叉輪廓線即往下凹陷；表面隆起之處，交叉輪廓線亦隨之隆起。

為了要更為妥善地畫出那些沿著物體表面發生的空間轉變，可想像該形體被切成許多等距且相互平行的平面，然後再畫出因那些切片而產生的輪廓。透過緊密間隔的交叉輪廓線，此物體的形體就會出現了。

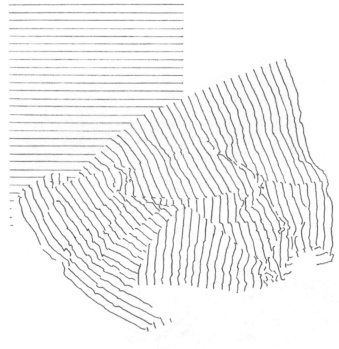

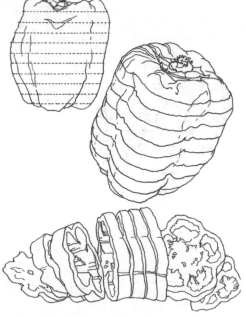

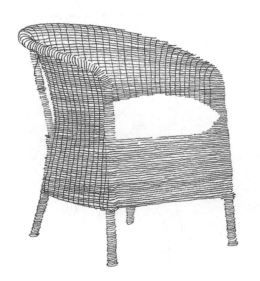

形狀
Shape

我們在視覺空間中看到的線條，也就是色彩或色調明度發生明顯變化之處。輪廓描繪法即是用肉眼可見的線條，來表現這些沿著物體和空間邊而發生對比的線條。這些輪廓線畫出的是某個區塊或量體開始，而別的區塊或量體則顯然結束之處。能夠認知並畫出分隔兩物體的界線，就能夠認識和説明出形狀。

形狀是圖形或形體具有特色的外形線或表面構成，屬於繪圖和設計上的視覺概念，但特指2-D的平面區塊，是被它自己的邊界包圍並從大區域切割下來的區塊。我們眼裡所見的任何東西，不論是在視覺領域中被輪廓線所包含，或被對比的色彩和色調間的邊線所局限的每塊區域，都有其形狀。而也就是透過形狀，我們得以組織並定義我們所見到的各種東西。

任何形狀都不可能單獨存在，它只在與其他形狀或周邊空間產生關聯時，才能被看出來。任何線條在定義出形狀的同時，也會將該形狀對邊的空間表現出來。因此，畫線條時，不僅必須清楚認知它始於何處、終於何處，也必須了解它怎麼移動、怎麼刻畫及塑造出形狀。

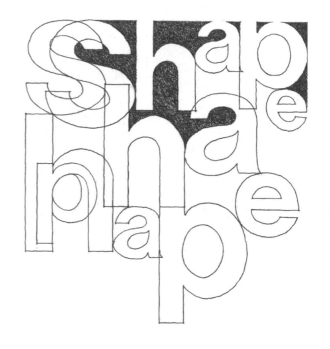

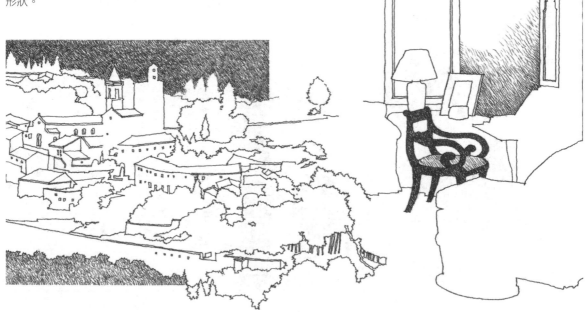

形狀觀看法
Seeing Shapes

在對周遭產生認知之前，我們會把視覺領域中的各個部分視為各種明確的實體，而它們會在較不明確的背景中被突顯出來。完形（Gestalt）心理學家即使用圖地關係（figure-ground），來描述這種認知的特性。圖地關係對於組織視覺世界來說是絕對必要的概念，若沒有圖地之間的差異性，那麼在觀看任何東西時就會像霧裡看花了。當形體具有特定性質時，它就能從背景中浮現出來。

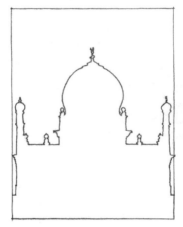

圍繞圖形的輪廓線看起來屬於圖形，而不屬於其周圍的背景。

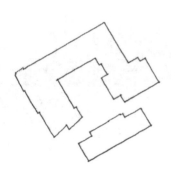

圖形看起來是獨立的物體，而背景則不是。

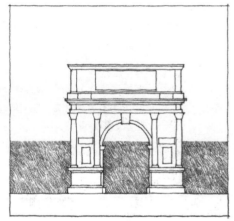

圖形看起來位於不斷退縮的背景前面。

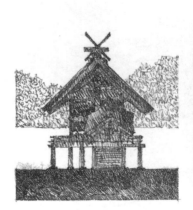

圖形的色彩或色調較背景顯得更為堅實。

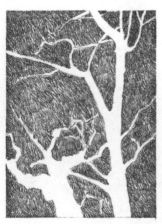

圖形看起來較近，而背景則看起來較遠。

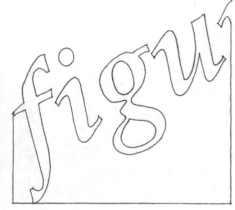

圖形看起來是核心，視覺形象較為顯著。

圖地關係
Figure-Ground

視覺環境其實是連續的圖地關係，沒有任何部分
在視覺領域中是完全無用的。當我們把注意力放
在某個物件時，它就成了圖形。例如，當我們將
視線定焦在堆滿雜物的書桌上的某本書時，這本
書就成了圖形，而桌面上的其他物件則都融為背
景；當我們將注意力轉移到其他的書本、報告或
檯燈時，它們就成為圖形，而桌面則為背景。若
將視野放大，那麼原來當成背景的書桌，也能以
牆為背景而突顯出來被視為圖形；再將視野放
大，則牆面也能以該空間所涵蓋的所有表面為背
景而被視為圖形。

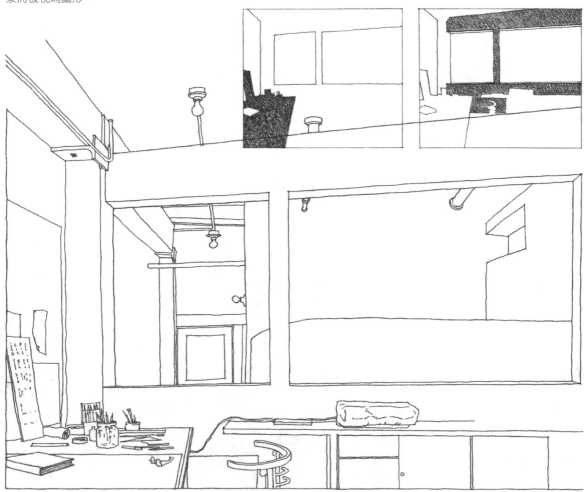

正形與負形
Positive and Negative Shapes

圖形看起來顯得較背景清晰，被稱為正形（positive shape）；相對來說，背景則因為較無明顯的形狀，被稱為負形（negative shape）。正形往往會往前突顯出來，也顯得較為完整而堅實；而背景則看起來是後縮的，也是較不完整而無定形的。

我們常被制約來看東西的形狀，而不去看它們之間空隙的形狀。這些空隙因為並無實體而往往被視為虛體，但它們和它們所分隔或包圍的物體，事實上是共有相同的邊的。圖形的正形和背景的無形空間擁有相同的界線，兩者合併而成了無法分割的整體，亦即對立物件的合成。

在繪圖上，負形也共用正形邊的輪廓線。故而繪圖的格式和組成是包含正形和負形的，因此兩者的結合就像拼圖的拼合，是不可或缺的。在觀看和繪圖的過程中，負形和正形應具同等重要的地位，視為對等的兩半。但由於負形並不像正形總是很容易就可被辨識出來，因此更需要人為的努力來使負形顯現出來。

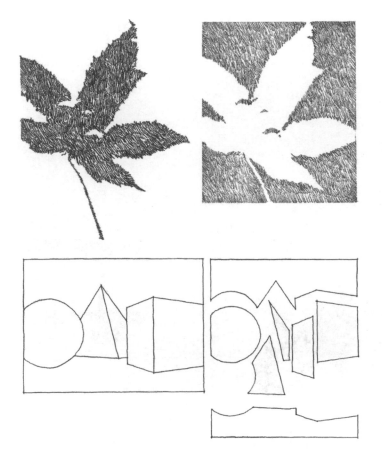

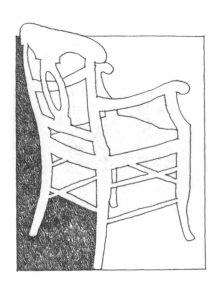

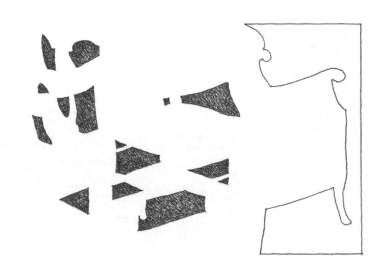

習作**1.4**

用前述的操作方法，來複製這些字母的形狀。上下顛倒地畫可迫使我們較為關注我們所看到的輪廓和空間的形狀，而較不會去關心它代表的真正意思。

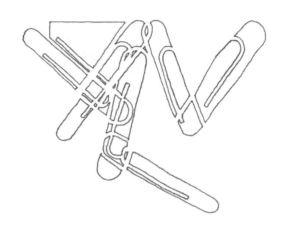

習作**1.5**

在紙上放些迴紋針，將它們重疊起來，讓它們之間產生有趣的空隙。注意看紙面上這些迴紋針裡面以及迴紋針和迴紋針之間的形狀，用削尖的軟式鉛筆或細字黑色鋼筆畫出負形圖。再以具有刮痕、刻痕，或複雜切面的小物件組合，如葉子、鑰匙或銀器，來代替迴紋針，畫出它們的負形圖。

習作**1.6**

找幾張有開口形式的椅子，把它們交互重疊起來，產生有意思的空間。注意看這些重疊的椅子形成的負形空間，用削尖的軟式鉛筆或細字黑色鋼筆畫出負形圖。

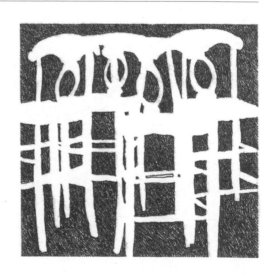

形狀描繪法
Drawing Shapes

物體被認知到的形狀,往往會因觀看的距離和角度不同而變樣或變形。這種變樣或變形,可能只是尺寸的改變,也可能是各形體之間的關係更為複雜的轉變。但即使特定的形象在我們的認知上產生了改變或移動,我們仍可以指出它的存在。這種現象,即是形狀的恆常性,使我們不會受到認知氛圍的影響,而始終能夠掌握住物體的結構性特徵。

然而,對於物體的既有認知,卻常常干擾我們畫出眼前所看到的形狀。例如,我們可能會畫出物體後縮的形狀,就像在暗示我們是從上面或從側面觀看該物體的樣子。因此,即使圓形的桌面清楚地顯露出橢圓形,我們還是故意地畫成圓形;即使眼前所看到的立方體完全看不出任何正方形的面,我們還是免不了地將某個面或某些面畫成正方形。

要避免畫出腦中預設的形體,就需要謹慎地觀察正形和負形之間的相連性。在畫正形的邊線時,應該要意識到同時也正被畫出來的負形。若把焦點集中在這些負形上,即可避免有意識地思考正形在再現的是什麼,而可以自然地把它們單純畫成2-D的平面圖形。暫時拋開常理,把這些形體扁平化為2-D的平面形狀,讓我們更能精準地記錄面前的3-D立體形象。

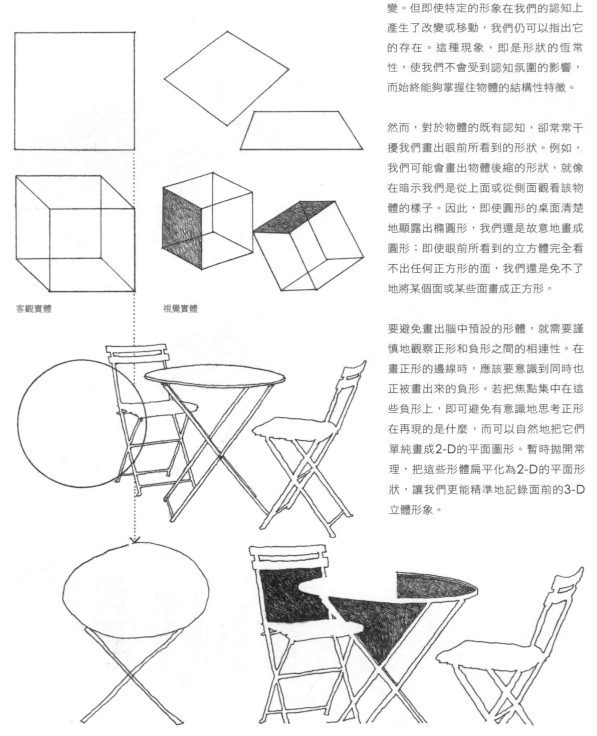

客觀實體　　　　　視覺實體

我們畫出來的,常是認知和視覺印象之間的中和。

觀測法
Sighting

觀測法指的是用器具來幫助眼睛測量的方法，史上知名的即是德國畫家杜勒（Albrecht Dürer）用來觀測畫作主題的透明網格。利用透明網格，使他能夠將主題中特定的點或線段描摹到畫面（picture plane）上。

類似但更便利的器具是觀景器，可在8.5×11英吋的深灰或黑色紙板中間，整齊切出3×4英吋的矩形觀景窗，再用兩條黑色絲線上下左右地從觀景窗的正中間穿過，然後在兩端用膠帶貼牢即可。用觀景器可幫助我們框限視野，並衡量位置和方向。更重要的是，以單眼透過觀景窗來看，可有效地將視覺印象平面化，使我們更能意識到正形物體和負形空間所合成的整體。

此外，也可用鉛筆或鋼筆的筆桿來做為觀測器。首先將鉛筆或鋼筆舉至手臂長的距離，然後使筆尖和眼睛等高、筆桿和視線呈直角相交，如此即可用來判斷線條的相關長度和角度。

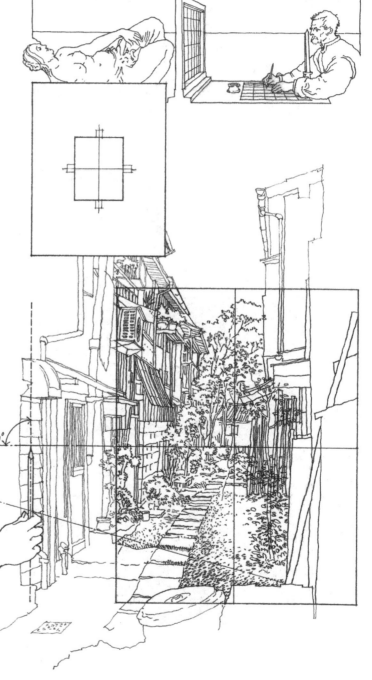

觀測技術
Sighting Techniques

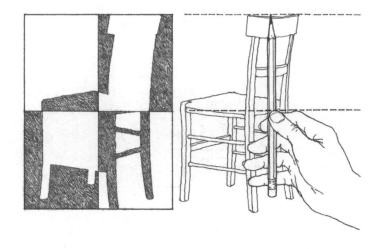

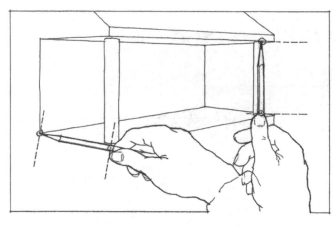

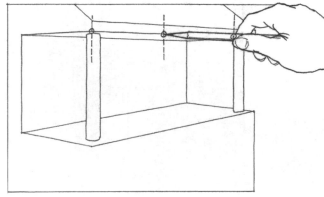

利用觀景器或是鋼筆或鉛筆的筆桿，可測量及比較我們看到和畫出來的點、長度、角度和對齊的各種相對關係。

用觀景器上的十字線來找出影像的中心點，再把影像等分為二，有助於把影像移轉到圖紙上，並使我們對形狀的認知變得銳利。要找出任何形狀的中心點，可使用鋼筆或鉛筆的筆桿初步估量出中心位置，然後再檢視其中的半邊是否相等於另外半邊即可。

要得出線性量度，可將鉛筆的筆尖對齊線段的起點，再用拇指在筆桿上畫記線段的終點，然後將鉛筆平移到第二條線段上，用已測得的量度為單位長度，即可測得第二條線段的相對長度。我們通常會用較短的線段來建立單位量度，然後即可以該線段的倍數來計測其他較長的線段。

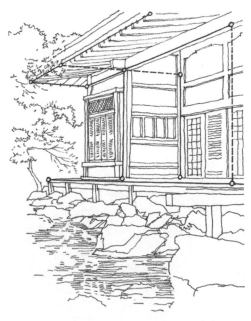

要估量線條的明顯斜度或角度，可借助直立線和水平線等參考線。利用觀景器的邊緣或十字線，或是水平或垂直地舉至手臂長度的鋼筆或鉛筆筆桿，即可當做參考線。將有角度的線和水平參考線或直立參考線對齊，目測兩者間的角度，然後將圖面邊線當做水平參考線與直立參考線，即可將所測得的角度轉換到繪圖上。

此外，也可利用同樣的參考線，來檢視影像上的哪些點和其他點呈水平或垂直對齊。這種檢視對齊與否的方式，可有效地掌控正形與負形之間的比率和關係。

等到熟練之後，即不需再用外在的器具如鉛筆或觀景器來操作觀測技術，而僅需用眼睛，即可測量形體的尺寸及判斷各相關性。因此，心眼須基於形體的某個特性來建立目測量尺，而後即可以此影像為基準而畫出繪圖的其他部分或其他特性。目測時，任何初步的假設都應與實際所見來做比對檢查。若靠想像或記憶來繪圖，則要能夠依據我們要傳達的內容，而鑑定畫好的繪圖。

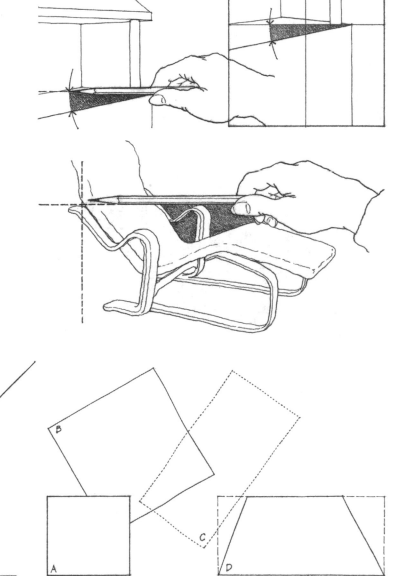

若線A是1單位長，線段B、C、D各是多少單位長？

若A是正方形，矩形B、C的長寬比各是多少？而包含四邊形D的矩形，長寬比是多少？

形狀排組法
Organizing Shapes

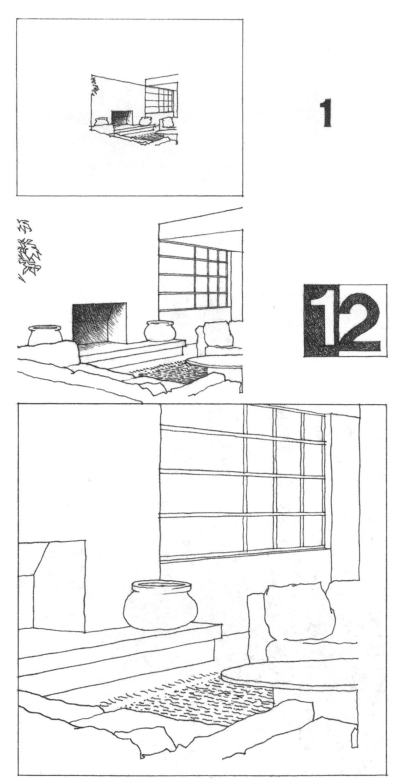

繪圖或設計的構圖，基本上即是各種形狀的排列組合。畫時，應以紙張的尺寸、形狀和邊為準，來決定要畫多大、畫哪裡、畫怎樣的角度和方向。此外也要決定，眼前看見或腦中假想的這些影像之中，有哪些要被涵蓋進來，而哪些要被省略捨去。這些決策，都會影響我們最後在正形與負形之間如何認知圖地關係。

當圖形懸浮、孤立於空洞的空間時，它的存在會自然地聚光。這種形式的圖地關係是顯而易見的，圖形會像正形在空洞、暈散而無形的背景中，清晰地突顯出來。

當圖形塞滿了背景，或在其中和其他圖形重疊，它會開始和周遭的空間組合成為可辨識的形狀，而形成更為互動和整合的圖地關係。也就是在正形和負形之間產生了視覺動勢（visual movement），而其造成的視覺張力則創造了趣味。

當圖地兩者都有正形的質感，或當形狀被穿透重疊時，此時的圖地關係就會變得模稜兩可。我們可先把特定的形狀視為圖形，然後轉移觀看或理解的角度，此時就能把原先當做背景的負形視為正形了。這種介於正形和負形之間的模糊關係，在有些情況下是蓄意造成的，但在有些情況下卻會變成失焦，這就要看繪圖的目的而定了。但任何圖地關係的模糊，都應該是有意造成，而不是意外得到的結果。

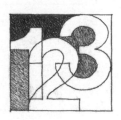

習作1.7

排好靜物，用觀景器研究各種不同的構
圖。然後改變觀測的距離，依序畫出邊
暈的圖地關係、互動的圖地關係，以及
模稜兩可的圖地關係。

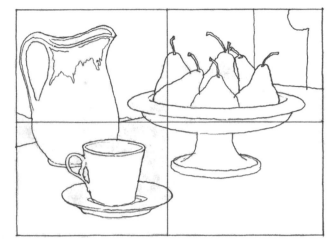

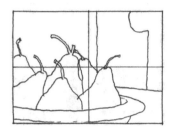

習作1.8

類似上述習作，以觀景器框取各種不同
的戶外風景，依序畫出邊暈的圖地關
係、互動的圖地關係，以及模稜兩可的
圖地關係。

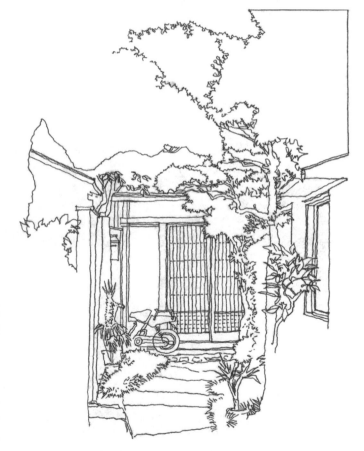

群組法
Grouping

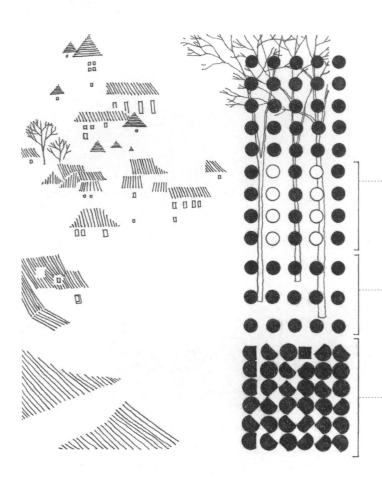

搜尋圖案

我們所看到和所畫出來的圖,常會包含許多複雜的線條和形狀,其中可能存在好幾種密切相關的圖地關係。該如何理解如此複雜的視覺領域?在我們眼前的並不是單獨的形狀,而是涵蓋了各種關係的圖案。根據完形的認知理論,我們常會簡化眼前的影像,而將複雜的視覺刺激組成較簡單而完整的圖案。根據特定的原則,這種群組就能形成。

相似性

因相同的視覺特性而產生群組,例如相似的形狀、尺寸、色彩、細部、排列,或方位走向。

接近性

因距離相近而產生群組,例如彼此接近的元件會成為群組,而較遠的元件則會被排除在外。

連續性

因在相同直線或相同方向上而產生群組。

這些認知慣性使我們得以看見構圖中各圖形元件之間的關係。這些關係若能形成較為規律的圖案,它們就能將複雜的構圖組成更簡單且更容易理解的整體。因此,群組法的原則即在於,讓繪圖能同時擁有協調性、多變性和視覺豐富性。

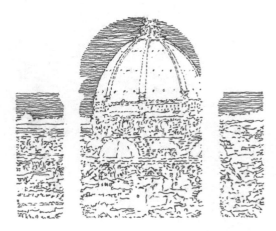

閉鎖法
Closure

搜尋穩定性

閉鎖法指的是將開口或中斷的圖形，視為完整而穩定的形狀。已知許多圓點，利用假線即可將這些點連成規則的、穩定的形狀。這些假線和真線類似，都能使規則的形狀完成，即使其中有部分形狀被隱藏或遮蔽起來亦可。不完整的圖形往往會依循形體的簡單性和規則性，而自然地形成完整的形狀。

假線並不真的存在，而是心眼創造出來的，目的是使形狀被規則化而被看見。這些被看見但並不存在的假線是虛擬的，並沒有實體的形象，但我們仍可在同樣的視覺場域中看見它們。假線可以是直線，也可以是曲線，甚至用來定義不透明形狀時，也可以是透明的圖形。無論何者，往往均是用最簡單、最規則的線條結構，來使我們眼中的形狀變得完整。

閉鎖法使人觀看繪圖時，在心理上自行完成那些被中斷的線條、填滿那些不連續的形狀；因此，我們即可用此方式來暗示形狀的存在或完成，而無須實際地把它們畫出來。如此，我們就可用更少的線條、更快地畫好繪圖了。

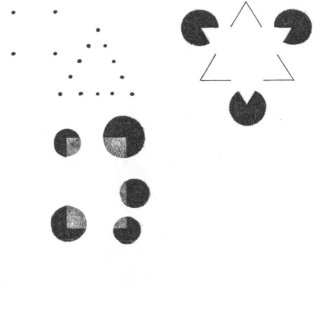

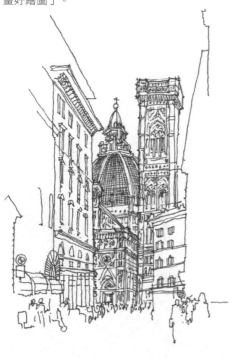

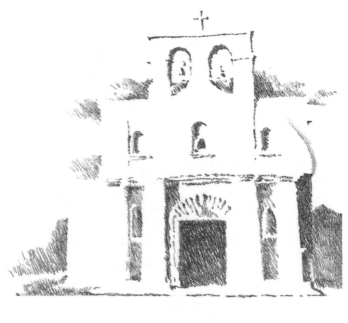

投射法
Projection

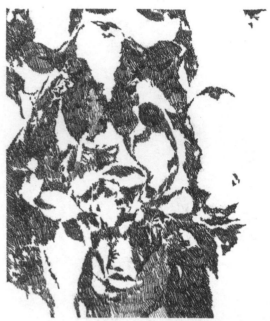

在這個明暗圖案中，你看到了什麼？

搜尋意義

相似性、接近性和連續性等群組法，和繪圖表現的意義是無關的，但它們可幫助我們組織那些非常抽象的圖案。由於心眼會持續不斷地在影像之中尋找意義，我們也自然會傾向於將形狀群組為熟悉的影像。

因此，單單盯著某個顯然毫無章法的形狀，有時也能帶給充實、饒富興味而尋思的心某種較為特定的影像。在尋找意義的過程中，心眼會想像並投射熟悉的影像在看起來無形的圖案中，直到找到符合其意義的圖案。依據已知的圖案或期待看見的圖案，心眼會將不完整的圖案加以完成，或將嵌在較大圖案中具有意義的圖案找出來。只要影像被看見或理解了，就很難再隱藏起來。

對於初見的圖案，心會如何給予意義，我們常常是無法預測的。因此，我們必須謹記，在我們希望或期待他人在繪圖中看見的圖案以外，他們可能還看見了其他的圖案。

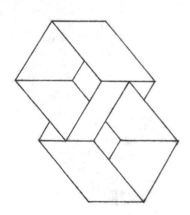

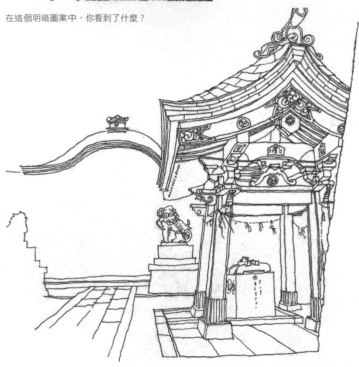

繪圖無法自我辯駁。此繪圖對觀者而言，可能是什麼意思？

習作**1.9**

練習將心所知的所有意義,投射在不熟悉或模糊的影像上。在這片墨跡上,你能看見多少不同的東西?

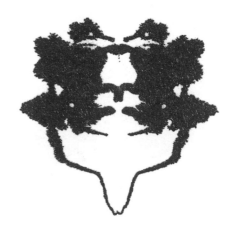

習作**1.10**

七巧板是中國的拼圖遊戲,是由5個三角形、1個正方形和1個平行四邊形拼組而成的大正方形,它可被拆解及重新拼合成許多不同的圖形。複製右側的七巧板,然後沿著粗線裁剪下來。你能排列這些零組件而造出下面的這些例子嗎?其他的,你還能拼造出多少能夠辨識的圖案?

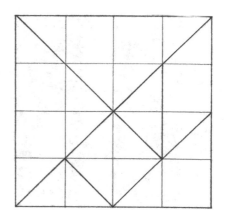

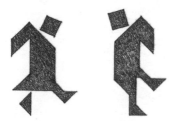  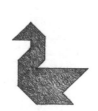 

「……當你注視著斑斑點點的牆面時，你可能會發現似曾相識的，那些被山巒、河流、岩石、林木等，點綴得絢麗而美好的景致。或者，再看看，也許這次你會看到生動活現的戰鬥場面和人物，或奇特的面貌、服飾，以及各式各樣被你化約形成的完整而熟悉的物體。這些影像混亂地出現在這樣的牆面上，就像耳邊聽到的鈴聲，你可以找到任何你選擇的名字或字眼來想像。」

—— 李奧納多·達文西（Leonardo da Vinci）

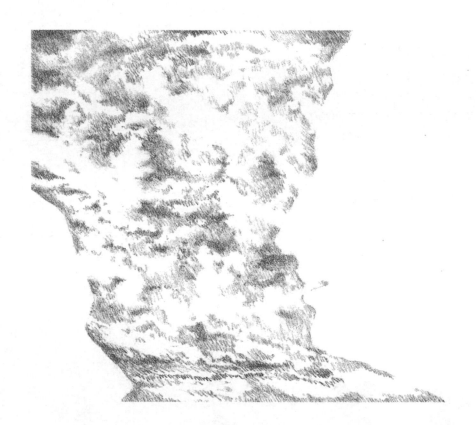

2
色調與紋理
Tone and Texture

要畫出輪廓和形狀，線條是不可或缺的；但表面和量體的特定
視覺質感，則無法單靠線條而完整描繪出來。即使是利用不同
的線寬權重來暗示表面的方向變化或形體的重疊，其影響都是
微不足道的。因此，為了強調形狀和塑造形體的表面質感，就
必須仰賴色調明度的表現。透過色調明度的交互作用，可傳達
出生動的光線、團塊和空間；再透過線條和色調明度的結合，
即可創造出觸覺的感受和面貌，亦即紋理。

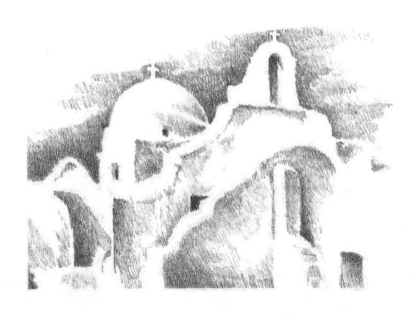

色調明度
Tonal Value

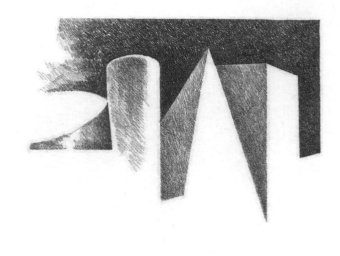

視覺的形成，是導因於眼睛視網膜上神經細胞的刺激，而產生光強度與色彩的模式。我們的視覺系統掌管這些明暗模式，然後從視覺環境中擷取特定的特徵，例如邊、輪廓、尺寸、動態和色彩。這種判斷的程序，使我們更能夠認知到空間中的各個物體。

我們所看見的明暗模式，是由於光線和我們周遭物體的表面之間產生交互作用而擴散出來的。從受光面反映出來的光能，創造了亮部；相對地，暗部則是因為表面背對光源，或是被不透明物攔截了來自光源的光線，而反射不到光線所致。

明暗的模式對於認知物體是很重要的，同樣的，在繪圖上表現出色調明度，對於說明物體的亮部或暗部、描述物體形體上光線的效果，以及釐清它們在空間中的配置狀況，也是必要的。在往下談到創造色調明度及使用色調明度來塑造形體及傳達光的存在以前，必須先了解色彩和明度之間的相互關係。

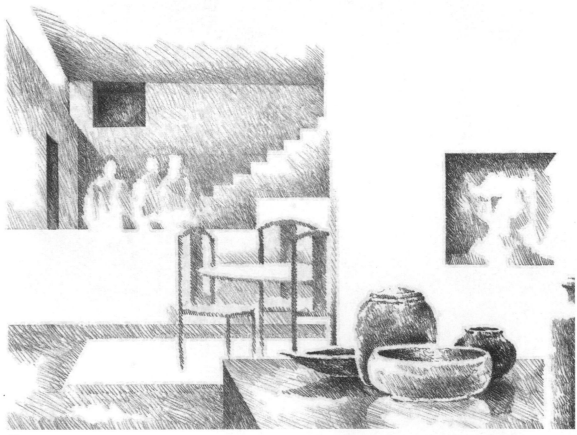

色彩與明度
Color and Value

色彩是光的現象以及人的視覺認知，依個人對物體的色相、彩度和明亮度、對光源的色相、強度和亮度的認知，而有不同的說法。色彩的相對明亮度或亮度則稱為明度（value）。在色彩的所有屬性之中，明度在觀看和繪圖上是最為重要的。

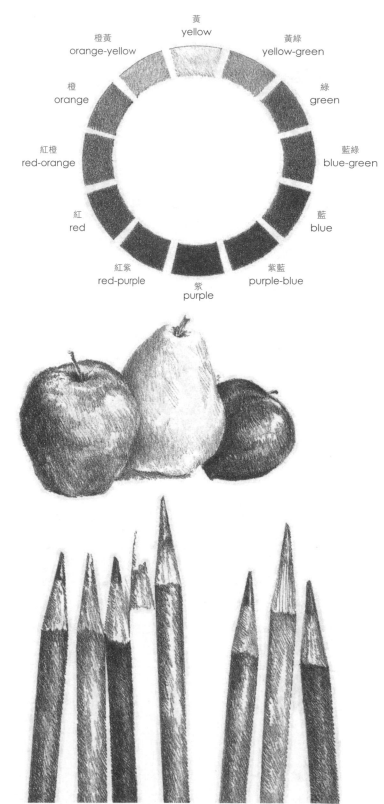

- 某些色相比其他色相更能反射光線，因此看來較亮或較淡。
- 相同色相的濃淡不同，色調明度也有差異。例如，天藍色和靛藍色均屬於同樣的色相，但前者本質上比後者的明度要亮些。
- 光照亮色彩並使色彩被看見的方式，會影響它的外觀明度。在彩色表面上照射強光，遠比相同的色相在暗部或陰影（shadow）中的明度要亮些。
- 周圍的色相或明度會改變我們對於色彩或明度的認知。

每個色彩都有它的色調明度，但通常難以辨別；若斜著看物體或風景，我們對於色相的認知會減弱，那麼明與暗的模式就會出現了。用鉛筆或鋼筆等傳統媒材來繪圖時，基本任務即是以此方式來看色彩的明度，並將它轉為相符的色調明度。

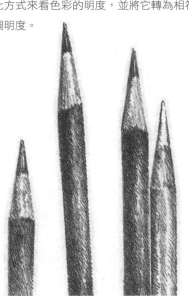

明度表現法
Creating Values

許多基本技法運用鉛筆和墨水筆等傳統媒材,在淡色圖面上畫出深色的記號,來創造出色調明度。

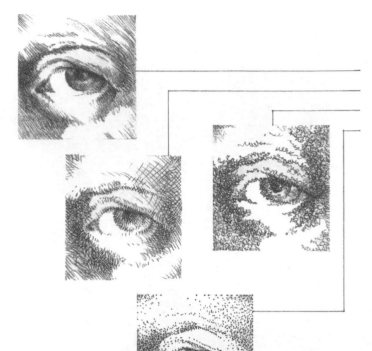

- 單影線法(hatching)
- 交叉影線法(crosshatching)
- 草畫法(scribbling)
- 點畫法(stippling)

這些暈塗技法(shading techniques),都需要漸次地層層疊畫筆觸或點;而每種技法的視覺效果,也都會因筆觸的質感、媒材及圖面的紋理不同而不同。無論採用何種暈塗技法,我們都必須充分了解它能夠創造出怎樣的色調明度。

色調明度的表現,基本上是透過圖面上從明到暗的相對比重來形成,故而這些技法中最重要的特質,即是筆觸和點的間距與密度。而次要的特質則包括了筆觸的視覺紋理、紋路和方向。暈塗最暗的色調時,應小心避免將圖紙上原有的白色完全地覆蓋住,若以不透光的技法徹底地遮住圖紙的表面,會使繪圖的深度和活力完全喪失。

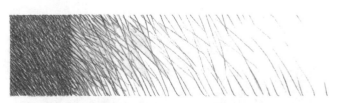

間距

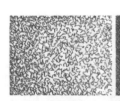

紋理

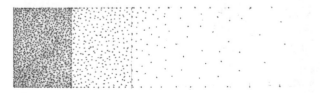

密度

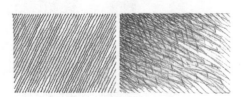

方向

單影線法

單影線法是由許多約略平行的線條組成，筆觸
可長可短，可呆板地用尺也可隨性地徒手畫，
可用鋼筆也可用鉛筆在平滑或粗糙的紙上畫。
間距緊密時，這些線條會失去個別性而合成為
相同的色調明度。因此，基本上仰賴線條的間
距和密度，即可掌握色調明度的高低。加粗線
條筆觸時，可加深最暗的明度；但若線條過於
粗重，則會意外地造成紋理的粗糙和厚重。

要用鉛筆畫出各階色調明度，可改變鉛芯的等
級及施加在筆尖上的壓力。但要小心避免選用
過於濃重的鉛芯或者施加太大的壓力，以免鉛
筆的筆尖刻傷了圖紙的表面。

墨水線和鉛筆線不同，它的色調明度是維持穩
定不變的，因此我們只能控制影線的間距和密
度。但若使用具有彈性筆尖的鋼筆，即可改變
用筆的力道，而細膩地改變筆觸的粗細。

畫單影線時最具彈性的徒手技法，是運用較
短、較快，以及對角的筆觸。若要畫出精準的
邊線，可在筆觸開端略施壓力；而要畫出曲
面、紋理斜面，或是明暗的細微差異，則可使
筆觸末端輕如羽毛。要在較大的繪圖範圍內畫
出色調明暗時，若隨機地柔化邊線和重疊筆
觸，即可避免產生條紋化的效果。

而藉著多畫幾層對角線的筆觸，但角度稍微不
同於先前的對角線，則可創造密度並因而產生
色調明度。以此方式維持筆觸的對角線方向，
可使這些新的對角線不至於和原先打底的繪圖
產生錯亂，並可使繪圖構圖的不同色調區域產
生統整性。

單影線法中筆觸的方向，也可隨著形體的輪廓
畫，如此即可同時強調出該形體表面的方位走
向。但要記得，單憑方向對色調明度並無影
響。而有了紋理和輪廓，這些線條也能傳達出
媒材的材質特色，例如木頭的木紋、石頭的大
理石花紋，或布料的編織紋。

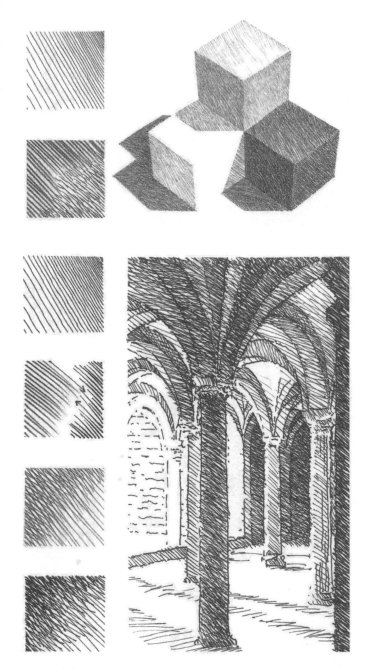

交叉影線法

交叉影線法是用兩組或多組平行線來創造色調明度。就像單影線法，交叉影線法的筆觸也是可長可短，可呆板地用尺也可隨性地徒手畫，可用鋼筆也可用鉛筆在平滑或粗糙的紙上畫。

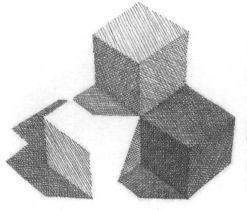

最簡單的交叉影線法，是用兩組互相垂直的平行線來畫。雖然最後完成的編織圖案可能適於描述特定的紋理和材質，但卻也可能變得僵硬、貧乏和機械化，特別是當這些交叉的影線是用尺來畫且間距畫得很寬時，更是如此。

用三組或三層以上的單影線來畫，要畫出較大範圍的色調明度和表面紋理則會更有彈性。單影線法所具有的多向性，對於畫出物體表面的走向和曲度，也顯得更為容易。

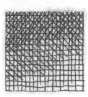

在實用上，常併用單影線法和交叉影線法。在單影線法在繪圖上創造出較淡的明暗層次時，交叉影線法則渲染出較暗的層次。

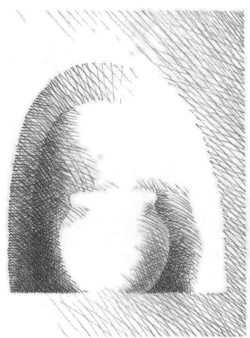

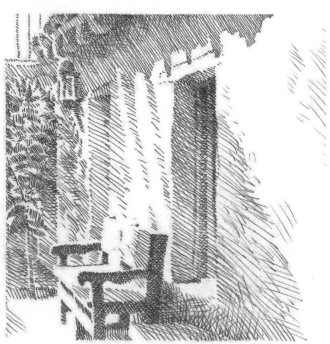

草畫法

草畫法是畫出隨機而多向線條網絡的暈塗技法。由於草畫法是採用徒手畫,因此在描繪色調明度和紋理時較有彈性,可隨機改變筆觸的形狀、密度和方向,來獲得層次較寬的色調明度、紋理和視覺表現。

草畫法的筆觸可中斷可連續、可直可曲,也可以是鋸齒形或波浪形。藉著交叉織畫這些筆觸,可創造出更具凝聚性的色調明暗構成;而藉著維持重點方向,則可製造出某種紋路,而使不同的區塊和不同的明度能夠統合起來。

就像用單影線法,我們也必須關注草畫法筆觸的幅度與密度,並確知它們傳達的表面紋理、圖案和材質的質感。

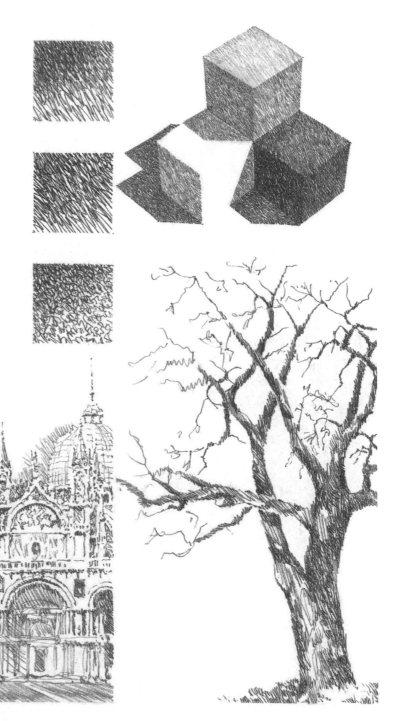

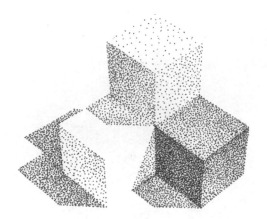

點畫法

點畫法是透過極精巧的點來創造色調明度的暈塗技法，這種技法用細墨水筆在平滑圖面上畫時，可以得到最好的繪圖效果。

用點畫法是緩慢而耗時的過程，無論在點的大小和間距的控制上，都需要極大的耐心和細心。而色調明度的控制，則端視點的密度而定。因此，要極力避免把小點畫大以加重明度的畫法。若是點的比例對於已有色調的區域來說顯得太大，那麼紋理就會變得過於粗糙。

純色調的繪圖，也就是僅靠明度來定出邊線和輪廓線的繪圖，即可用點畫法來創造色調明度。亦即，用點畫法畫出模糊形狀時，色調明度也會同時被創造出來。首先，用間隔平均的點來涵蓋所有要暈塗的區域，而畫出最淺的明度；然後，再以點畫來畫出第二階的明度；持續以同樣規律的方式來增加點畫，直到最暗的色調明度產生為止。

在此純色調的繪圖裡面，並無客觀的線條可用來描繪輪廓和形狀，因此必須仰賴點來畫出空間的邊，定出形體的輪廓。應用點畫法時，可用緊密間隔的點來確定銳利、清晰的邊，而用間隔鬆散的點來暗示較為柔和圓潤的輪廓。

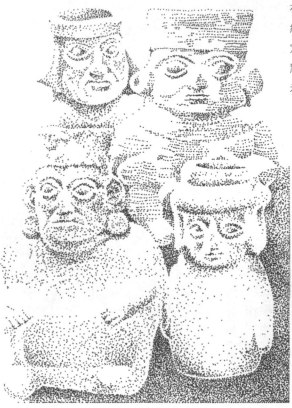

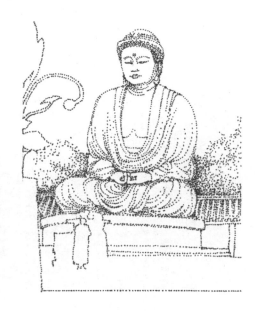

明度表
Value Scale

白色呈現的是最亮的明度,而黑色是最暗的。兩者之間則存在著中間的灰色階層,我們常用由白到黑等分十個灰色階層的明度表或灰階(gray scale)來表示。

要探討明度的相互關係,先要能夠應用各種不同的媒材和技法,來創造相對應的色調。最後要能夠畫出階段而漸進的色調明度漸層。研究前面幾頁談過的所有暈塗技法,並且嘗試在有色的圖面上畫出灰階,亦即用黑色鉛筆畫出比紙面色調暗的明度,並用白色鉛筆畫出比紙面色調淡的明度。

每次試畫之後,要再小心地從稍遠處評判色調的次序,檢查明度之中有無任何斷層,以及從白到黑之間是否產生了均勻的明度漸層。經過嚴格的練習後,應能發展出摹寫任何想要的色調,以及維持繪圖要求的明暗對比所需要的控制力。

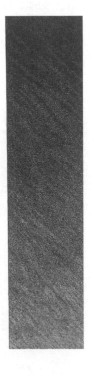
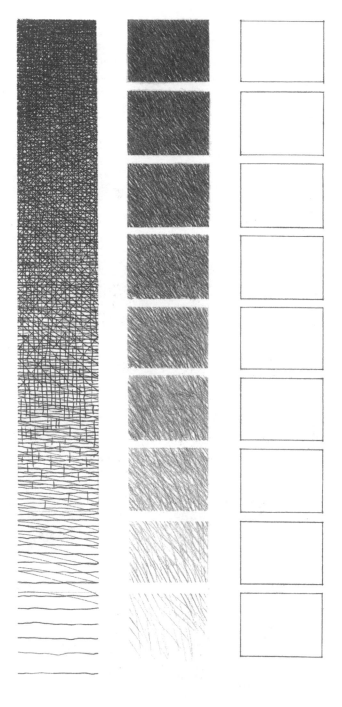

立體表現法
Modeling Form

立體表現法（modeling）指的是利用暈塗法，在2-D的表面上表現出容積、體積和深度的技法。利用色調明度的暈塗，可將簡單的輪廓線繪圖，延展為空間中各形體3-D的立體繪圖。

從亮到暗的明暗立體表現，能夠描述物體表面的質感，無論它是平的或彎的、平滑的或粗糙的。當暗處看起來像是退隱到圖面的深處時，亮處則像山丘從地表隆起般的，從黑背景中浮現出來。在不同的形體表現上，明暗的變化，應沿著圓柱體、圓錐體和有機體等物體的表面而漸次地呈現出來；而在立方體、三角椎體和其他的角柱體上，則應以明度的突然改變來畫出物體面與面之間的銳利接線。

畫出物體的邊線，有助於形狀的辨識，能幫助我們找出3-D形體的表面結構。因此，畫兩個明暗對比的形狀相接處的邊線或界線時，須謹慎處理線條的質感。能熟練自然地處理色調的邊緣，對於畫出表面或物體的質感和體積是很重要的。

硬邊線可用來表示形體的急劇破折，也可用來說明形體被某個中介的空間隔開背景的輪廓。用突然而尖銳的明度變化，即可畫出硬邊線。而柔邊線則用來描述模糊不清的背景形狀、圓潤形體的柔和曲面，以及對比溫和的區域。用漸層的色調明度或暈散的色調對比，即可畫出柔邊線。

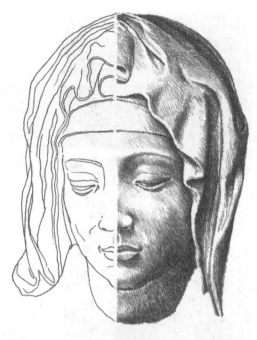

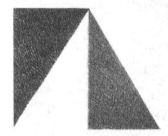

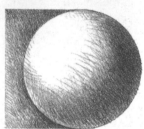

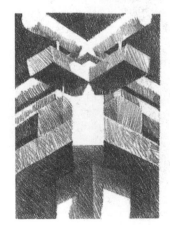

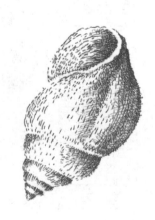

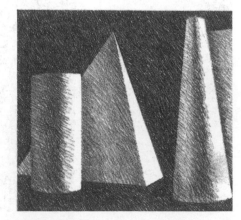

硬邊線　　　　　　　　　柔邊線　　　　　　　　　　　　硬邊線和柔邊線

習作2.1

用軟式鉛筆畫出色調的明度階層，而將
2-D的圓形、三角形或多邊形轉為3-D
的圓球體、圓錐體和立方體。分別以單
影線法、交叉影線法、草畫法等技法，
來畫出你想要的色調明度。

習作2.2

重複上述習作，但用細黑筆，分別以單
影線法、交叉影線法、點畫法等技法，
來畫出你想要的色調明度。

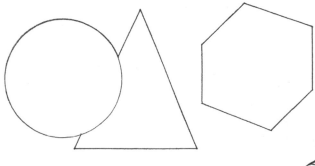

習作2.3

用軟式鉛筆畫出色調的明度階層，而清
楚地說明物體的3-D形體。分別以單影
線法、交叉影線法、草畫法等技法，來
畫出你想要的色調明度。用細黑筆重複
此習作，分別以單影線法、交叉影線
法、點畫法等技法，來畫出你想要的色
調明度。

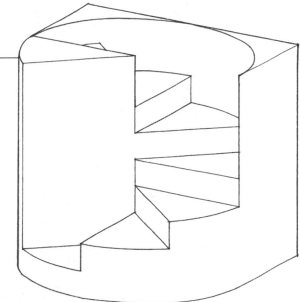

光表現法
Conveying Light

色調明度可使平的圖面產生深度，而光線則可使周遭環境中形體和空間的3-D質感被生動地表現出來。光是種輻射能，能照亮世界並使我們看見空間中3-D的形體。但我們並非真的看見光線，而是看見光的效果。光照射在物體上和它從物體反射出來的方式，創造了亮部、暗部和陰影等不同區域，也提供了我們對於3-D質感的認知線索。色調明度相當於暗部和陰影的圖形表意，僅能藉由表示光的隱匿而暗示光的存在。而在畫出明暗形狀的最終圖案時，我們即賦予了形體體積和容積，並創造了空間深度。

在我們視覺領域中的所有東西，幾乎都是由相對較簡單的幾何體合併而成，例如立方體、三角椎體、圓球體、圓錐體和圓柱體等。若能理解光是以某種必然和恆常的方式照在這些原形上，就能將光照在其他更複雜主題上的效果演繹得更好。光打在物體上時，就創造出了明亮面、陰暗面及陰影面。在這種明暗的模式之間，可以找出下列元件：

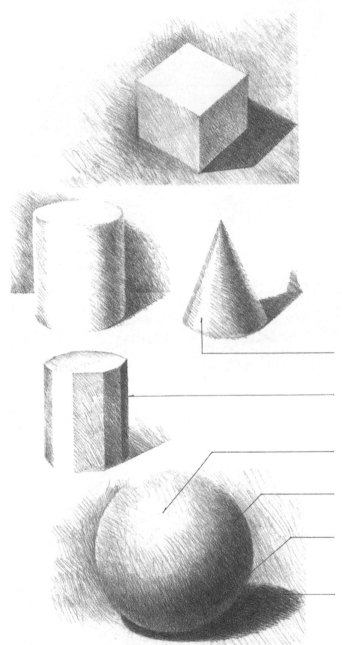

• 被轉向光源的表面，明度較淡。

• 被轉離光源的表面，明度也會跟著轉變，而和光線相切的表面則為中明度。

• 亮點看起來就像是平滑表面上直接受光或反射光源的光點。

• 暗部是被轉離光源的表面，明度相對較暗。

• 受反射光的區域，接收近處的表面投射回來的光，致使部分暗部或陰影的明度變淡。

• 陰影是被物體或物體某部分投射而無法受光的表面，明度相對較暗。

應用立體表現法，應先考慮表面的固有明度
（local value）。固有明度指的是表面材
質的亮度多亮或多暗，是它恆久不變的色彩
屬性，和光是無關的。但照射表面的光線，
卻會調整它的固有明度。舉例來說，亮的色
彩出現在暗部時，看起來就會比正常狀況下
具有較深明度卻被光線照亮的色彩要暗。表
現色調明度時，應努力傳達出固有明度和亮
部、暗部的這種交互作用。

重要的是，應謹記我們認知的色調明度，是
和它的周邊環境相關聯的。同步對比法，即
是說明單色或單色調明度的刺激作用，能夠
產生互補色的感覺，而被瞬間投射在並排的
色彩或色調明度上。舉例來說，當兩個對比
明度的顏色被並排時，較淡的顏色會使較深
的顏色看起來更深，而較深的顏色則使較淡
的顏色看起來更淡。再者，某個色調明度被
疊在較暗的色調上時，也會比它被放在較淡
的色調上時看起來淡些。

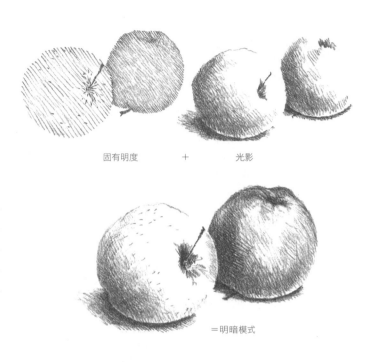

固有明度　　　＋　　　光影

＝明暗模式

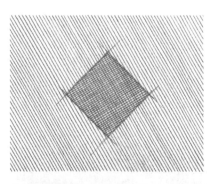

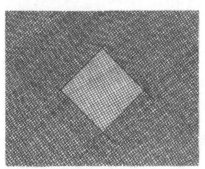

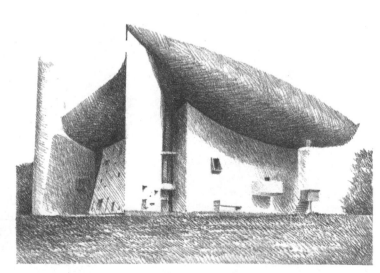

亮部、暗部和陰影
Light, Shade, and Shadow

要創造光的效果，就必須了解光源的質感、它和受光體之間的空間關係，以及受光體本身的3-D質感。

從暗部和陰影所具有的清晰度與色調明度，可看出光源的質感。

- 熾亮光使受光面與犀利的陰影之間形成強烈的明暗對比。
- 散射光則使受光面和陰影之間形成較弱的明暗對比。

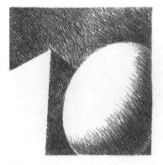

熾亮光

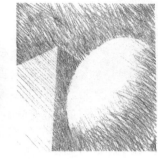

散射光

陰影可揭露出物體在空間中的相對位置。

- 陰影將物體固定在該物體所在的表面上。
- 陰影可顯現出形體與其陰影所在表面之間的距離。
- 陰影可清楚地說明它們所在表面的形體樣貌。

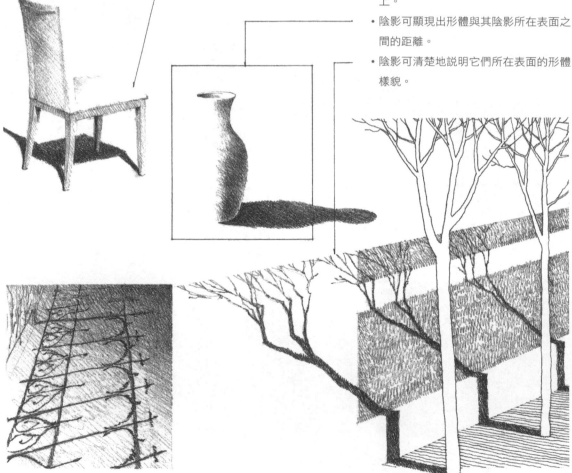

即使形體未出現在視野之內，該形體投射在表面上的陰影仍能顯露出它的形狀。

陰影的形狀和軌跡，可傳達出光源的所在位置及光線輻射的方向。

- 陰影以和光源相反的方向向後消退。
- 正面光（frontlighting）在受光體後方創造出深長的陰影，從觀者所在位置向後消退。
- 頂光（toplighting）創造出短淺或在受光體正下方的陰影。
- 半側光（sidelighting）使受光體單側形成暗部，並於光源的反方向投射出陰影。
- 四分之三光（three-quarter lighting）來自高於觀者肩部的上方，創造出強烈的體積感，並顯露出受光體的表面紋理。
- 背光（Backlighting）面向觀者創造出深長的陰影，並且強調出受光體的剪影輪廓。

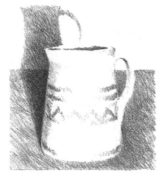

正面光

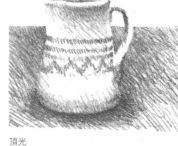

頂光

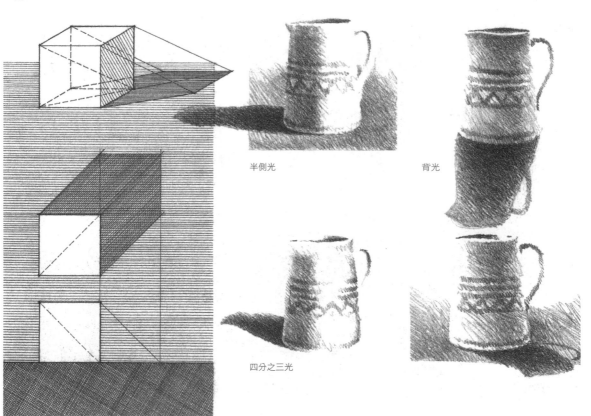

半側光

背光

四分之三光

有關建築繪圖中暗部和陰影的形體構造，參見多視圖（multiview drawings）。

暗部與陰影表現法
Rendering Shade and Shadows

暗部和陰影,通常既不透明,也沒有相同的明度。應避免用大範圍的硬暗色調來表現,免得細部不見了,又干擾我們對於表面形體的識讀。相反的,用透明薄塗來表現暗部和陰影,就可讓我們得以解讀表面的紋理和原有色彩(local color)。

暗部會隨著空間的邊或平面的轉換而成為陰影。為保留空間中3-D形體的立體質感,應將暗部和陰影的明度差異區隔開來。暗部通常比陰影的明度淡,但仍應透過仔細觀察來確認兩者之間明度的關係。

通常與暗部相連的陰影,明度最暗;越接近外邊線,明度越淡。陰影的界線在熾亮光下顯得銳利,但在散射光下則變得較為柔和。不論光源是何種形式,我們都應該用明度的對比來表現出陰影的外邊線,而不是用畫線的方式來界定。

暗部和陰影的明度,幾乎都是不同的。從近處的表面反射回來的光線,會照射在暗部或陰影的表面上。要描述這種反射光的修飾效果,可改變暗部和陰影的明度。但為避免反射光干擾了暗部或陰影的表面質感,應以微妙細膩的方式來處理反射光的效果。

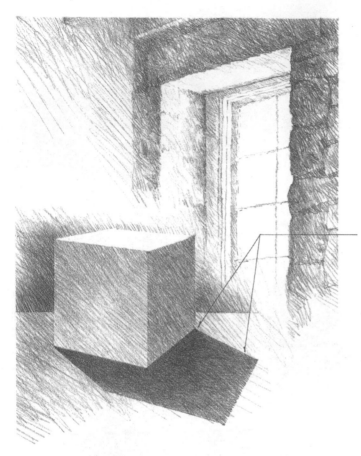

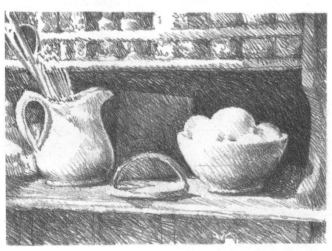

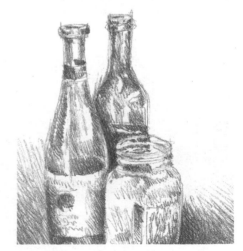

習作**2.4**

在窗旁或桌燈下的水平表面上，排好靜物構圖，使這些物體的陰影清楚而銳利地投射出來。眯著眼專注地看暗部與陰影的形狀與色調明度。用軟式鉛筆和立體表現法，畫出你所觀察到的色調明度。

習作**2.5**

重複上述習作，用細黑筆來畫出暗部及陰影。

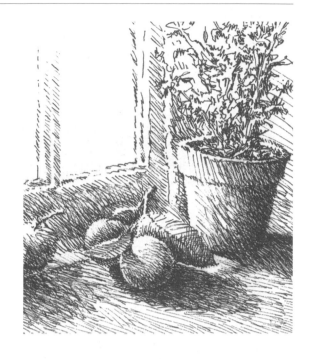

習作**2.6**

再在窗邊或桌燈下安排別的靜物構圖。這次不要用黑色鉛筆或墨水筆來畫出較暗的色調，改用白色鉛筆在黑色的圖紙上畫出較淡的明度。

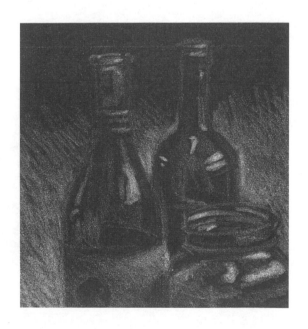

明度對映法
Mapping Values

運用亮部和暗部的明度對映法，是畫出立體表現最容易的方式。對映法指的是打破眼前主題或風景的所有亮部、暗部及陰影區域，而將它們揉合為明確的形狀。採用明度對映法時必須果決，當暗部或陰影看起來不怎麼清晰銳利時，必須強制做出外圍界線。如此，即可畫出具有連鎖形狀的系統化對映圖，做為其後雕琢繪圖的開端。

應用對映法時，需將許多色調變化減低為少許變化。首先，將色調明度階層分成兩個群組，亦即亮部和暗部；或是三個群組，亦即淡明度、中明度、暗明度。然後可在每個群組內，改變色調明度來連結各表面的質感，但整體的明度對映必須隨時保持清晰明朗。畫時，瞇著眼睛來看會比較容易。此外，也可透過淡色玻璃片或透明繪圖片來看，如此則色彩的數量會減少，明度也會簡化。

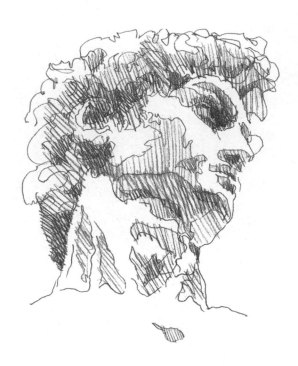

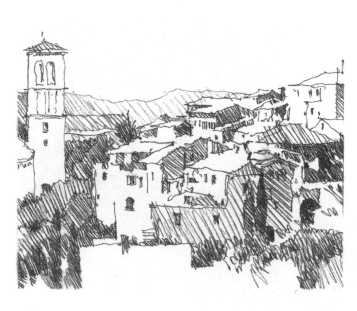

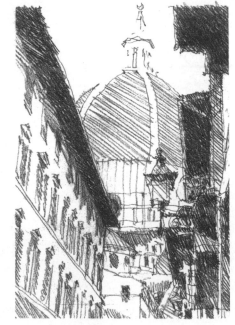

明暗模式
Value Pattern

明暗模式建立繪圖的基礎架構，使繪圖的立體
表現能夠凝聚起來，具有統整性與強度。若明
暗模式支離破碎，那麼，不管多小心地渲畫或
多巧妙地應用各個繪圖元件，整個構圖仍會失
去連結性。因此，可利用小型草圖來練習畫出
不同的明暗模式，以及找出繪圖中色調明度的
階層、位置及比率。

整體的明暗模式建立以後，即可從淺到深地進
行繪圖。其間隨時都可加深色調明度，但只要
色調被加深了，就很難再改成較淡的色調明
度。以下是立體表現須注意的幾項其他要點：

• 疊畫明度。避免從繪圖各部分逐次地連著渲畫
  明度，否則會使得繪圖變得支離破碎，也使得
  其中的形體變得朦朧不清。故而應先畫出寬幅
  的色調明度群組，然後再層層疊畫較小、較特
  定的色調。接著在每層的色調上增加明度，然
  後再繼續增加明度，直到最深的色調明度被畫
  出來為止。
• 表現紋路。維持相同的筆觸方向，可使不同區
  域的色調明度具有協調性，並使繪圖具有凝聚
  性。
• 在硬邊線的銳利色調對比和柔邊線的模糊對比
  之間，維持其中的差異性。
• 保留亮點。繪圖的亮部區域是極為重要的。鉛
  筆繪圖上過深的色調，可用橡皮擦擦掉來重新
  找到亮部，但若是用墨水畫的就沒辦法了。

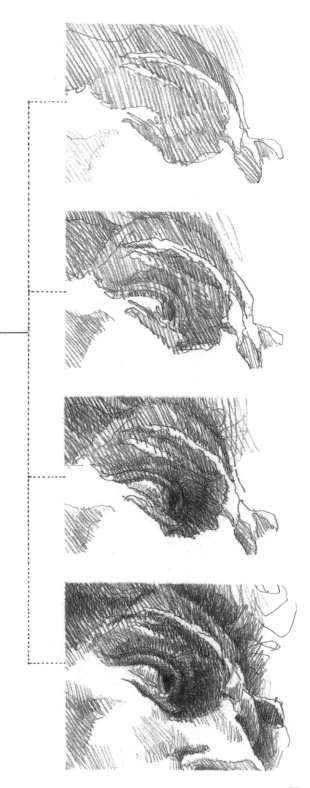

色調層次
Tonal Range

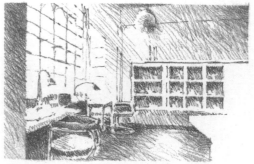

窄層次

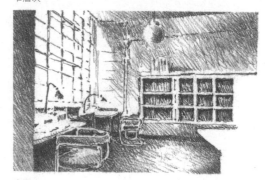

寬層次

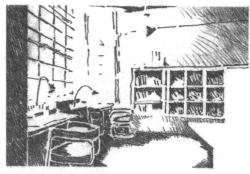

高反差

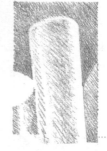

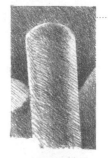

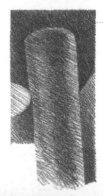

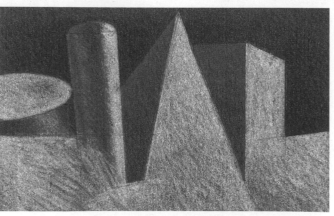

在繪圖中所用的色調明度階層，會影響構圖的重量、和諧和氣氛。明度的銳利對比能生動地界定出色調的形狀，並能吸引觀者的注意力。寬幅度的色調明度，含有能使最淺色調慢慢過渡到最深色調的中明度，因而看起來豐富而生氣勃勃。明度階層若是太寬，會分解構圖的統整性和協調性。而緊密相連的明度階層，則容易創造出更安穩、更細緻、更節制的效果。

深淺明度的反差，定義了繪圖中主導的色調明度或調性。

• 顯著的淺明度或高調，能表現出纖細、高雅，以及明亮光線的感覺。

• 中明度或中間調，則表現出和諧和平衡的感覺。但由於欠缺明亮的對比，中間調的繪圖會顯得平淡而缺乏生氣。

• 稍暗的色調明度或低調的陰暗質感，具有使人冷靜的效果，並能產生強烈和穩定的感覺。

當中明度主導繪圖時，畫在灰色或有色的圖面上，中間的明度會自動形成。用黑色鉛筆畫出較暗的明度，和用白色鉛筆畫出較淡的明度時，這種圖面的顏色即可當做有效的襯底。

習作2.7

在窗台上或桌燈下排好靜物，則亮部、暗部和陰影就會清楚地出現。只用白紙和兩個明度，包括淺明度和中間灰，來畫出明度對映圖。

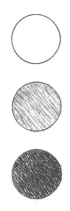

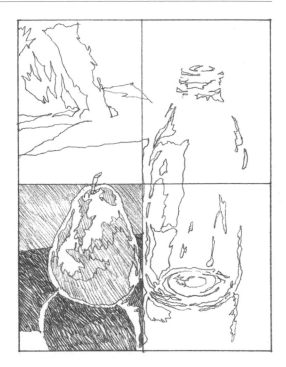

習作2.8

找個涵蓋有遠近元素的外部景觀，用觀景器來框限你的視覺領域，然後畫出明暗模式，說明你在景觀中所看見的形狀和色調明度。

習作2.9

重複上述習作，但這次要在每個明度區域內再多增加幾層的中明度。

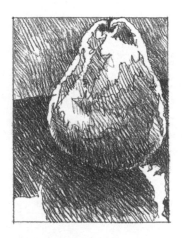

色調與紋理
Tone and Texture

用單影線法或點畫法來創造色調明度時，同時也創造了紋理。同樣地，用線條來描繪材質的質感時，同時也創造了色調明度。我們應隨時關注色調明度和紋理之間的關係，不管它是平滑或粗糙、堅硬或柔和、鮮豔或暗沉。在大部分的例子裡，色調明度在表現亮部和暗部，以及立體表現空間中形體的方式，都比紋理更為重要。

我們最常使用紋理這個詞，來描述表面的相對平滑或粗糙。它也可以用來描述我們所熟悉的媒材特殊的表面質感，例如石頭的劈裂紋、木頭的木紋以及布料的編織紋。這些均是可以透過觸摸而感覺出來的觸覺紋理。

視覺紋理則是表面結構的表現，不同於色彩或形體，可以在繪圖中被感覺或認知。所有觸覺紋理均能提供視覺紋理，而視覺紋理則似假若真。

人的視覺和觸覺是緊密相關的，當眼睛閱讀到某個表面的視覺紋理時，我們通常不需要經由實際的觸摸，即可反應出它明顯的觸覺質感。這種視覺紋理常是來自於我們過去經驗的記憶，也就是説，我們能記得某些特定媒材觸摸起來的感覺，是因為我們曾用手接觸過它們的表面。換句話説，我們能夠產生這些物理反應，是因為過去曾感受過類似媒材的紋理質感。

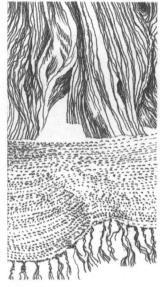

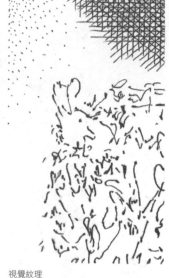

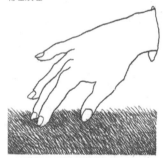

物理紋理

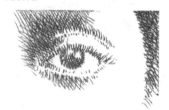

視覺紋理

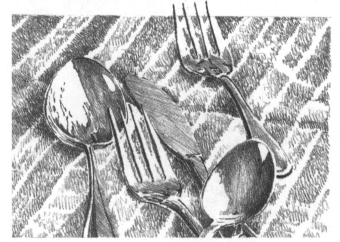

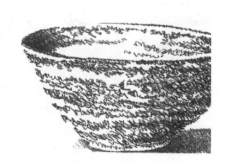

紋理描繪法
Describing Texture

用來創造色調明度的筆觸或點的比例，應對應於色調區域和繪圖構圖的尺寸，而自然地傳達出表面的視覺紋理。

視覺紋理的產生，也會來自於媒材和圖面之間的交互作用。畫於粗糙的表面上，會使墨水和黑鉛粉等媒材的沉積變得斷斷續續。輕的繪圖筆觸只能在表面隆起處堆積媒材，慢慢增加力道則能迫使媒材向低陷處堆積。事實上，圖面本身的物理紋理，即創造了繪圖的視覺紋路與紋理。

此外，運用擦印畫法（frottage），也可在色調明度區域創造紋理質感。擦印畫法指的是，將紙張放在凹凹凸凸或紋理粗糙的表面上，再在紙張上擦塗黑鉛粉或炭粉而拓取圖形紋理效果的方法。若要避免過度地加深色調明度，而致使繪圖失去清新和樸拙之感，即可使用這種製造粗糙色調明度的方法。

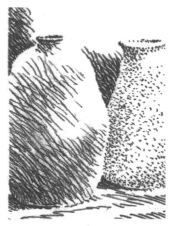

小筆觸和點

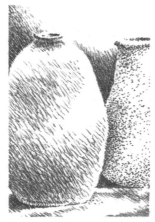

大筆觸和點

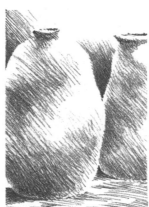

平滑筆觸

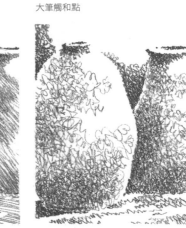

不規則筆觸

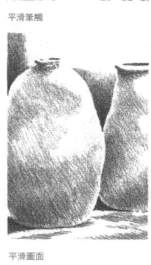

平滑圖面

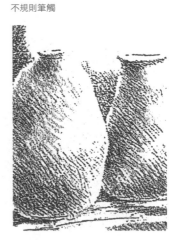

粗糙圖面

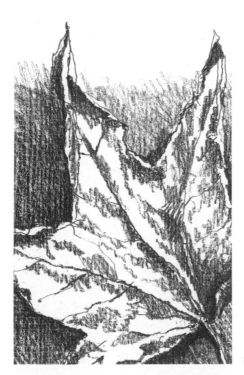

擦印畫法

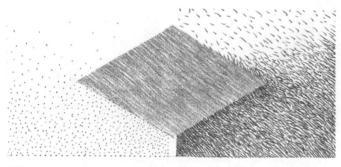

反差

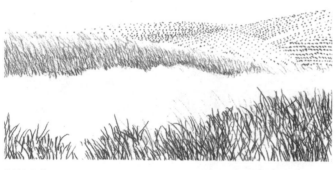

比例和距離

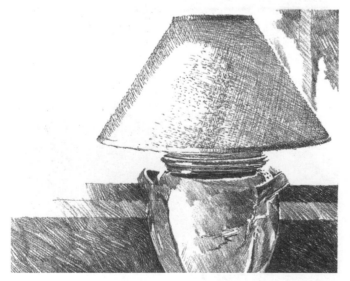

光線

修飾要素

反差、比例、距離和光線，對於認知紋理及表面來說，都是重要的修飾要素。表現紋理時，應考慮以下要素。

反差高低會影響紋理呈現的強烈或微妙。紋裡被放在全然平滑的背景前面，通常會比被並排在相似紋理旁邊時，看起來更明顯。放在粗糙背景前面，紋理看起來會精細些，比例也會看起來小些。

繪圖的相對比例，會決定我們對紋理的解讀為草葉、穀田或混雜荒野。紋理的相對比例，也會影響空間中平面的外觀形狀和位置。同方向紋路的紋理，會使平面看起來較長或較寬，而粗糙的紋理則會使平面看起來較為緊緻，使它的比例縮小、視覺重量增大。通常，紋理往往看起來像是填滿了它們所在的空間。

所有媒材都具有某種程度的紋理，紋理的比例越細，看起來就越平滑。即使是粗糙的紋理，遠看也會相對地較為平滑。只有近距離觀看時，紋理的粗糙才會變得明顯。

另外，光線也會影響我們對於紋理的認知，同時它所照射的紋理也影響了它。平滑、閃亮的表面會熾亮地反映光線，看起來焦距犀利，容易吸引觀者的注意力。而沒有光澤的表面則吸收和輻射光線的能力較差，因此會比色彩近似但紋理平滑些的表面看起來黯淡。粗糙表面被直接光照射時，會形成清楚的明暗陰影圖案，並暴露出它的紋理質感。散射光則使物理紋理淡化，甚至使紋理3-D的結構隱藏起來。

習作 **2.10**

找兩個或兩個以上具有截然不同紋理的物
體，例如紙袋和玻璃瓶、布上的雞蛋和湯匙
或叉子，或陶碗裡的各種水果。將這些物件
排在窗台上或桌燈下，使光線可以強調出不
同的紋理。使用前述任何立體表現法來畫出
對比的紋理。

習作 **2.11**

重複上述習作，但這次特寫物體重疊處的邊
線。注意觀看這條邊線，畫出該相交處被放
大的表面紋理。

習作 **2.12**

重複多次上述習作，分別用鉛筆和墨水筆在
平滑和粗糙的圖面上試作繪圖。

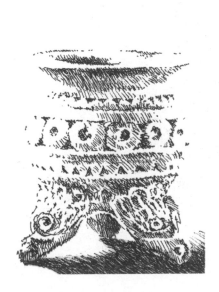

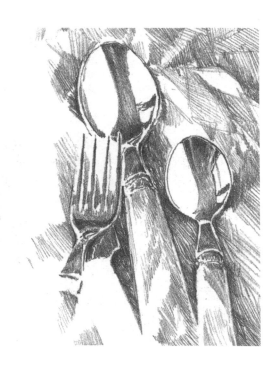

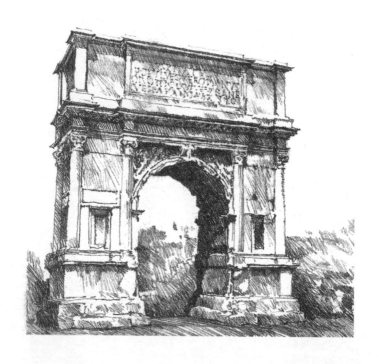

3
形體與結構
Form and Structure

「所有圖像形式均是始於運動中的點⋯⋯，這些點移動⋯⋯，
然後線條形成，構成1-D的向度。若線條移動而構成面，則
2-D的平面元件隨即產生。而從面到空間的運動中，面與面的
接合則產生了（3-D的）立體⋯⋯。簡單地說，此即點到線、
線到面，以及面到空間向度的整個運動能量。」

———— 保羅・克利（Paul Klee）
《思索之眼》（The Thinking Eye）

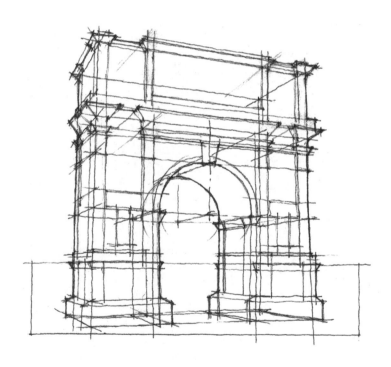

形體
Form

形狀、圖形和形體的意思相近，指的都是輪廓線清晰的物體明顯清楚的外觀。圖形說明形狀或形體的識別外形，形狀則表示圖形的特殊外框或形體的表面構造；而形體比形狀或圖形更具包容性，能夠呈現出內部的構造和外部的框線，還包含了3-D的體積感和容積感。它也和促成整體統合的原則相關。

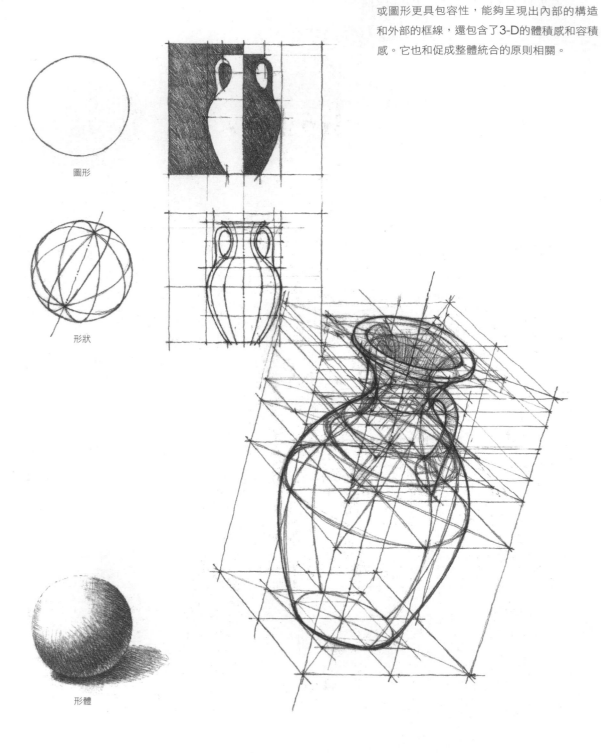

圖形

形狀

形體

容積
Volume

容積指的是物體或空間範圍的3-D度量。就概念來說，容積是由平面包裹產生的，具有寬、高、深三個向度。繪圖即是企圖在2-D的平面上，傳達出團塊和空間3-D的容積錯覺。

所有物體均是充塞於空間容積之中，即使是薄細的線性物體，也占有空間。隨意選個小物品，然後在手中轉動，每次轉動都會呈現出不同的形狀，因為物品和眼睛之間的關係改變了。從不同的角度和距離來觀看物體，視覺會使我們將這些形狀組合成3-D的形體。

從固定的角度和距離來呈現某個視野的繪圖，只能圖解我們對該視野所認知到的該時該刻。繪圖若只表現出寬和高的正面視圖，影像看起來就會是平的；但若改變我們觀看的角度，使物體的三個鄰邊顯露出來，那麼，第三個向度的深度就會出現，而說明它的形體了。把注意力放在平面形狀上，有助於使我們了解這些平面如何合併來傳達出容積的3-D形體。

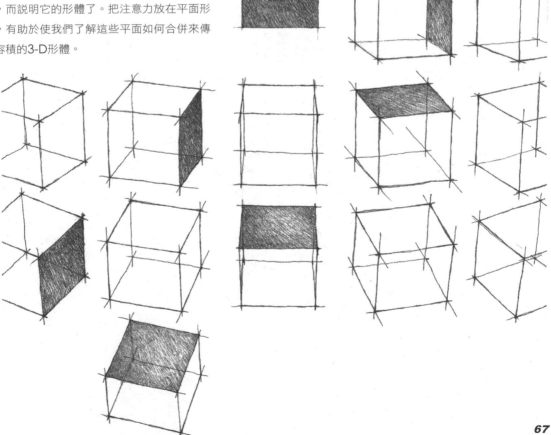

解析畫法
Analytical Drawing

繪圖可說明物體表面的外部結構,也可解釋物體的內部構造及其各部分在空間中被排列和接合的方式。用解析畫法繪圖,則是試著綜合這兩種方法來畫圖。

和輪廓描繪法不同的是,輪廓描繪法是逐次地描畫每個部分,而解析畫法則是從整體到各個部分最後再到細部的畫法。重整體結構而輕個別性,可避免片斷印象的產生,而導致其中不完美的比例關係和不和諧的整體關係。

應用解析畫法時,首先可用削尖的軟式鉛筆,徒手畫出輕而隨意的線條。亦即以實驗性和研究性的方式,畫出這些線條來框住形體,建立透明的容積框架。試想像為透明方盒,方盒各邊均連接物體的前、後、上、下和兩邊。這個想像的容器,即可描述物體三個向度的延展範圍和相互關係。將物體的外封容積展現出來,可幫助我們畫出它的3-D形體。

這些線條本質上是圖解的,不只可建立並解釋外部表面的外觀,還可說明主題的基礎幾何原理和構造。這些初步的線條稱為調整線,因為它們能夠限定相互關係,並控制形體基本部分的位置、尺寸和比例。在概略地畫出物體外封形狀和容積的過程中,即可用調整線來定位點、測量尺寸與距離、找出中心、表現垂直關係和相切關係,以及建立對齊和偏移。

先畫出粗略的線條,可幫助眼睛找到正確的線條。此即表示視覺判斷是需要確認與調整的。無須塗去任何先前所畫的線條,僅需視情況再畫出新的線條,藉以校正基礎的形狀和檢視各部分的相對比例;而每次所畫的線條,都應務求比前次畫得更好。

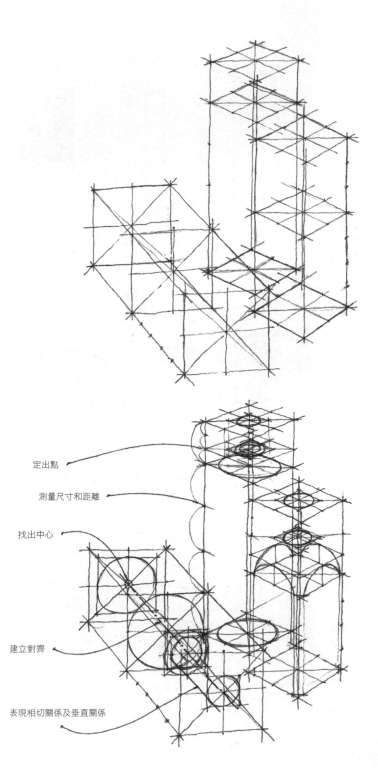

定出點

測量尺寸和距離

找出中心

建立對齊

表現相切關係及垂直關係

由於調整線本身即具有構造性,因此並不被物體的
外在界線所限制。在連結、組織及測量物體或構圖
各部分的尺寸時,調整線可切過形體,延伸於整個
空間。而在排列形體和空間的關係上,調整線可建
立平面或空間框架,讓我們藉以逐步地構成繪圖,
就像雕刻家雕塑時所用的結構骨架。

把物體不可見和可見的兩部分都畫出來,可讓我們
在估量角度、控制比例和觀看形狀的視覺樣貌時,
都變得容易些。而因此形成的透明結構圖,也可正
確傳達出形體占有的容積。如此,即可避免平面化
的產生。立體的平面化,常是因為過度專注於物體
的表面而忽略容積所致。

透過連續地消去和補強的程序,即可在最後的輪廓
線或物體線上,逐漸地畫出密度和重量,特別是在
線條交叉、連接和轉折的關鍵處。在最後完成的繪
圖上,所有線條都應保持清晰可見的狀態,如此即
可增強影像的深度,並顯現出該影像產生與發展的
構造過程。

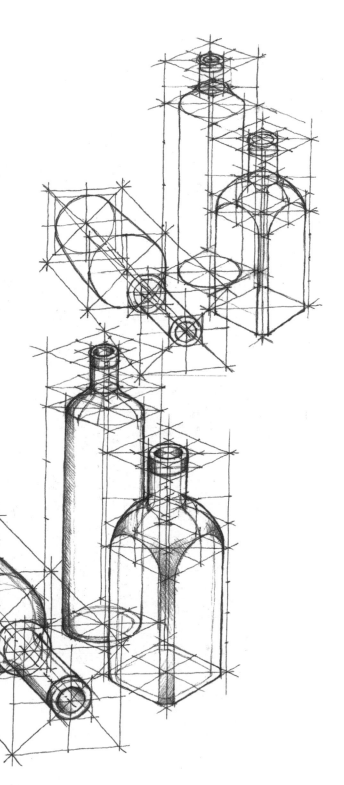

在粗略地畫淡構造線時，輕輕地握住鋼筆或鉛筆即可。緊緊地擰住鋼筆或鉛筆，會製造緊張而干擾手繪線條的流暢性。相反的，應試著讓這些繪圖器具的端點輕輕地接觸圖面即可。

實際畫出線條之前，應在要畫的線條兩端點上畫記點的記號，練習眼心手的協調運動。畫線的時候要拉著鉛筆去畫，勿推著它去畫。若慣用右手，表示應從左到右、從上到下地畫線；若慣用左手，則應從右到左、從上到下地畫線。眼睛應嚴格地注視著線條前進的方向，而不是它停駐的地方。也要避免用短而無力的筆觸草草地畫，而應緩慢而連續地畫。

畫短筆觸或用相當力道時，要用手腕帶動手部或靠手指來畫；畫較長的筆觸時，則應隨性地移動手肘以下的整隻前臂和手部來畫，而將手腕和手指的運動減到最低。僅在接近筆觸末端時，才需要加入手腕和手指運動，來控制線條的結束。

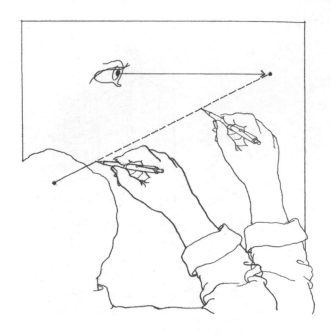

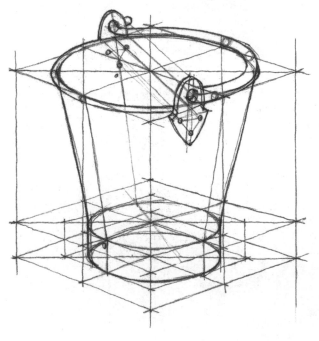

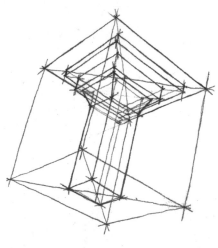

習作**3.1**

用解析畫法的程序，練習從不同的觀點來
畫立方體。

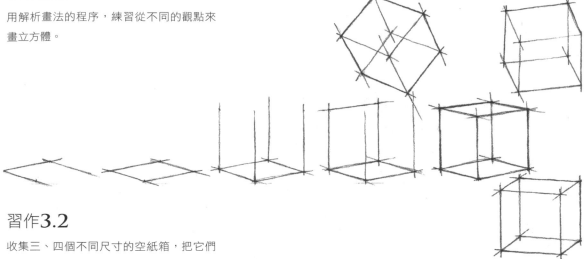

習作**3.2**

收集三、四個不同尺寸的空紙箱，把它們
堆在地板上，有的裝進其他紙箱內。把這
些紙箱視為幾何體，具有沿著直線相交的
平滑矩形面。用解析畫法的程序，畫出這
些紙箱的幾何體。

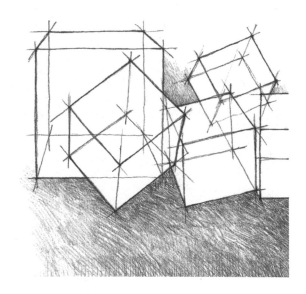

習作**3.3**

收集兩個玻璃瓶，要有高的圓柱形瓶身，
以及正方形或直線的瓶身。將兩個玻璃瓶
分別立放和橫放。用解析畫法的程序，畫
出瓶子的幾何體。畫時應仔細留意重要的
軸線關係和比例關係。

比例
Proportion

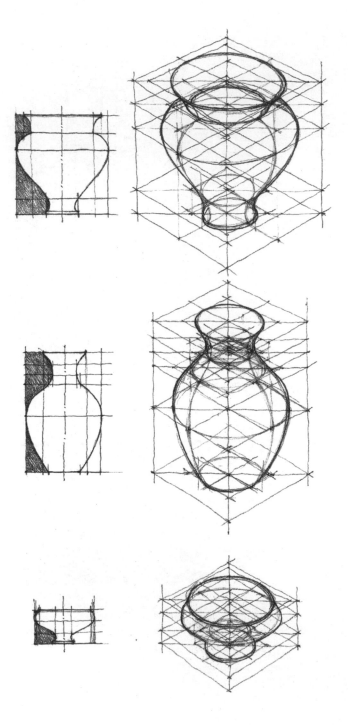

在我們對所見所畫景物的獨特視覺特質越來越敏感時,也不應失去對整個影像的視覺感受。在繪圖中,沒有任何元件在構圖中是獨立存在的,各部分在視覺的作用、功能和意義上,都是相互依存的。為確保各物件都能保持在適當位置上,彼此也能維持穩定的關係,比例的適切與否是很重要的,例如畫樹和森林時,就應避免在小土丘上畫出大山來。

比例指的是某個部分和其他部分或和整體之間,在規模、數量或等級上的比較關係、適當關係或和諧關係。比例關係是比率的命題,而比率是指整體之中任兩部分之間或任何部分和整體之間的關係。比例會影響我們對尺寸或形狀的認知,因此在觀看時應注意比例關係。

雖然常以數學形式來定義,但在繪圖上,比例涉及構圖中各部分之間任何穩定的視覺關係。在增進統整性和協調性上,比例是很有用的設計工具。然而,我們對於物體外在向度的認知,常常是不精確的,透視的觀點、觀看的距離或甚至文化的偏見,都會扭曲我們的理解。

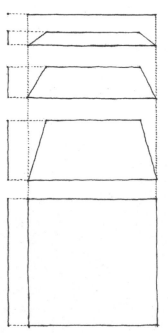

比例是視覺判斷的首要重點,因此物體在相關向度上的顯著差異是很重要的。最後,若覺得出現的元件或特質不太少也不太多,那麼,對於已知條件來說,比例看起來就會是對的。

在繪圖中判斷或使用比例時,有幾項應注意的重點:

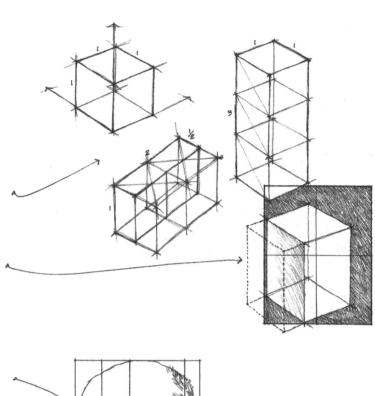

- 物體的明顯尺寸會受周邊其他物體的相關尺寸影響。
- 處理容積的形體時,必須同時注意三個向度的比例。
- 繪圖時可說出比例來提醒自己記得適當的比率。
- 繪圖時勿配合紙張的格式或形狀來修改形狀。
- 畫複雜的形狀時,可先找出你所知道的形狀,例如正方形。
- 比例上再微小的變化,對於影像的視覺特性和美學質感來說,都具有巨大的影響力。漫畫家在畫漫畫時,即是透過這樣的故意扭曲來得到加分的效果。
- 若兩個矩形的對角線互相平行或垂直,即表示這兩個形狀具有相似的比例。

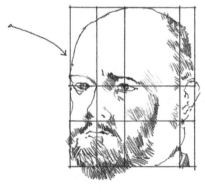

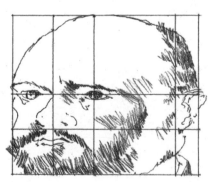

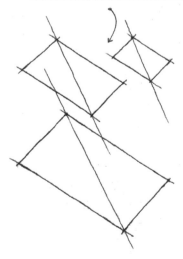

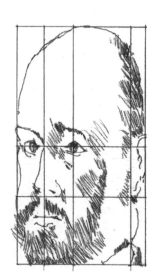

幾何架構法
Building on Geometry

解析畫法是架構在幾何學的基礎上。我們可以將許多相似的物體，都簡化為基本幾何體。若能將我們所看到的形體，都分解為普通的幾何體或幾個部分的幾何排列，就能更輕鬆地畫出來。我們可以用加法來理解形體，也可以用減法來轉變形狀，而最後形成的結構則可做為基本架構，用來衍生和琢磨更多的形體以及其中的空間。

立方體是基本的3-D單位，以立方體為基礎，即可用幾何原則來推演出其他的幾何容積，例如三角椎體、圓柱體和圓錐體。能夠熟練地畫這些簡單的形體，要畫其他不同的衍生構造就不難了。只要能夠了解形體的容積，就更能處理它、轉換它，也能從不同的觀點來觀看它。

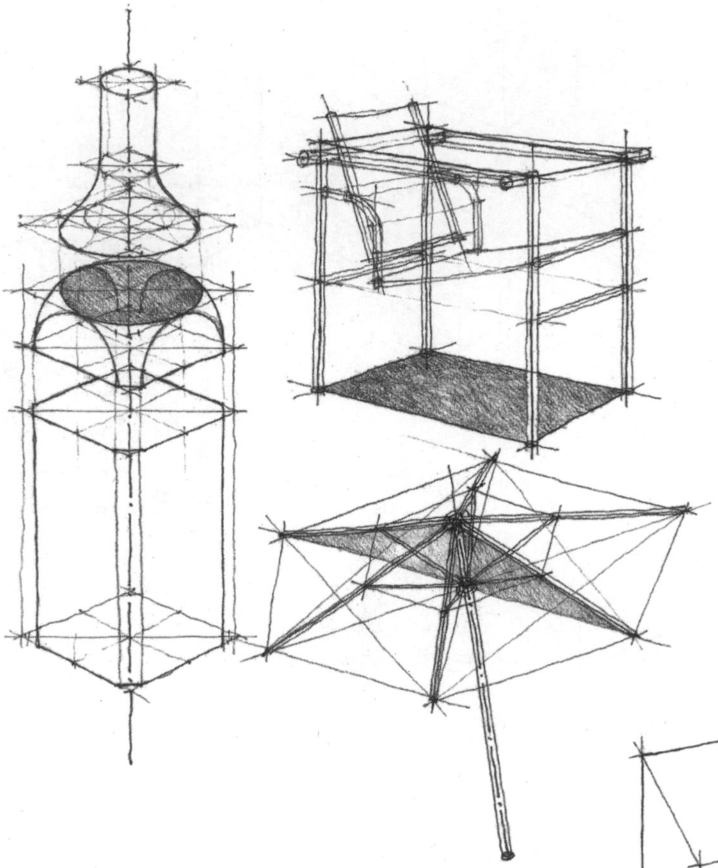

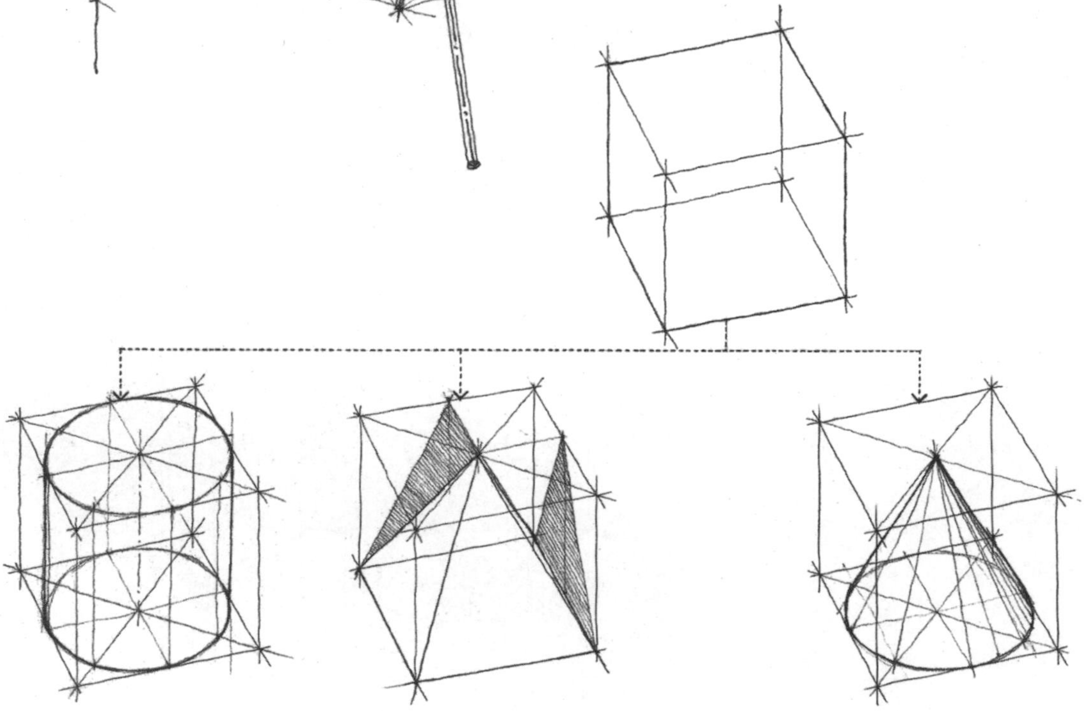

習作**3.4**

用解析畫法的程序，把各個立方體
轉變為三角椎體或其他角柱體。

習作**3.5**

用解析畫法的程序，複製這些立方
體，並分別把它們轉變為圓錐體、
圓柱體或其他圓形體。

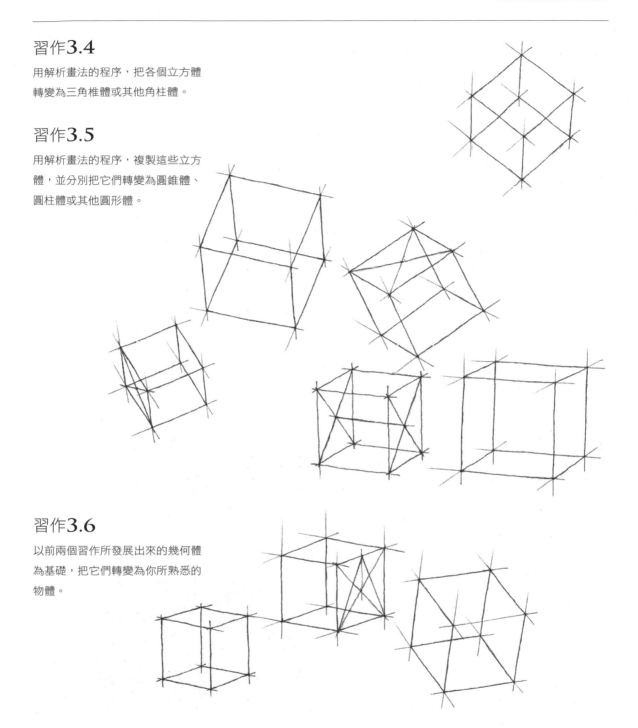

習作**3.6**

以前兩個習作所發展出來的幾何體
為基礎，把它們轉變為你所熟悉的
物體。

加成畫法

我們可以橫向、縱向或深度地擴展立方體，故立方體或其衍生的形體，即可沿著軸線和切線而連結、延長或擴張，而成為集中、線性、對稱或聚集的構圖。

此外也可延展立方體的底部為2-D的網格圖，藉以探索形狀和尺寸之間的關係。網格圖可包括點、線或形狀：點微妙地暗示位置；線代表直立線和水平線，用來調整各元件的間距；形狀則定出區域，強調的是空間，而非位置。

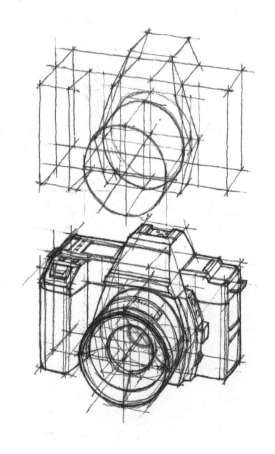

減成畫法

先畫出簡單、普通的形體,然後再選擇性地移除或削除某些部分,即可產生新的形體。在減成的過程中,可利用量體和空間之間的虛實(solid-void)關係,來畫出各部分的比例。這種減成的程序,和雕刻家在雕刻作品時所花的工夫是相同的,雕刻家即是先投射心理影像到石塊上,然後系統化地刻掉多餘的材料,直到影像顯現出來為止。

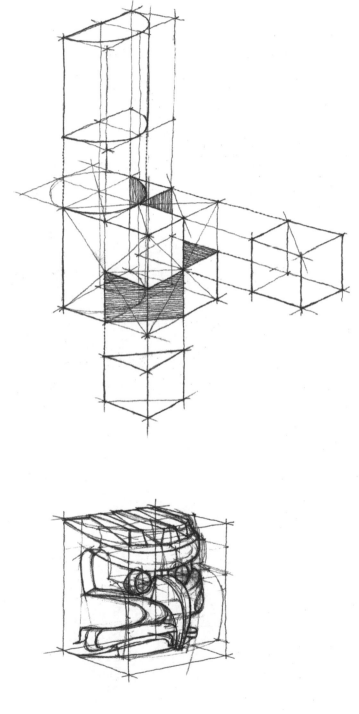

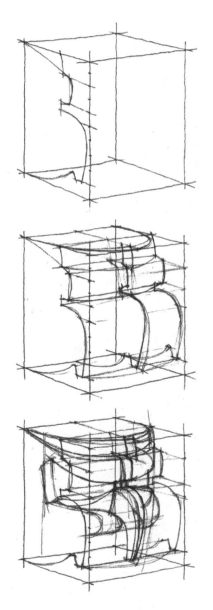

複合畫法

要畫形體的複合組織，用加成畫法或減成畫法均可。通常，最後完成的形體和空間構成，即是結構的成果，不管它是實質的、視覺認知的，或是概念性的。在尋找結構的過程中，我們必須在填滿或琢磨影像之前，先畫出組織架構。

畫複合體時，須牢記以下重點：

- 密切注意構圖中重疊的形體和負形的空間。
- 用線性符號來分隔重疊的形體。
- 附加整個形體的細部。
- 用散狀線條來表現彎曲形體的轉彎面。
- 用橫剖面輪廓線來發展複合形狀的形體。這些想像的切片可強化繪圖的3-D效果，並且展現出物體的體積。

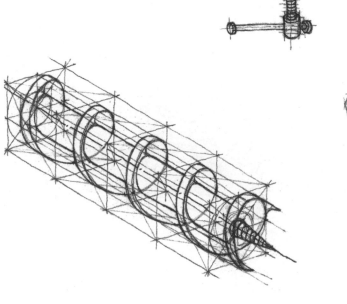

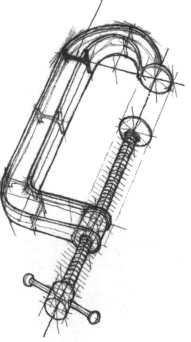

習作3.7

將立方體橫向、縱向或深度地延展，再將其中
幾個立方體改成椅子。

習作3.8

把立方體切成片狀，再把它們拼回原來的立方
體中不同的位置上，使立方體變成別的樣子。

習作3.9

挑個具有清楚幾何順序的小型手工具或廚房用
具，仔細地研究各零組件之間的幾何關係與比
例關係，再從兩個不同的觀點，用解析畫法來
畫出該物體。

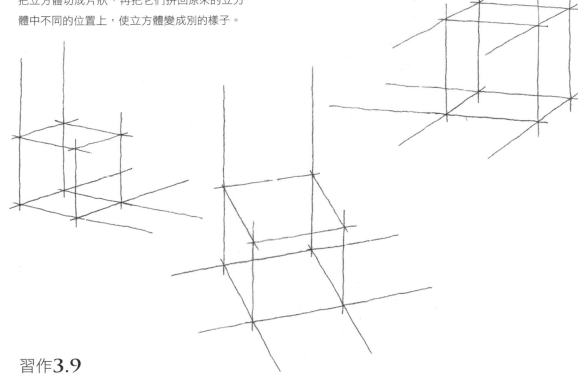

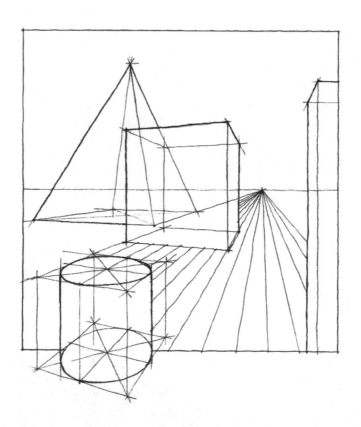

4

空間與景深
Space and Depth

我們居住在包含了物體和空間的3-D世界，物體占有空間，定
出空間邊界，形塑了空間；而空間則包圍我們眼前的物體，豐
富了我們對於物體的視覺感受。繪圖的基本挑戰即是在於，如
何在2-D的平面上，用線條、形狀和色調明度將空間中3-D的
物體畫出來。

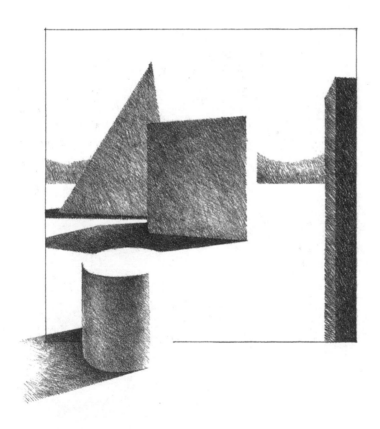

空間
Space

物體不只占據空間的容積，也在空間中和其他物體及和周遭環境之間產生關聯。就像圖形與背景在2-D平面上構成互補的整體，物體和空間也共同組成了3-D的實體環境。在環境設計中，我們可依據不同的比例來檢視和找到物體和空間之間的共生關係。

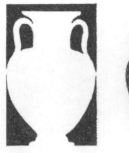
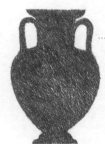

• 以物體比例尺來看，虛實關係存在於物體形體和包含此物體的空間容積之間。

• 以室內比例尺來看，虛實關係存在於牆面、天花板及地板包圍的空間和此空間中的物體之間。

• 以建築物比例尺來看，虛實關係存在於牆面、天花板及地板的構造和此構造所定義的空間形式及樣式之間。

• 以城市比例尺來看，不管建築物是否接連既有的建築物、形成其他建築物的背景、定義城市的空間，或代表空間中的物體，虛實關係均存在於建築物和該建築物所在的周邊環境之間。

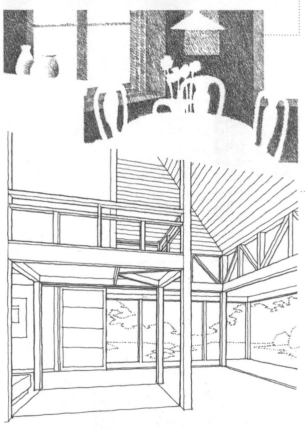

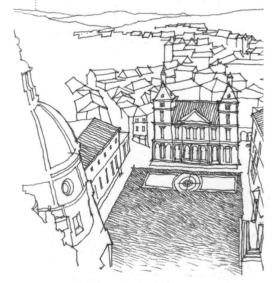

圖像空間
Pictorial Space

圖像空間是2-D的平面因各種畫法而產生空間或景深的假象。圖像空間可以是平的或深的，甚或是曖昧隱約的，但總括地來說都是假象。儘管如此，藉由線條、形狀、明度和紋理在圖面上的特殊配置，仍可促使視覺系統對於3-D的世界產生立體的認知。若能知道如何推定我們眼前3-D的形體和空間，就能利用這些資訊來畫出或平面或立體的影像。我們可以使影像往前靠近觀者，也可以使影像往後深深地退進繪圖的景深之中。如此，即可在2-D的表面上，塑造和強調物體與物體之間的3-D關係。

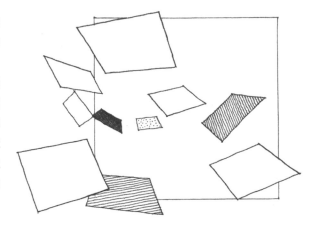

在《認知影像世界》（The Perception of the Visual World）中，心理學家詹姆士‧吉卜生（James J. Gibson）指出了十三種透視的變項。吉卜生使用透視這個詞，來描述各種不同的「感知轉移」，亦即認知連續表面景深的視覺印象。在這十三種透視變項中，有八種對於引發繪圖上空間和景深的錯覺特別有效：

- 連續外框線
- 尺寸透視
- 高低位置
- 線性透視
- 大氣透視
- 模糊透視
- 紋理透視
- 紋理或線距改變
- 明暗轉變

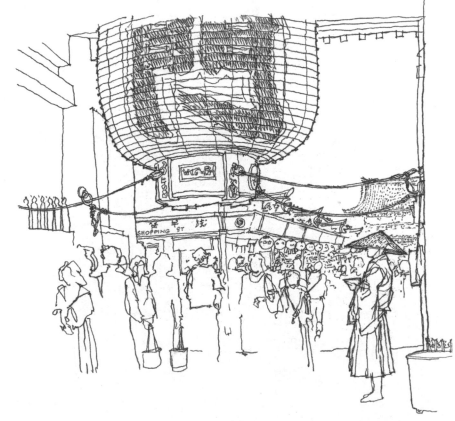

景深因子
Depth Cues

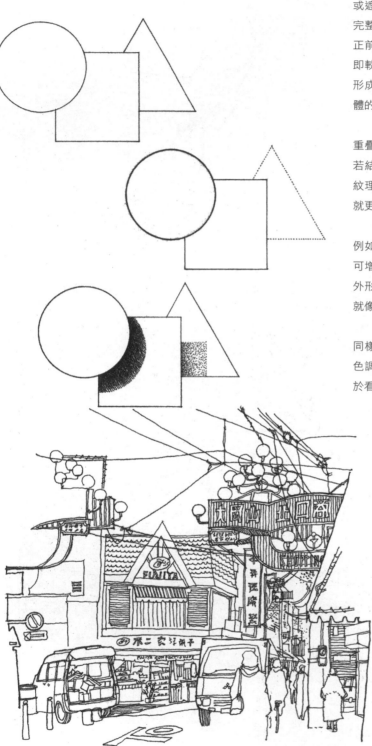

連續外框線

連續的物體外框線,能夠幫助我們辨認它和我們視域中其他物體之間的景深關係。具有連續外框線的形狀,會在視覺上干擾或遮蔽其後物體的外形;因此,任何擁有完整外框線的形狀,若出現在我們的視野正前方,並且遮住它背後形狀的部分時,即較容易被辨識出來。由於此視覺現象的形成,是因較近物體重疊或突出於較遠物體的前面,因此景深因子即為重疊。

重疊通常創造出的是較淺的間隔空間,但若結合其他的景深因子,例如大氣透視或紋理的變化,以及高低位置的差異,我們就更能感覺到其間的空間與景深。

例如,在純線條繪圖中改變線寬權重,即可增進重疊形狀的空間效果。較深較粗的外形線或輪廓線較容易顯得突出,看起來就像在較淡和較細的外框線前面。

同樣的,重疊的邊線上任何紋理的改變或色調明度的銳利反差,也都可使我們更易於看出兩個重疊形狀之間的空間。

尺寸透視

尺寸透視指的是物體的尺寸因距離的增加而
明顯縮小的景深因子。我們對尺寸變化的認
知，是基於尺寸或物體的恆常性，這種現象
會使我們將擁有相同色彩和紋理的物體都歸
類為同樣的尺寸。若已知兩物體具有相同尺
寸，但它們看起來尺寸卻不同，那麼，就表
示較大的那個比較小的那個離我們更近。

要以尺寸差異來判斷繪圖的比例尺和景深
時，須以已知尺寸的物體，例如人的手指，
或視域中具有類似尺寸的物體，例如窗子、
桌子或燈柱，來做為視覺判斷的基礎。

舉例來說，當我們觀察兩個人物時，我們會
自然地假定兩人身高相仿且身材比例相似。
那麼，在照片或繪圖中，若兩人有明顯的尺
寸差異，就可知其中較小的影像即是代表了
距離較遠的人。否則，恐怕兩人就是侏儒和
巨人了。

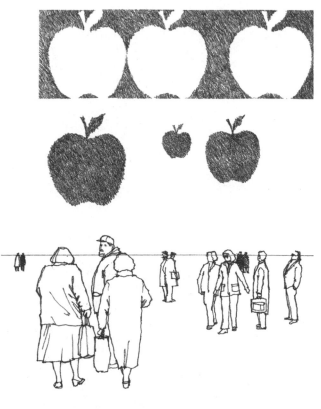

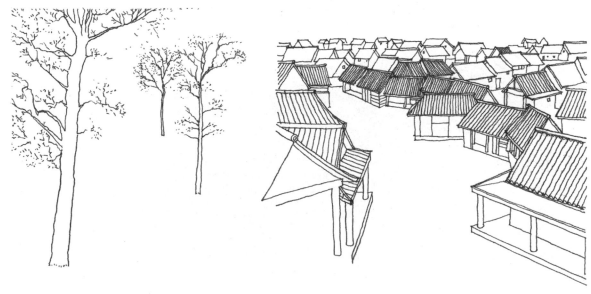

高低位置

物體在我們視域中的位置高低，能暗示它和我們之間的距離。人通常是往下看距離較近的物體，而往上看較遠的物體。

假設我們站在平地上，地平面（ground plane）向遠處退縮，看起來就像往上向地平線移動。因此，看下方腳邊的物體時，會以俯視的角度來看；而當物體向距離更遠的地方移動時，若要繼續追蹤物體，我們的視線就必須從視域中逐漸地往上升高。

因此，要在繪圖中畫出遠處的物體，就必須在構圖中升高它的位置。在畫面（picture plane）上物體的位置越高，表示它的距離越遠。如此，畫出高低位置不同的影像，再合併尺寸的差異和重疊，就能創造出生動的景深與空間感。

這種景深因子會自然地出現在線性透視中，人的視線越高，景深的圖像效果就能夠越清楚地被表現出來。但對於高於地平線的物體來說則是相反的，例如筆直飛向遠處的飛機和滿布空中的雲朵，看起來都像是往下向地平線掉的樣子。

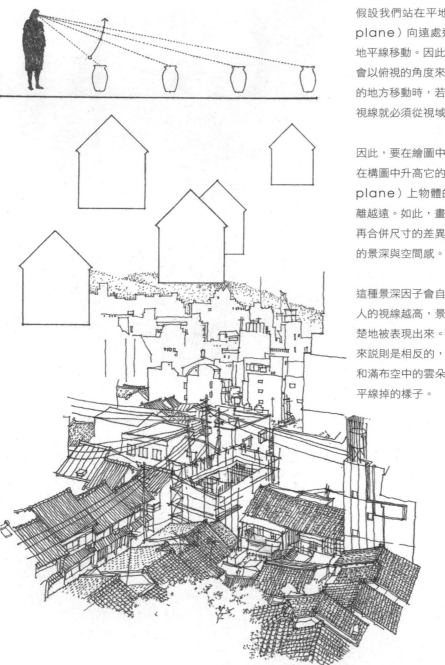

習作**4.1**

分析下面的這張照片，找出重疊的景
深因子，指出哪些物體較近而哪些較
遠。然後將描圖紙放在照片上，把你
找到的地方畫出來。

習作**4.2**

重複上述習作，但這次找出尺寸透視
的景深因子，指出哪些物體較近而哪
些較遠。

習作**4.3**

重複習作4.1，但這次找出高低位置
的景深因子，指出哪些物體較近而哪
些較遠。

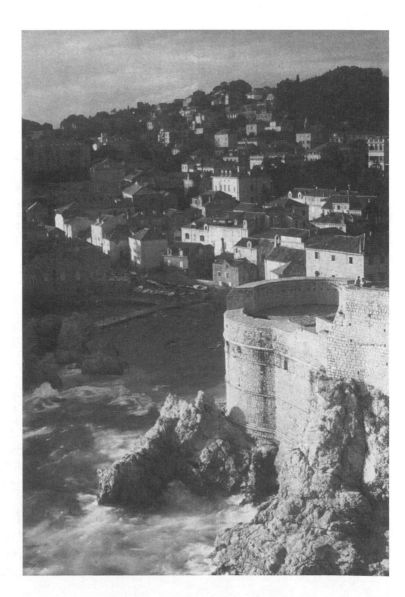

線性透視

線性透視指的是透視投影法衍生形成的繪圖系統。而線性透視的景深因子，即是它最主要的圖像特性，亦即所有平行線向遠處退縮時，明顯聚合於相同消點（vanishing point）的特性。

這種聚合的圖像效果，幾乎在所有的照片或透視圖中都可以看得到。其中當然也有我們熟悉的景象，例如常見的鐵軌，雙雙向地平線延伸時就會靠得越來越近。此外，其他像牆面、窗子、欄杆或人行道圖案等這些相互平行但聚合的線條，也都會在繪圖中引發強烈的景深感。

線性透視統合了尺寸和間距兩者逐漸縮小的現象，同時產生了紋理透視和尺寸透視兩項景深因子。事實上，在線性透視中，平行線的聚合也常有助於調整紋理透視和尺寸透視的圖像效果。

有關線性透視及其圖像效果的更詳細討論，參見第八章。

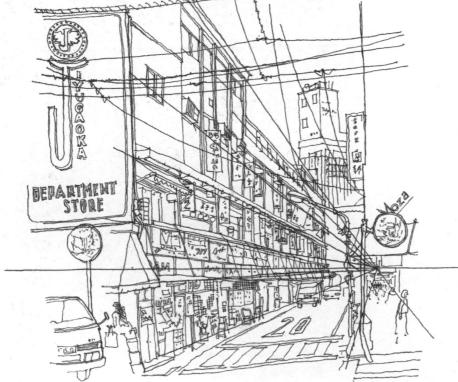

習作**4.4**

分析下面這張照片，找出平行線的聚合。再複印
這張照片，在上面覆蓋大描圖紙，然後畫出那些
在空間中相互平行，在線性透視上卻聚合的線
條。延長這些線條，直到它們在各自的消點匯集
為止。須注意，其中有兩組主要的平行線，各向
左及向右聚合。連接兩消點，畫出水平線，此即
觀者的視平線（horizon line）。

在這張照片中，可以找到多少重疊、尺寸透視和
高低位置等景深因子？

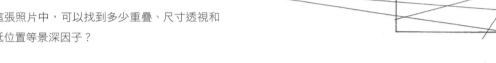

習作**4.5**

找扇窗，窗外風景能展現出空間中相互平行的線
條。你能觀察到多少組聚合的平行線？

在窗玻璃上貼上透明繪圖片，定焦在窗外風景的
某個點，保持頭部固定不動、視線平穩。用單眼
看，然後用筆在透明繪圖片上，畫出你所觀察到
的所有平行線組合。把這些平行線往前延伸出
去，看看每組平行線是否都聚合在相同消點上。

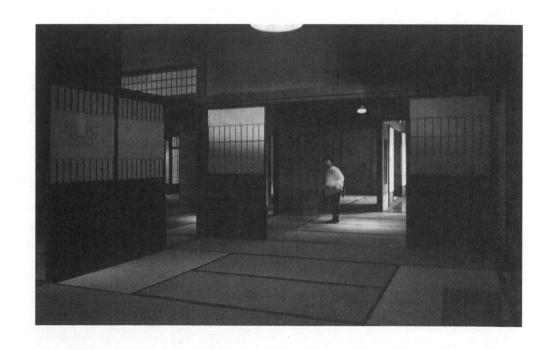

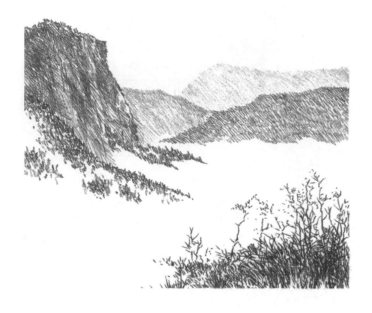

大氣透視

大氣透視指的是，隨著觀者的距離越來越遠，色相、明度和對比也變得越來越弱的現象。物體出現在觀者視域的前景時，通常會有飽合的色彩和犀利的明度對比；向遠處移動時，色彩則會變得較淡、較柔和，色調明度的對比也會較弱；若物體出現在背景，則變成灰色調和無色相的形狀。

這些色彩和清晰度的明顯改變，是因為觀者和物體之間大氣的灰塵粒子和污染的擴散質地所造成的，也就是因為這種霧靄而使得較遠形體的色彩和清晰度變得模糊不清。由於大氣透視是表現出物體和觀者之間距離和空氣品質的合成效果，因此也稱氤氳透視。切勿將大氣透視和依據空照的觀點而畫的線性透視圖混淆了。

大氣透視的畫法，即是畫出色彩和色調各種變化的表現法。

要把物體往後移：   要把物體往前挪：

- 淡化色彩。   • 飽和色彩。
- 亮化明度。   • 深化明度。
- 柔化對比。   • 銳化對比。

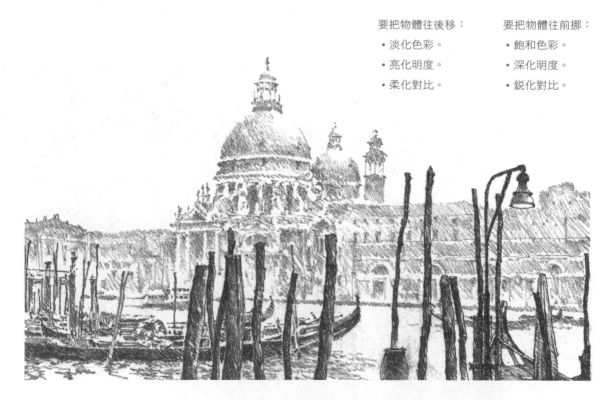

模糊透視

模糊透視是指除了眼睛能清楚看見的物體外，其他任何視平面上的物體均無明顯的形體或外框線。它反映出，近處的物體通常較為清晰，而遠處的外框線則會變得較為模糊。

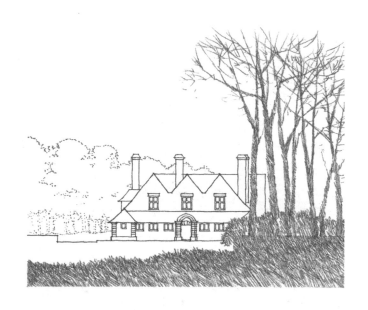

當我們聚焦在視域中的物體時，我們僅可在特定距離內，清晰地看見影像。在此景深之中，我們可以清楚看見物體的邊線、輪廓及細部；但在此範圍之外，物體的形狀與形體就變得較模糊不清了。這種視覺現象和大氣透視的圖像效果密切相關，也常與大氣透視合併使用。

要識讀繪圖中所應用的模糊透視，最重要的即是在於，要能辨識前景元件的銳利邊線與輪廓線和背景的模糊形狀之間的對比。模糊透視的圖像效果是，較遠物體的邊線和輪廓線會減少及暈散。因此，可用較淡或斷續、點狀的線條，來描繪焦距外形體的輪廓線與形狀的邊線。

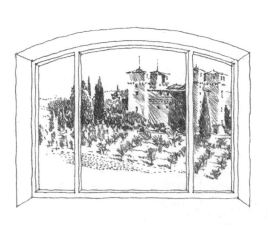

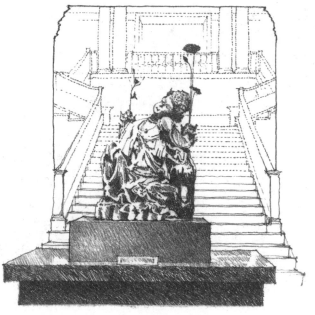

紋理透視

紋理透視指的是物體向遠處退縮時，表面的紋理密度逐漸增加的視覺現象。在後縮的表面上所出現的紋理起伏，是由於組成表面紋理的元件在尺寸和間距上的連續縮小而形成的視覺效果。

舉例來說，當我們近看磚牆時，可分辨出每塊磚塊，也能看出磚塊與磚塊之間連結的灰泥厚度；但當牆面在透視中後退時，磚塊在尺寸上會慢慢變小，而連結的灰泥則逐漸變得單純地像線條。牆面若繼續往後退縮，磚塊表面則會變得更緊密，色調明度也會變成更少。

描繪紋理透視的畫法，指的是用來畫出表面紋理或圖案的圖形元件，不管是色調明度的點、線或形狀，均會逐漸地縮小尺寸、比例和間距。可先決定在前景中用來表示紋理的單位，然後描繪中景的紋理圖案，最後再畫出背景的色調明度。色調明度的漸次變化應盡量流暢自然，同時應避免最後形成的色調明度和大氣透視的原則相牴觸。

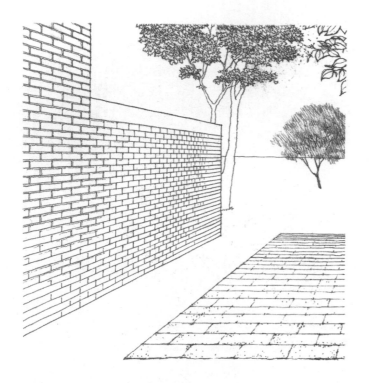

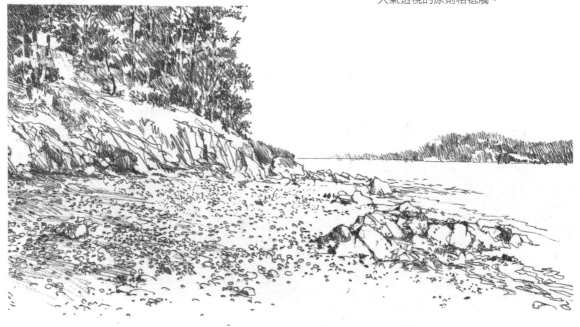

習作4.6

畫下面照片的視圖。用大氣透視來傳達景深感，畫出人從前景的通道移動到中景的過道，最後再到背景的空間。

習作4.7

再畫照片的視圖，但這次聚焦在中景，用模糊透視來引發景深感。

習作4.8

分析這張照片，找出紋理透視的效果。是否也能找到尺寸透視及重疊的景深因子？再畫照片的視圖，用這些景深因子來表現繪圖所要創造的空間和景深的錯覺。

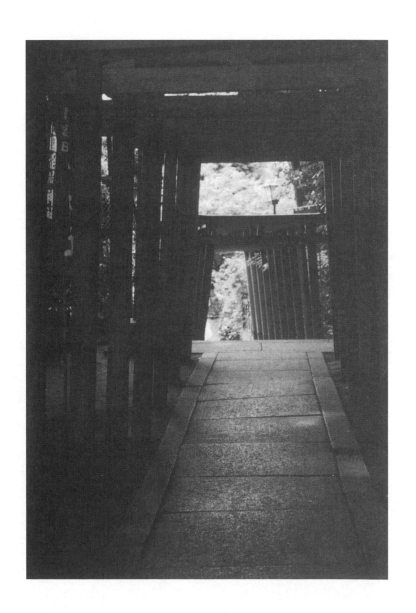

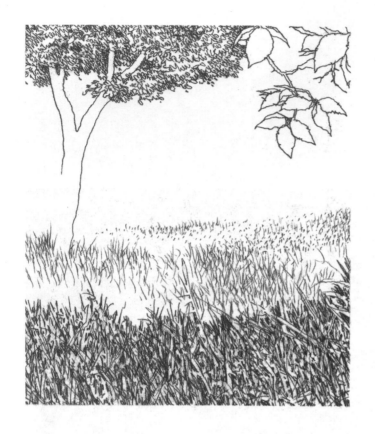

紋理或線距改變

紋理或線距的可見改變，能傳達出前景和背景間的空間間隔。而改變幅度的大小，則視存在於較近的表面或物體和較遠的物體之間的實際距離而定。

舉例來說，離我們較近的樹木，每個葉片都很清楚，但較遠的樹木簇葉看起來則像葉子的紋理聚集。因此，要表現遠距離的樹木，只要用色調明度的團塊來呈現即可。葉子比例尺、紋理和間距的突然改變，均可暗示景深的顯著間隔。

任何紋理的改變，都與紋理透視有關。舉例來說，將向後伸展的布料對摺，那麼本來漸次增加的紋理密度即會產生突然的改變：前景的較大花紋，會重疊排列在較小的背景花紋上。

同樣的，任何線性間距的改變則都和尺寸透視相關。等距物體的邊線之間的間隔，在向遠處退卻時會逐漸地縮小；而間隔的任何突然改變，則會使前景元件和背景元件之間的距離產生躍進的效果。

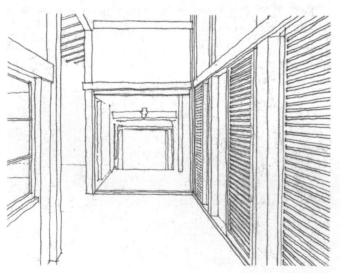

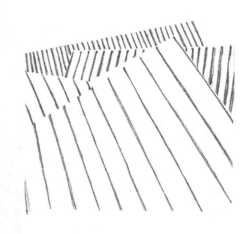

明暗轉變

任何亮度的突然改變，都會清楚地顯示出
空間邊線或輪廓線和背景之間，被某個中
介空間居中隔開了。這種景深因子，能夠
暗示在繪圖中重疊形狀的存在，以及對比
色調明度的使用。

任何色調對比的線條均為強有力的景深因
子，能夠加強重疊的感覺和大氣透視的圖
像效果。在重疊形狀之間的空間間隔越
大，明暗色調之間的對比就越犀利。當色
調明度的突然改變指出角落的輪廓或空間
的邊時，亮度的漸次轉變則促進了我們對
於曲和圓的認知。

形體3-D的立體表現法，是仰賴清晰的色調
明度階層，來說明亮部面、暗部面和陰影
面，並呈現三者的差異。而最後形成的亮
度變化，則可增強多視圖、平行線立體圖
和透視圖中的景深假象。有關這些繪圖系
統中構成建築暗部與陰影的更詳細內容，
參見第六、七、八章各節。

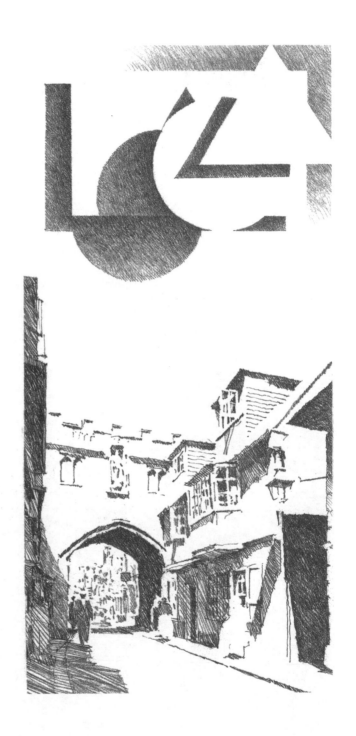

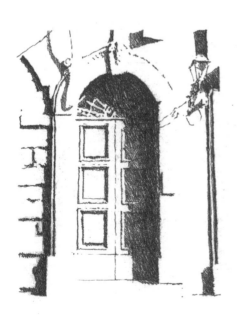

習作**4.9**

觀察下面照片中紋理在何處發生變化，然後應用這個景深因子，例如牆面向遠處退縮的效果，來畫出景深感。

習作**4.10**

再畫照片的視圖，這次則故意忽略形體的色彩和紋理，而只記錄暗部和陰影的形狀和明度。透過強調亮度或色調明度改變之處的對比線條，而將重疊形體的空間邊連結起來。

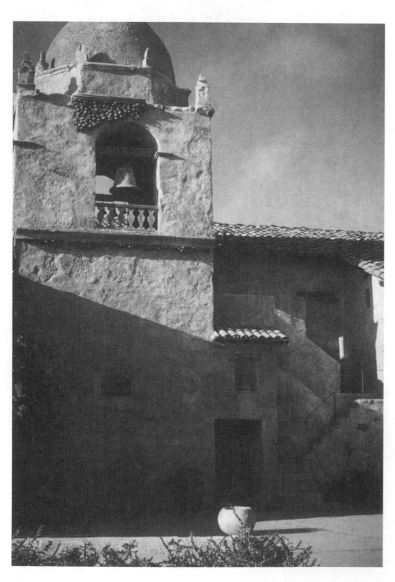

繪圖程序
Building A Drawing

每件繪圖均是與時並進的,何時開始、如何進展及何時結束,均是繪圖程序的重要關鍵。無論採用觀察繪圖法或想像繪圖法,都應努力使繪圖具有連貫性。

要掌握繪圖的連貫性,應以系統化的方式,踏實地逐步建立繪圖。在繪圖流程中,每次的連續重複或循環,都應先解析主要部分間的關係,再分解各部分間的關係,最後,再次調整主要部分間的關係。

若拖拖拉拉地畫任何連續的部分,很容易會造成構圖中各部分和其他部分之間關係的扭曲。因此,要維持影像的統整、平穩及聚焦,就須讓整個圖面在任何完成階段均維持恆常的協調穩定性。

以下程序定出了觀看和繪圖的方式,包括三個階段:

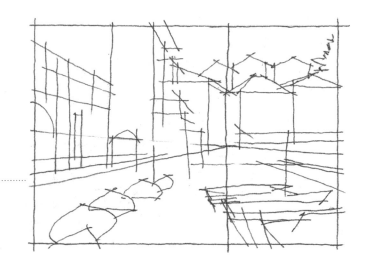

- 取景和建立結構。

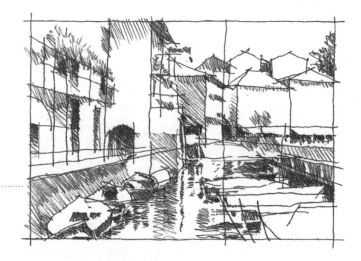

- 創造色調明度和紋理。

- 添加重要細部。

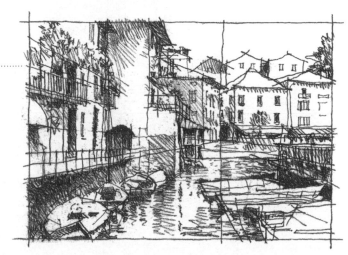

取景
Composing A View

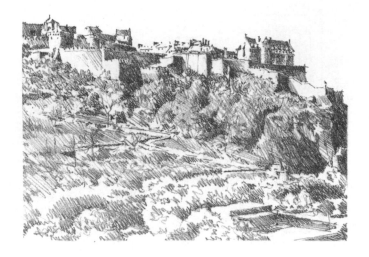

通常我們會從眼前的景觀中選取自己感興趣的物象,而由於認知各有不同,因此所畫的圖也應是有選擇性的。換句話說,如何框圖和取景,以及選用何種繪圖技法來強調什麼重點,都會告訴他者,該景觀吸引我們注意的是什麼,而我們聚焦在什麼視覺質素上。如此,繪圖自然能夠以最少的方法來傳達出我們的認知。

取景時,須將自己定位在空間中的某個定點上,然後決定如何框取內容。要傳達出觀者是處在空間中、而非站在外圍往裡面看的感覺,就必須建立三個圖像區域:亦即前景、中景和背景。這三個區域的比重不應對等;其中應有特別明顯重要的區域,使繪圖的圖像空間更為顯著。

在描繪物體或景觀中特定的樣貌時,採取較近的觀點也許是必要的,如此,繪圖的尺寸就能調和色調明度、紋理和光線的表現。

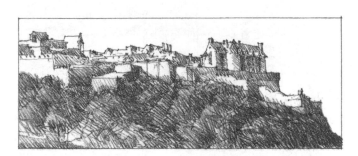

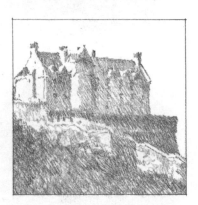

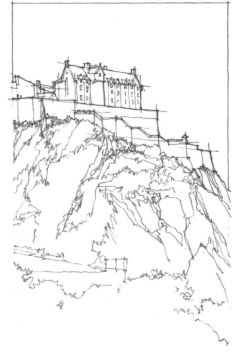

習作4.11

用幾種不同的方式，來框取下面照片中的景象。取景框的形狀和方位，以及框內元件的位置，要能互相作用以影響繪圖中的圖像空間和組成。試比較直式或肖像式格式的空間效果，與橫式或風景式配置的空間效果。若採正方形格式，會如何改變這些空間效果？

習作4.12

再用幾種不同的方式，從下面的照片中擷取視圖。試比較廣角或遠距的視圖，與聚焦特定樣貌或特徵的特寫視圖。

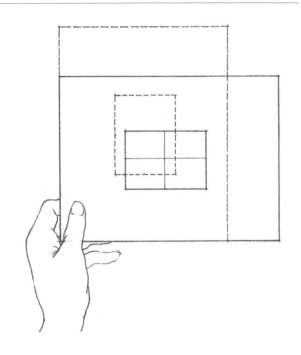

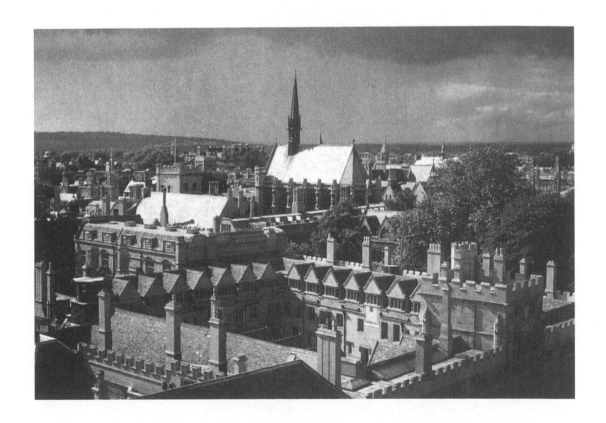

建立結構
Establishing Structure

若沒有具聚合力的結構來凝聚繪圖，繪圖的構圖效果就會崩解於無形。但只要視圖的構圖被建立了，我們就可應用解析畫法來畫出其結構性的框架。首先可畫出調整線，來檢查和調校主要元件的位置、形狀和比例。畫出這幾條線後，即可形成暫時性的骨架，來掌握和指引接續的觀察。接著即可在骨架上畫出更多的認知，而此時骨架也會因此對應調整。這種結構可釐清圖像的關係，也可做為其後繪圖的準備底圖，因此務必讓它維持清晰可見的狀態。

通常在較小的物體上，幾乎看不出向度的縮減；因此相對於視覺實體，眼睛會將直線都視為相互平行且垂直於地平面的線條。所以畫小比例尺的物體時，要保留直立邊線的直立性。

而畫外圍環境時，例如開放空間或室內空間，則是從空間中某定點來觀看，因此，就須用線性透視來調整結構。這裡我們主要關心的是線性透視的圖像效果，亦即平行線的退縮和聚合。心會轉譯眼前所見的物象，並基於我們對物體所知的樣貌而呈現出客觀的實體；但在畫透視圖時，我們則是試圖表現出視覺實體的視覺樣貌。這兩者常常是拉鋸的，但多半由心勝出。

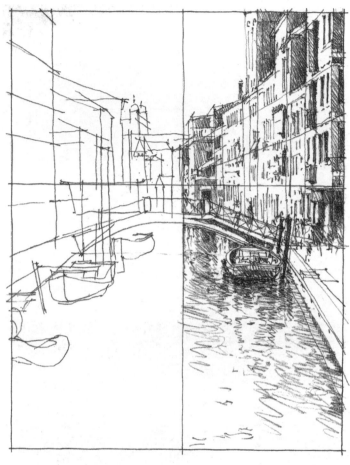

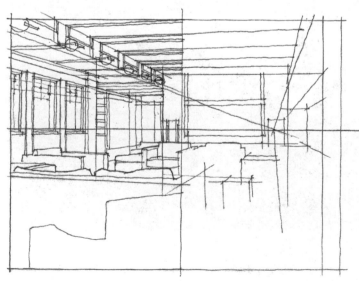

首先畫出面對你的直立面形狀。此平面可以是室內的牆面、建築的正面外觀，也可以是由某兩個直立元件所限定出來的隱含平面，例如兩座建築物中間的角落。應用第二章描述的觀測法，確保此平面的形狀具有適當的比例。

接著，將視線的高度定在此平面的相對位置上。然後定焦在特定的點上，通過該點而畫出水平線或視平線。如此，高於視線高度的水平元件會朝視平線向下傾斜，而低於視線高度的水平元件則在退縮時向上升起。在前景、中景和背景中畫出人物，來建立高低的比例尺。

用觀測法來估測水平邊線的斜線，它們會通過直立面上的點並向遠處退縮。將這些線條實際畫出來往前延伸，然後找出它們的消點。如果這些消點位在圖紙外，那麼就畫出退縮面的前後直立邊，然後估量前面的直立邊在視平線上方的比例和在視平線下方的比例。再以相同的比例，重畫後側的直立邊。用這些已建立好的點，來畫出透視上的斜線。這些向後退縮的線條，均可和視平線同時當做視覺的導線，來指出聚合於相同消點上的所有其他線條。

為了確保退縮平面的正確縮減比例，須能夠將它們的狀態壓平為2-D的平面形狀，然後正確地判斷它們的寬度和深度間的相對比例。

務必連續地畫這些調整線，而畫出繪圖的空間框架。畫時，要將每個部分適當地對照透視配置上的其他部分。回想下面的景深因子，會有助於調整你所透視的形狀：

• 重疊。
• 尺寸透視。
• 高低位置。

有關透視圖的更詳細討論，以及聚合和縮減的圖像效果，參見第八章。

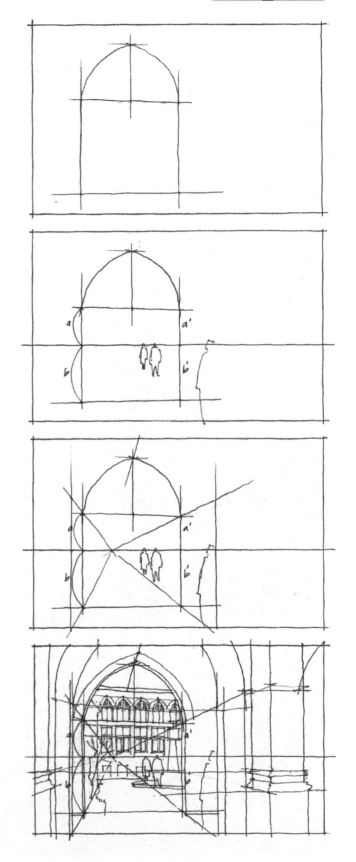

習作**4.13**

用解析畫法的程序，來建立下面照片中
視圖的基礎結構，但勿加深色調明度或
細部。畫更長的繪圖之前，先試畫幾組
的五分鐘速寫。

習作**4.14**

找個外部或內部的空間，要能展示清楚
的幾何結構以及線性透視中平行線的聚
合效果。用解析畫法的程序，來建立視
圖的基礎結構，但勿加深色調明度或添
加細部。畫更長的繪圖之前，先試畫幾
組的五分鐘速寫。

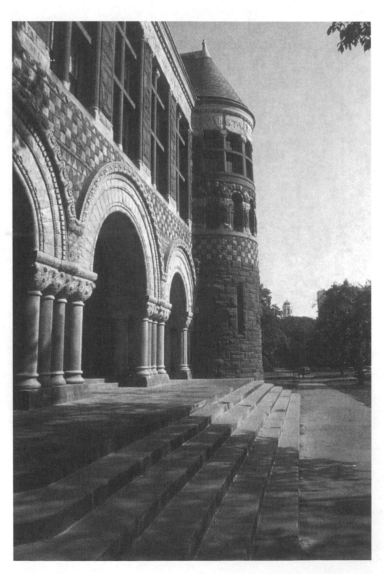

比例尺
Scale

比例尺指的是明顯的尺寸,也就是某個東西和其他東西相比後看起來多大或多小的尺寸。因此,若要測知比例尺,必須以已知尺寸的東西來做為參照。

視覺比例尺

視覺比例尺指的是某個東西被測量時,相對周圍的其他東西而呈現出來的多大或多小。因此,物體的比例尺,常是我們基於鄰近或周邊元件的相關尺寸或已知尺寸,而做出來的判斷。舉例來説,室內的桌子是合於室內比例尺,或是超出室內比例尺,端視空間的相對尺寸與比例而定。在繪圖上,藉由巧妙地處理某個元件與其他元件的相對比例尺,就能強調或降低它的重要性。

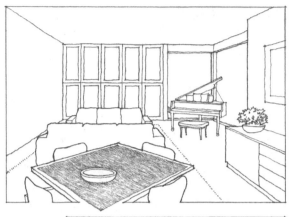

依據繪圖的比例尺不同,我們認為至關重大或微不足道的判斷,即影響我們量測的量度和要求的精準度。物體的整體比率很重要,而它相對於周圍其他物體的比例尺也很重要。但我們要求的精準度,確實要看我們是否能夠認知到其中的差異而定。這些差異很重要嗎?它們是可見的嗎?

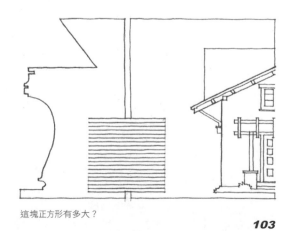

此處所討論的是相對的向度,而非絕對的公尺、英尺或英寸。因此,若某物是三又卅二分之廿九英寸粗,此向度或許並不如它是否被認為是細的那麼重要。而我們是否認為它是細的,則看我們對照什麼東西來測量而定。換句話説,如果它是細的,那麼必有其他什麼是粗的。而如果有什麼東西是短的,那麼我們必定是對照什麼長的東西來量測的。

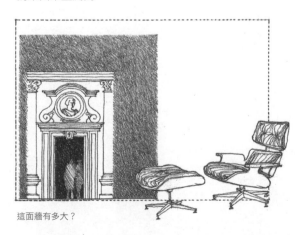

這面牆有多大?

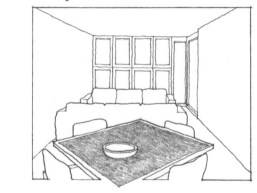

這塊正方形有多大?

人體比例尺
Human Scale

人體比例尺指的是我們對於某個東西多大或多小的感覺。如果某個室內空間的向度或其中元件的尺寸使我們覺得渺小，就可說是缺少人體比例尺；相反的，如果空間並不使我們覺得矮小，或者這些元件相當符合我們對於接近、清晰或移動的向度要求，那麼就可說是符合人體比例尺。

在觀看或繪圖時，我們常用人體比例尺，來幫助我們理解其他東西多大或多小。這種比較是基於我們對於自已的身體向度具有的某種熟悉度，而使我們得以相對地感覺到自己的大或小，或者被測量物件的大或小。其他常用的器具也可當做比例尺，它們的尺寸也是依據我們的向度而決定的，例如椅子和桌子。

人體可提供尺寸與比例尺的感覺，家具的安排則可定出使用的區域。因此，記錄景象或發展設計創意時，最好能夠採用人物和家飾都能被涵蓋在內的比例尺。有關人物畫法的更多資訊，參見第11章。

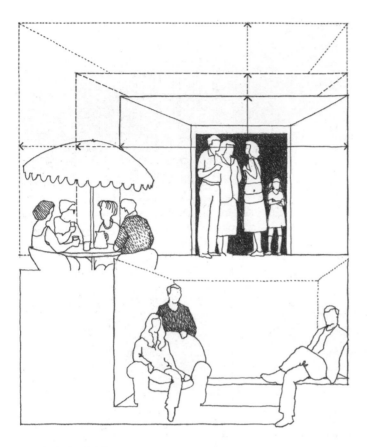

在線性透視上，若人物是在你站立的相同水平面上站立或行走，那麼這些人物的頭部，看起來都會大約是在你眼睛的高度。

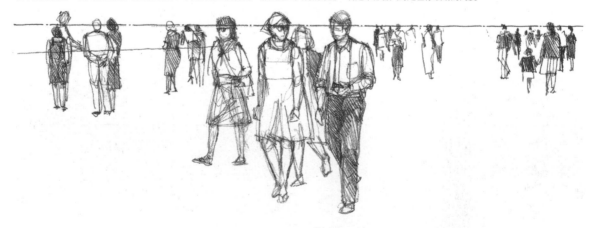

習作**4.15**

畫幾個立方體,然後在旁邊畫不同尺寸的人物,來改變這些立方體的相對比例尺。再將各個立方體轉變為任何合於人體比例尺的東西,例如椅子、房間或建築物。

習作**4.16**

去兩個被許多人物占據的公共空間,兩者各有較小的比例尺和極大的比例尺。在各別空間中畫人物,注意他們在空間中的相對高度和位置。用這些人物為測量器具,來建立各個空間的結構與比例尺。除了尺寸和比例外,還有什麼其他屬性有助於理解各別空間的比例尺?

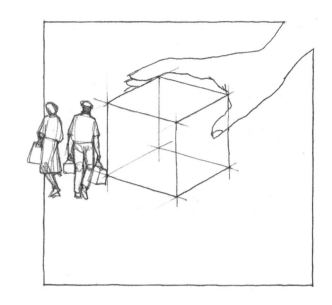

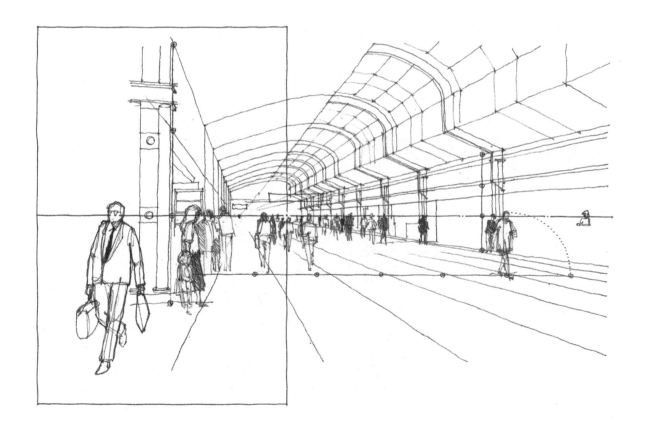

疊畫色調明度
Layering Tonal Values

建立繪圖結構時，可先創造出線條框架，再於其上加深色調明度，來表現視圖中的亮部和暗部區域，界定空間中的面，塑造形體，描繪表面色彩與紋理，並傳達景深。

畫時應從亮部到暗部地，對映及層層堆疊色調的明暗形狀於先前的明度上。如此，若某個區域顯得過於明亮，隨時都可使它變暗；但若某個區域已被畫得過於晦暗而變得混濁時，就難以修正了。繪圖的清爽和活力，是很脆弱易失的。

渲染色調明度時，應謹記以下的景深因子：

• 大氣透視。
• 紋理透視。
• 模糊透視。

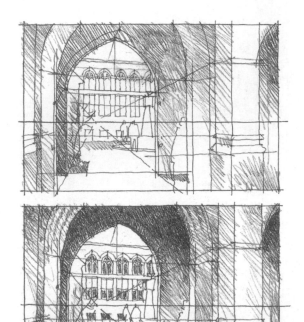

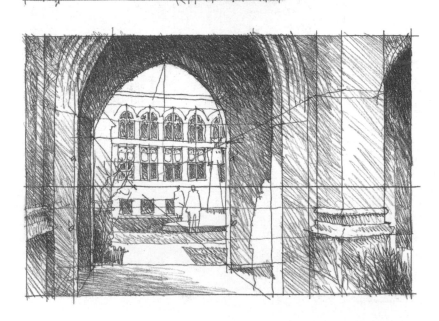

習作4.17

用習作4.13和4.14概括的程序，建立下面照片中視圖的基礎結構。再在此框架上，加深色調明度來定出空間中的面，塑造形體，同時傳達出景深感。細心留意形狀、圖案和色調明度階層。先在大區域內畫出相似的明度，再在這些區域上疊畫出較暗的色調。約以五分鐘來構圖，再以另五分鐘來疊畫色調明度。

習作4.18

找個適合的開放空間或內部空間，用觀景器來構圖，重複上述習作。畫更長的繪圖之前，先練習多畫幾組十分鐘的結構與明度的速寫。

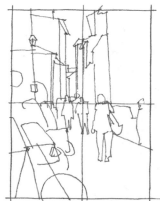

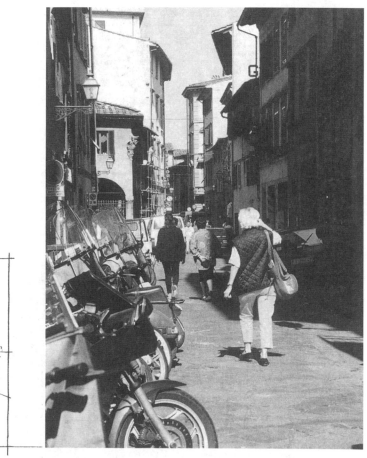

添加細部
Adding Details

完成繪圖的最後步驟,即是添加那些可幫助我們辨識物體或景象各個元件的細部。透過這些細部,我們即可感覺並傳達某個主題的內在質素,以及某個地方的獨特性。繪圖中較小的部分和細部,應以能夠深層地解釋繪圖全貌的方式來添加進去。

細部必須加在已具結構的圖案內,才有意義。因結構已為特定區域或形貌提供了外在框架,因此我們得以更精細、更詳盡地繼續著墨。同時,繪圖需要和極少細部或毫無細部的區域來做對照。相對地,那些具有細部的區域也就自然地顯得更為突出。

細部的添加,記得要有選擇性。繪圖毋需如照片寫實般的鉅細靡遺,畢竟繪圖要涵蓋所有細部是不可能的。為了傳達形體和空間的特殊素質,因此些許編輯是必要的,而這通常即意味著必須忍受某種未完成度。已完成影像的未完成性,即是邀請觀者參與來共同完成的部分。甚至,我們對於視覺實體的認知也通常是不完整的,要由觀看時應用的知識,以及當下的需要和關注,來加以編輯完成。

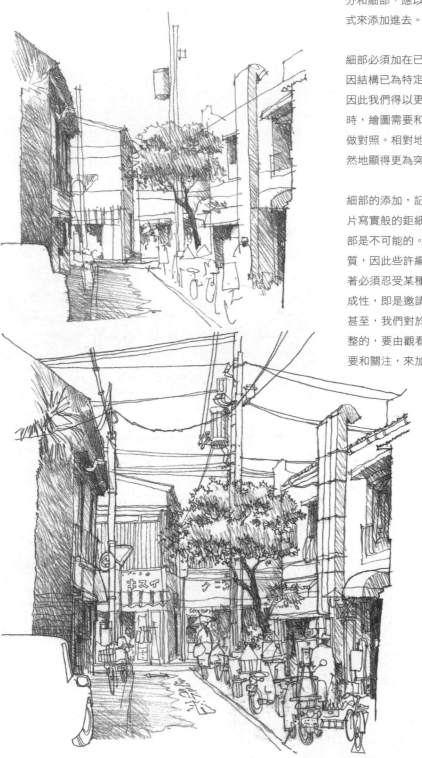

習作**4.19**

依據習作4.13和習作4.17中被概括的
繪圖程序，畫出下面照片中視圖的基
礎結構和明暗模式。為此，添加那些
幫助辨識和釐清前景中物體的細部。
視情況需要來加深色調明度，強調出
空間的邊線和傳達出空間的景深。以
大約十分鐘的時間來建立結構及渲染
色調明度，再以另外的五分鐘來添加
重要的細部。

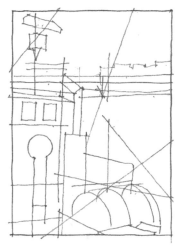

習作**4.20**

找個適合的開放空間或內部空間，用
觀景器來構圖，並且藉由建立結構、
疊畫色調明度以及添加細部，來完成
繪圖。畫較長的繪圖之前，先練習多
畫幾組十五分鐘的速寫。

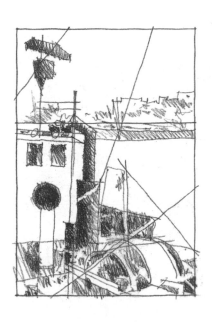

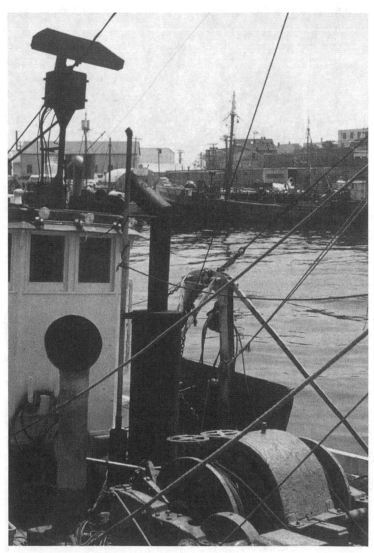

實景測繪法
Drawing on Location

在本章節中,需要用照片來做繪圖的圖例和
習作,而依據照片來繪圖,和實景繪圖,亦
即透過直接觀察來繪圖,顯然是相當不同
的。相機會把擷取到的3-D環境資訊壓平,
再顯像在2-D的軟片或感應器上。依據鏡頭
的長短和攝入光線的多寡,相機會把光學數
據轉換成相機可讀取的2-D序列。呈現在
2-D的平面媒材上時,無論是紙張、電腦螢
幕或投影屏幕,那些因透視而縮短的形狀、
線條行進的方向,以及其他圖像上的對應關
係等,都會變得更易於辨識。因此,儘管照
照片繪圖有益於教學活動,我們仍應了解實
景繪圖恐怕是更為困難的。

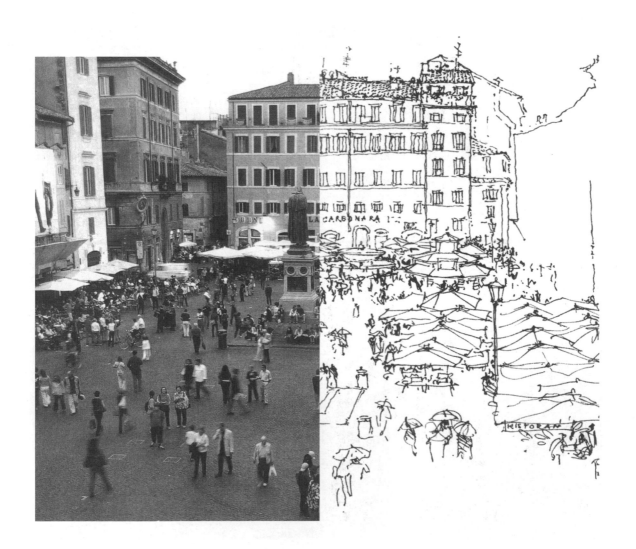

依據直接觀察來繪圖時,當我們意圖將某個景象描繪在2-D的圖面上,我們是仰賴視覺系統來解讀眼睛所接收到的3-D資訊。然而於此同時,對於內心無視的資訊,我們卻也是視而不見的。我們習於去看那些預期可見的資訊,而在此看過程中,卻略過那些同樣重要或甚至更為重要的資訊。我們往往容易注意到那些我們感興趣的東西,卻忽略其他的;或許能夠認知到個別的元素,但卻不管它們彼此之間的相互關係。

更重要的是,在畫透視圖時,我們對於某物的了解,即其客觀尺寸、形狀和比例,和它在實景中的呈現方式,即其光學成像,通常是對立的,往往會導致我們在兩者中間妥協。最後畫出的可能並不是雙眼看見的,而是心眼中已存在的影像。該視覺印象的產生是為了解決客觀實體和視覺實體間的衝突,卻使我們因而扭曲了透視法上聚合、縮短和縮小的效果。要確實看出透視影像,恐怕得暫時不去定義和點名繪圖中的主題事物,以認知眼前的純粹視覺氛圍。有關透視圖的圖像效果,參見第228-231頁。

雖有上述這些難題,但反覆不斷的練習現場描摹仍是有相當助益的。繪圖的本質是內省的,需要沉靜專注、自然而然地反映出從觀察中獲得的印象,此程序涉及眼和心的作用,著眼於此時此刻,並且創作出稍後仍能回憶的生動視覺記憶。

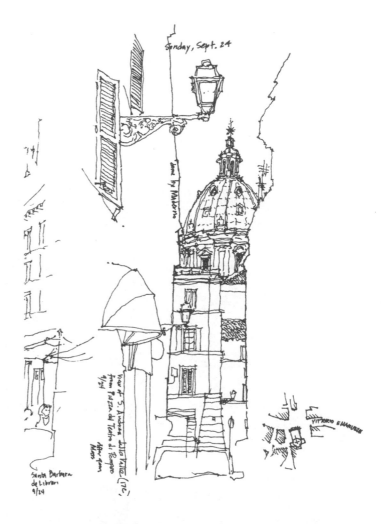

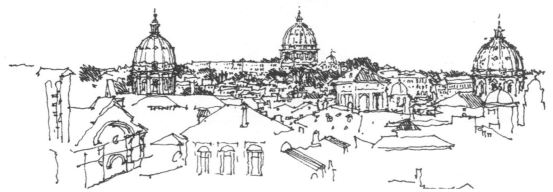

個別法
Personal Approaches

在第100-109頁所述之繪圖流程中，包括取景構圖、疊色來說明光線、紋理和物質的特性，以及添加重要的細部等，均是按部就班地學習繪圖技法時需要養成的扎實基本工夫。然而實際上，觀察繪圖法還有許多其他方法。

繪圖常見的問題是：在勘景和取景時，該從何處著手？而答案則取決於繪圖者如何表現他眼前的主題物質，並沒有任何所謂的正確方式。可以從景觀中的顯著直立邊線或直立面開始，也可以從空間的橫切面開始，例如俯視街道時所看到的景象。可以先畫某個特殊的輪廓線，例如過道的路線、相連的屋頂線，或是天空的外形線等；也可以先畫某個特殊的形狀，再從內而外地延伸，或相反地從外緣往內畫起。但不管從何處下筆，第二步幾乎都是接著畫出視平線和景象中的人體比例尺。最重要的是，在整個繪圖流程中，亦即從結構到色調和細部的整個動態過程，我們都應不斷地檢視點、線和面之間的2-D圖像關係。

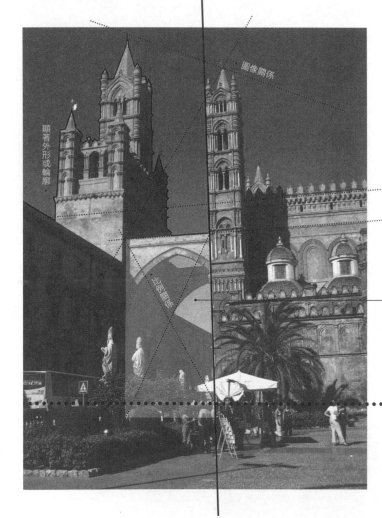

主要直立邊線

圖像關係

顯著外形或輪廓

比例關係

主要直立面

視平線

個別性
Personal Signatures

實景繪圖是極富個人風格的，它仍屬於徒
手繪圖的範疇。數位工具和技術至今仍未
能提供相同程度的輕便和便利性，尤其無
法讓人感受到筆在素描本或筆記本紙張上
描畫的感覺。徒手完成繪圖時，繪圖就會
自然地呈現出作者的個性和觀點。就如同
手寫字具有的獨特性和可辨識性，速寫也
是如此，不單呈現出我們描畫線條、創造

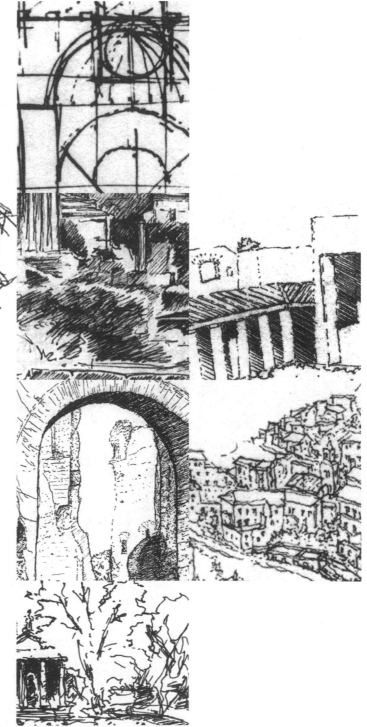

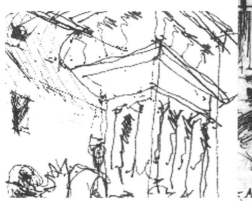

色調和捕捉景致上的筆觸，也揭露了我們
的觀看方式、關注焦點，以及選擇強調的
特定內容。

即使我們兩人肩並肩地站著、面對大致相
同的方向，並且擷取相同的視覺氛圍，我
們也可能並未看見相同的東西。我們個別
看見什麼，端賴我們如何表現及轉譯面前
的視覺資料。就如同我們的認知往往受限
於我們附加於觀看流程中的資訊，繪圖同
樣也是基於我們的理解和認知。就像人與
人之間的對話難以預見結果，我們也無法
準確地掌握繪圖流程會導引我們到何處
去。即使在開始繪圖時心中已有標的，速
寫本身仍會活生生地躍然紙上，故而我們
應持開放態度，讓各種可能的影像自由浮
現出來。

應用觀察繪圖法，我們無須受限於旅遊明信片上的制式透視景象，雖然用它來複製確實是最迷人的。

繪圖不單單只是用來記錄我們面前的光學影像而已，還能幫助我們獲得表面的理解、內心深處真相的探索，也許甚至還包括了精神的啟發。繪圖刺激了心，使那些在鏡頭下無所遁形但在裸眼中卻視而不見的東西，變得清晰可見。可以在心眼中想像拆除舊房子的情景，進而更了解它的各個部件，以及這些部件之間在設計上如何連結和安排，在建造時又如何組裝起來。透過繪圖程序，我們可以破解和釐清2-D的平面圖及剖面關係，以及3-D的建築容積性質。我們也可以繪製分析圖表，來描述動線的分布、解釋某個美好空間的容積比例，以及圖示某個漂亮城市環境的虛實型態。甚至還可以描繪最先吸引我們注意的氣味、聲音，或觸覺質感。

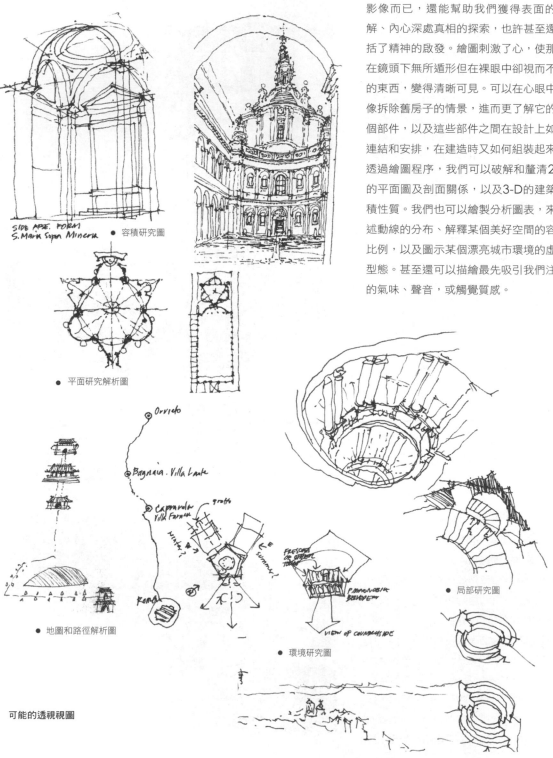

SIDE APSE. FORM
S. Mark Sopm Minerva ● 容積研究圖

● 平面研究解析圖

● 地圖和路徑解析圖

● 環境研究圖

● 局部研究圖

可能的透視視圖

如此，我們就能利用繪圖程序在紙上進行
透析與理解，而這樣的思考模式是需要筆
腦並用的。總結來說，觀察繪圖法，以及
因之產生的視覺思考，確為其後的設計作
業，包括由設計圖語組成的繪圖系統（第
二部分：繪圖系統），以及在設計過程中
採用的繪圖技法（第三部分：想像繪圖
法）等等，奠定了穩固的基礎。

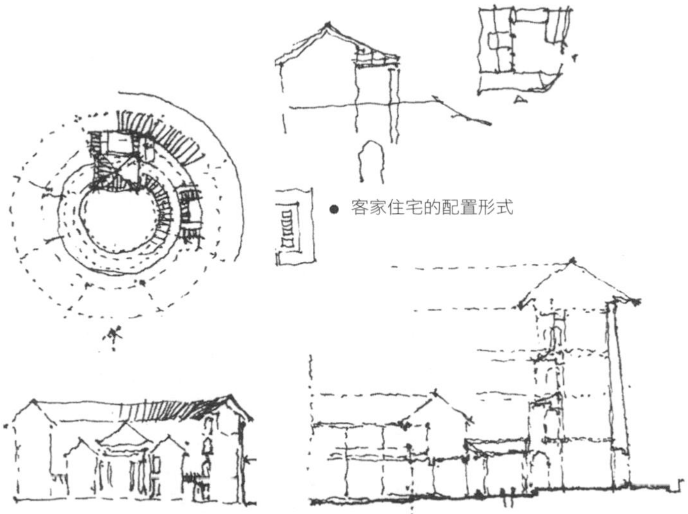

● 客家住宅的配置形式

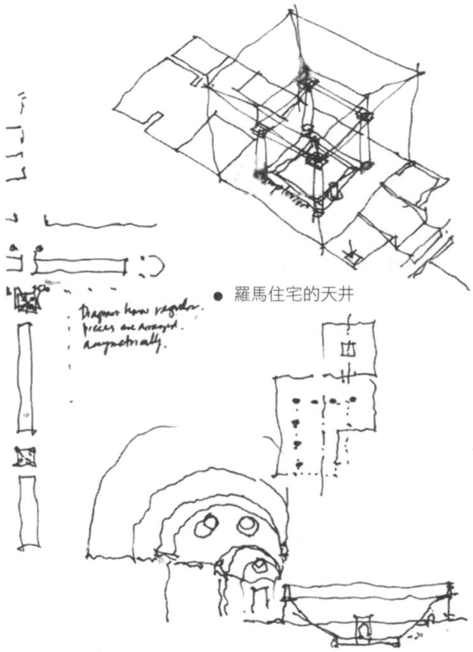

● 羅馬住宅的天井

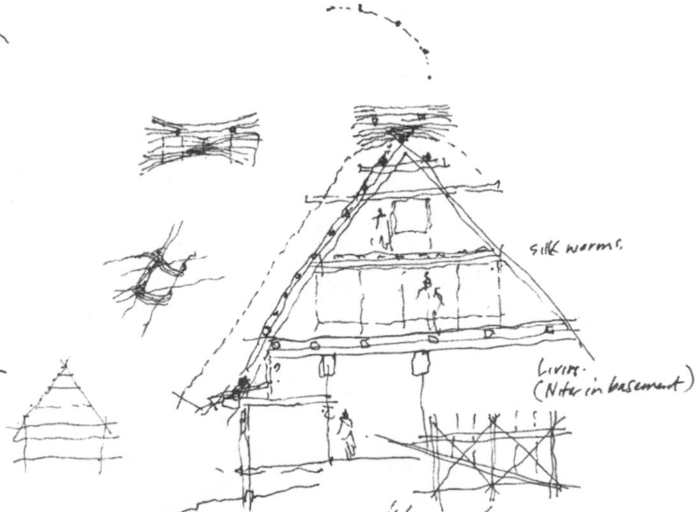

過去成品的研究為未來作品的基石

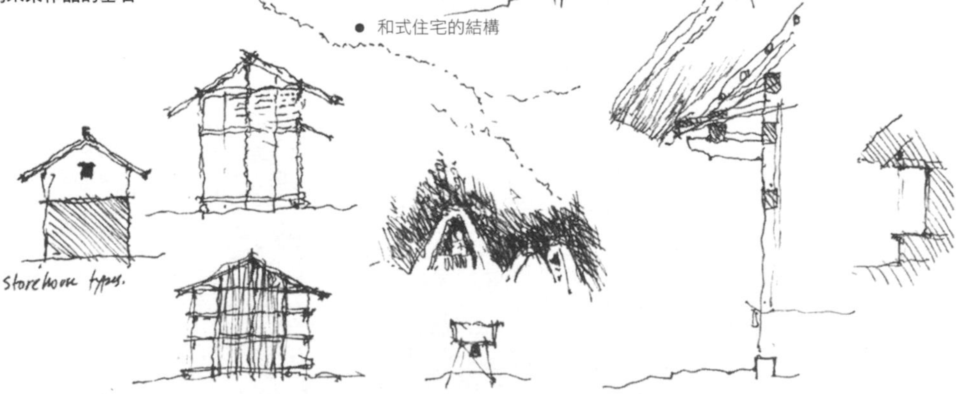

● 和式住宅的結構

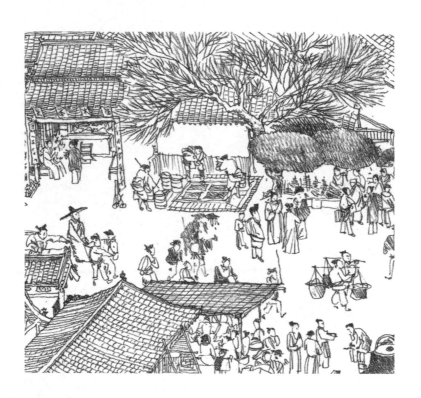

繪圖系統
Drawing Systems

繪圖的核心問題是，如何在只有兩個向度的表面上表現出3-D實體的樣貌。在人類的歷史上，曾發展出各式經驗法則來表現出空間的景深及空間之中的物體。我們現在稱為正投影法（orthographic projection）的表現形式，在埃及廟宇的壁畫和希臘花瓶的彩繪中均可看到。而在印度藝術、中國藝術和日本藝術中，則有極多斜投影法（oblique projection）的例子。甚至在羅馬壁畫中，也可發現線性透視法的例子。

今天，這些表現法的視覺系統已構成了設計圖學的正式圖語，其中包含許多堅實的理論、原則和慣例。我們將這些表現形式，歸類為繪圖系統中的不同樣式。為了將它們與在紙張或電腦螢幕上操作的繪圖技法區隔開來，我們將這些稱為繪圖系統。

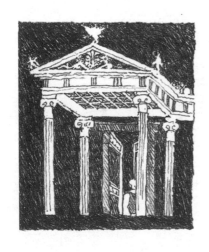
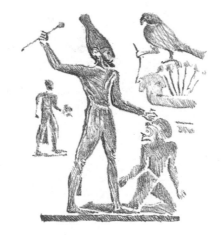

在設計上，繪圖系統提供了不同的方法，來幫助我們思考和表現眼前我們用肉眼觀看或心眼假想的東西。每種繪圖系統都涉及某種內建的心理操作模式，指引我們探索設計問題。在選擇某種繪圖系統來傳達視覺資訊時，我們是有意識和無意識地，選取認知或想像中的哪個樣貌，能被呈現出來或應被表達出來。換句話說，繪圖系統的選擇，牽涉的也就是遮蔽什麼的問題和揭露什麼的決定。

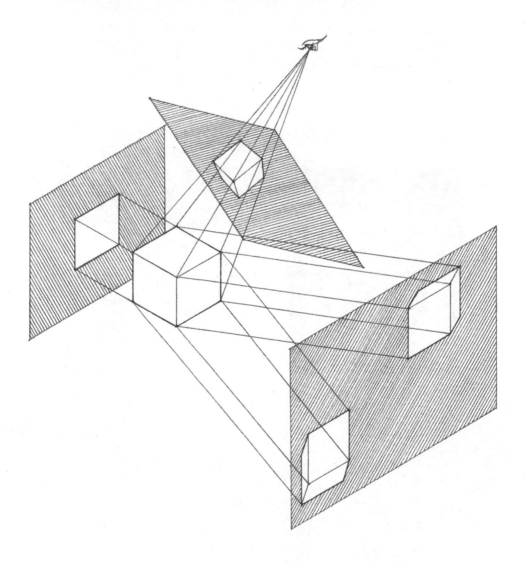

5

圖像系統
Pictorial Systems

根據不同的投影法及其產生的圖像效果，我們歸類出不同的繪圖系統。投影法指的是，用稱做投影線（projectors）的許多直線，通過物體上所有的點而延伸到畫面（picture plane）上，來呈現出3-D物體的流程或技法。畫面指的是某種想像的透明平面，能與圖面同時延伸於空間中，也稱做投影面。

投影系統包括三種主要的形式，亦即正投影法（orthographic projection）、斜投影法（oblique projection）及透視投影法（prospective projection）。這三種投影法的投影線彼此之間的關係均不同，它們和畫面之間形成的角度也不等。我們應辨識各投影系統的特性，並解讀它們表現各繪圖樣式的指導原則。這些原則定義了某種共通的圖語，讓我們能夠識讀彼此的繪圖。

除做為實用的溝通方法外，投影圖還需要並促進我們在三個向度上做空間性的思考。在完成整個投影的過程中，我們須通過3-D的空間領域找到方位，以確認點的位置、決定線的長度和方向，以及描述面的形狀和廣度。故而，投影圖的核心即為笛卡兒直角座標系統（Cartesian Coordinate System）和圖形幾何學的原理原則。

圖像系統
Pictorial Systems

展開各個主要的投影系統的繪圖形式時，即可明顯看出它們各別呈現出來的物體影像是相當不同的。因此，要辨別圖像的相似性與差異性，最容易的即是研究各個投影系統如何表現出具有幾組兩兩垂直的線和面的相同立體。

基於相似的表現樣貌，圖像系統主要可分三類，亦即多視圖（multiview drawings）、平行線立體圖（paraline drawings）和透視圖（perspective drawings）。多視圖是用幾組不同但相關的2-D視圖（views），而呈現出3-D的主題。而平行線立體圖和透視圖，則都是將3-D結構中兩個或兩個以上的面，表現為單張影像。這兩者的主要差異在於，平行線在平行線立體圖中會維持平行，而它們在透視圖中則會聚合。

多視圖、平行線立體圖和透視圖，提供設計者許多的表現法選擇。因此我們不僅應知道如何應用每個繪圖形式，也應了解它們各別產生的獨特圖像效果。並無任何繪圖系統特別比其他的好；它們各有先天的圖像特性，而影響我們思考手中繪圖的內容及他人從中識讀的訊息。它們都各自定義出主題與觀者之間的獨特關係，也描繪出主題的不同樣貌。當主題的某個樣貌被特定的繪圖系統呈現出來時，其他的樣貌就相對地被遮蔽了。終究，繪圖系統的選擇，應適切地切合主題的性質和溝通的需要。

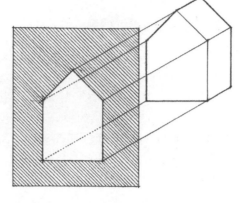

投影系統
正投影法
投影線相互平行，並和畫面垂直；參見第六章。

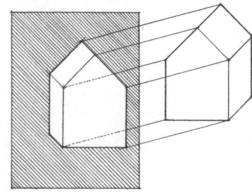

斜投影法
投影線相互平行，但和畫面斜交；參見第七章。

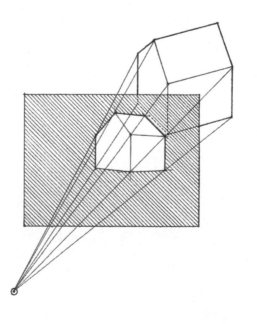

透視投影法
投影線聚合於某點，該點代表觀者的眼睛；參見第八章。

圖像概論
Pictorial Overview

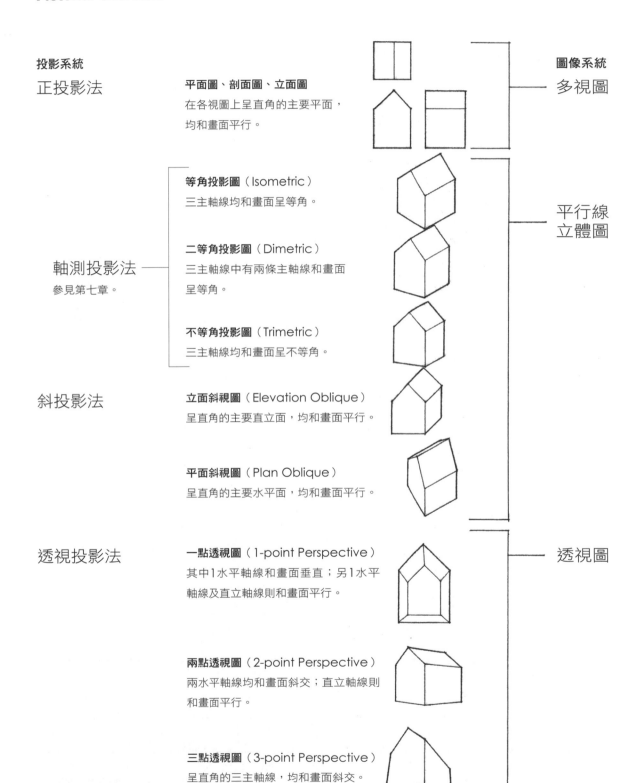

投影系統

正投影法

平面圖、剖面圖、立面圖
在各視圖上呈直角的主要平面，
均和畫面平行。

圖像系統

多視圖

等角投影圖（Isometric）
三主軸線均和畫面呈等角。

平行線
立體圖

二等角投影圖（Dimetric）
三主軸線中有兩條主軸線和畫面
呈等角。

軸測投影法
參見第七章。

不等角投影圖（Trimetric）
三主軸線均和畫面呈不等角。

斜投影法

立面斜視圖（Elevation Oblique）
呈直角的主要直立面，均和畫面平行。

平面斜視圖（Plan Oblique）
呈直角的主要水平面，均和畫面平行。

透視投影法

一點透視圖（1-point Perspective）
其中1水平軸線和畫面垂直；另1水平
軸線及直立軸線則和畫面平行。

透視圖

兩點透視圖（2-point Perspective）
兩水平軸線均和畫面斜交；直立軸線則
和畫面平行。

三點透視圖（3-point Perspective）
呈直角的三主軸線，均和畫面斜交。

繪圖比例尺
Drawing Scale

機械比例尺是根據標準度量衡系統來量度物體的外在向度，例如有張桌子根據美制度量衡系統（U.S. Customary System）來測量時有5英尺長、32英寸寬和29英寸高，那麼，若熟悉此度量衡系統，同時也熟知其他具有相似尺寸的物體，就能輕易表現出這張桌子的大小。若採用國際公制（International Metric System），那麼這張桌子量出來就會是152.4公分長、81.3公分寬，以及73.7公分高。

用繪圖來表現這張桌子或任何其他設計，都必須符合繪圖圖面尺寸的限制。設計物件或建築結構通常都比繪圖圖面大得多，因此必須縮減繪圖的尺寸來適應圖面。換句話說，即是用繪圖比例尺來縮小繪圖尺寸的比例。

要精確地表現繪圖，可採用比例量測系統。照比例尺繪製繪圖，表示繪圖的所有向度均是依所選定的比率，相對於正常尺寸的物體或結構體而縮放。舉例來說，若以1/4"=1'-0"的比例尺來畫，繪圖中每1/4 英寸即代表物體或結構體原尺寸的1英尺。在大比例尺繪圖中，尺寸縮減相對較小；但在小比例尺繪圖中，縮減的比率就相當可觀了。

建築師用比例尺

比例尺（scale）也可用來表示測量精確尺寸時所用的器具。例如建築師用比例尺標有數字刻度，依其比例尺而以分數英寸來表示實物的1英尺。其中，三稜比例尺有六個邊，包括1英寸16等分的原尺比例尺，和3/32"=1'-0"、3/16"=1'-0"、1/8"=1'-0"、1/4"=1'-0"、1/2"=1'-0"、1"=1'-0"、3/8"=1'-0"、3/4"=1'-0"、11/2"=1'-0"、3"=1'-0"等兩兩成組的建築比例尺。而扁平比例尺則有兩邊四比例尺和四邊八比例尺兩種。比例尺應具有精確校準的刻度和刻深耐磨的刻度記號。

建築師用比例尺

用建築師用比例尺量測時，用比例尺上的整數英尺刻度，再加上由1英寸等分的分數刻度來量小於1英尺的部分，即可量出小到英寸的正確尺寸。

比例尺：1/4"=1'-0"

比例尺：1/2"=1'-0"

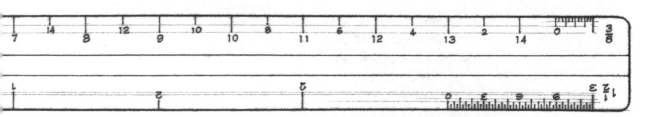

• 繪圖的比例尺越大，它能涵蓋和應涵蓋的資訊就應越多。
• 比例尺絕不可用做畫直線用的平尺。

工程師用比例尺

工程師用比例尺標有數字刻度，依其比例尺而將每1英寸等分為10等分、20等分、30等分、40等分、50等分或60等分。10的比例尺，表示尺面上最小刻度1/10英寸即代表實物的1英尺，1英寸的刻度即代表實物的10英尺。

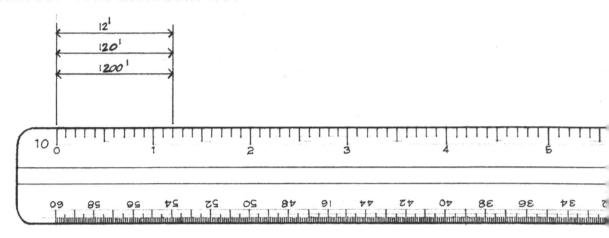

公制比例尺

公制比例尺標有數字刻度，依其比例尺而以單位公釐來換算實物的實際尺寸，例如1:200的比例尺，表示尺面上1公釐的刻度即代表實物的20公分，而5公釐即代表1公尺。

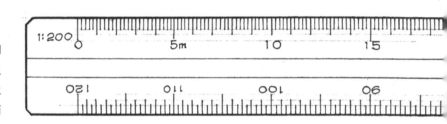

• 普通公制比例尺包括：1:5、1:50、1:500、1:10、1:100、1:1000、1:20，以及1:200等比率。

數位比例尺

在傳統繪圖上，我們是依據原寸的實體世界來思考，而用比例尺來縮小繪圖的尺寸以便於操作。而在數位繪圖中，我們則是將真實的資訊確實地輸入到電腦中。但應仔細辨別在電腦螢幕上顯示的畫面大小，和它從列表機或繪圖機輸出的尺度之間的差異，因為電腦螢幕上的畫面和它在實體世界中的尺寸相比，可能是被縮放的。

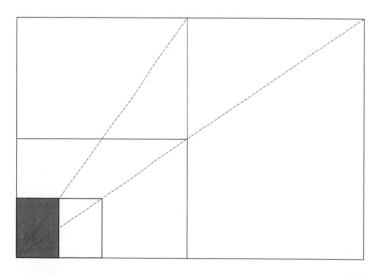

畫線法
Drawing Lines

若設計必須嚴格地傳達出清晰度、精密度和準確性，那麼畫線即是必要的。此時線條應維持相同的厚度和濃度，線末應明確斷定，和其他線條相接時也應乾淨俐落。

徒手畫線時，可用鉛筆或鋼筆沿丁字尺、平行尺或三角板，依畫線方向來畫。徒手畫線時，應謹記以下重點：

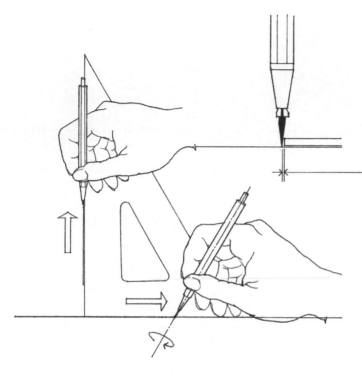

— 須貼齊直邊來畫，尺緣和筆尖之間僅留狹小縫隙。

- 執筆應與繪圖圖面垂直，再往畫線方向微傾畫線。若用鋼筆，約保持80度角；若用鉛筆則將筆保持在45到60度角間。
- 畫線時應沿畫線方向來拉筆，勿按著筆尖畫，否則會難以控制線條的品質，也會損壞筆尖和繪圖圖面。
- 用鉛筆畫線時，應將筆尖仔細削尖，避免筆尖太粗或太圓。為了保持鉛筆筆尖尖細和線條厚度均勻，畫線時應練習用拇指和食指轉動鉛筆來畫。

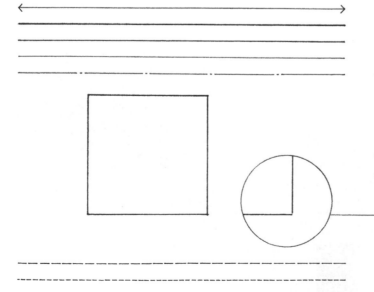

- 應畫出從頭到尾都乾脆俐落而整齊的線，精準交代每條線的前端和末端。畫線時，將筆略微往後，再在每條線的頭尾處稍微用力，它們就都會有清楚明確的起點和終點。
- 畫線時應有穩定的節奏，務必畫出相同厚度和濃度的線。徒手畫出來的線看起來應該就像線在兩點之間被緊緊拉長的樣子。

- 畫平面角時，兩線重疊須輕微細緻。
- 重疊處應避免誇大，重疊的分量應視繪圖尺寸的需要而定。
- 若兩線相接時含糊不清，平面角看起來會是圓的。

跟傳統徒手繪圖工具類似的電腦繪圖技術即是2-D的
向量繪圖程式，它本身即包含了許多繪圖所需的原始
圖形元件，例如點、直線、曲線和形狀等。這些圖形
元件都是由數學公式寫出來的，而繪圖程式則可借此
創造出更複雜的元件來。

• 點選兩個端點，即可畫出直線段。
• 從功能表中預設的選項或自行設定的絕對線寬條件
  （包括公釐、幾分之幾英寸或點數，其中1點等於
  $1/72$英寸）中，即可選出你所需要的筆觸輕重。
• 採用數位繪圖程式時，在電腦螢幕上顯示的圖案並
  不見得和列表機或繪圖機輸出的圖樣相同。必須等
  看到列表機或繪圖機的實際輸出之後，方能判斷數
  位繪圖中線條的質感和輕重是否符合實際需要。

線條樣式

所有線條在繪圖中均有其目的。在繪圖時，必須確知
每個線條所代表的意義，不管是某個平面的邊、某種
材質的變化，抑或單純只是建築施工上的標線。無論
是以徒手繪圖或用電腦繪圖，為使建築圖形更易於識
讀和理解，我們慣用以下的線條樣式：

• 實線（solid lines）是用來表示物體的形體，例如
  某個平面的邊或某兩個平面的交線。實線的輕重依
  據它所要傳達的深度不同而有所不同。
• 虛線（dashed lines）是用來表示隱藏或從視圖中
  被移除的元件。構成虛線的短橫線應等長，並且兩
  兩之間應緊密接近，以確保視覺上的連續性。
• 當兩條虛線在平面角上相接時，相接處的短橫
  線應在該角上轉折。若用電腦繪圖程式來畫這
  樣的線條時，或許就有必要調整短橫線的長度
  或短橫線間空隙的大小，來達到這樣的效果。
• 虛線的空隙若出現在平面角上，
  會使角變得比較圓滑。

• 中心線（centerlines）是由長線段連結而成，線
  段與線段之間是由單短橫線或單點隔開，代表的是
  某個對稱物體或組合的軸線。
• 網格線（grid lines）是由輕實線或中心線組成的方
  形或放射形系統，用來定位並校準平面上的元件。
• 地界線（property lines）是由長線段連結而成，
  線段與線段之間是由兩個短橫線或點隔開，指的是
  土地的法定界址。

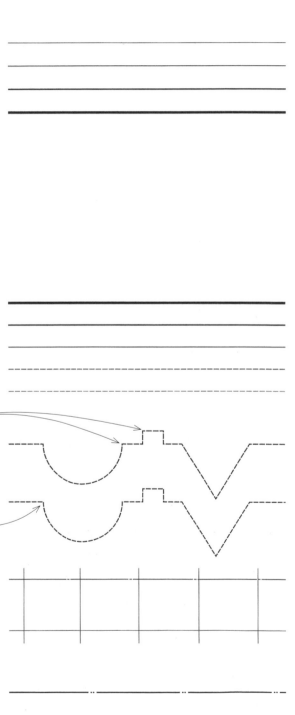

線寬權重
Light Weights

理論上，為求易讀性與易複製性，所有的線條都應等重。因此，線寬權重基本上是有關於物質寬度和厚度的問題。鋼筆只能畫黑色線條，也只能改變線條的寬度，而鉛筆則視鉛筆的筆芯硬度、圖面的底色和磅數，以及畫線時的速度和力道，而能在寬度和色調上創造差異。應想辦法畫出等重的線條，並用不同寬度來改變線寬權重。

重線

- 重實線是用來畫平面圖和剖面圖的切面（見第148頁、第174頁），以及空間邊（見127頁）。
- 用H、F、HB或B型筆芯。若用力畫卻畫不出粗線，表示你用的筆芯太硬了。
- 用工程筆或0.3或0.5的自動鉛筆；勿用0.7或0.9的鉛筆來畫重線。

中線

- 中實線是用來畫邊線和面與面之間的交線。
- 用H、F或HB型筆芯。

輕線

- 輕實線是用來畫出材質、色彩或紋理的變化，而無須改變物體的形體。
- 用2H、H或F型筆芯。

極輕線

- 極輕實線是用來配置繪圖內容、畫出網格線，以及指出圖面紋理。
- 用4H、2H、H或F型筆芯。

- 線寬權重的可見範圍和對比，應與繪圖的尺寸及比例尺相稱。

數位線寬權重

- 徒手繪圖的好處是可以馬上看見結果；若用繪圖軟體或電腦輔助繪圖（CAD）軟體，則可從功能表中預設的選項或自行設定的絕對線寬條件（包括公釐、幾分之幾英寸或點數，其中1點等於$1/72$英寸）中，選出需要的線寬權重。但無論用何者來選擇線寬權重，從電腦螢幕上看到的，和從列表機或繪圖機中輸出的卻可能並不相符。因此，務必試印出來，確保最後繪圖上線寬權重顯示的範圍和對比是恰當的。不過，若線寬權重的改變是必需的，用數位繪圖確實是比徒手繪圖要輕鬆多了。

在所有繪圖系統中，物體線均是用來定出設計上有形物體或結構體的形狀或形體，可用連續的實線來表示。然因觀點的差異，物體線所代表的輪廓線可能是空間的邊線、兩個明顯平面的交線，抑或只是表示材質或色彩上的變化。要表現或傳達出這些差異性，可用不同的的線寬權重來畫。

空間邊線

最重要的物體線是實體物質和虛體空間相交時的邊線。這些輪廓線使個別物體的形狀和外框線能被看出來，也使物體在空間中交疊時能被個別辨識出來。通常，我們會用最重的線寬權重來畫空間邊線。

平面角線

次重要的物體線是3-D容積的外圍輪廓線，這些內側輪廓線可使3-D容積的結構面連結起來。要使這些內部的邊線和形體的外框線有所區別，可用中等的線寬權重。

表面線

第三種物體線用來指出平面或容積上色彩、色調或紋理的明顯改變。畫這些色調或紋理對比的線條，可用最輕的線寬權重。若最細且幾無濃淡的實線仍不足以表現該色調時，可用短橫線狀或點狀虛線來畫。

隱藏線

隱藏線則用來使特定視圖中被物體其他部件遮住的邊線顯露出來，可用綿密的短橫線狀或點狀虛線來畫。

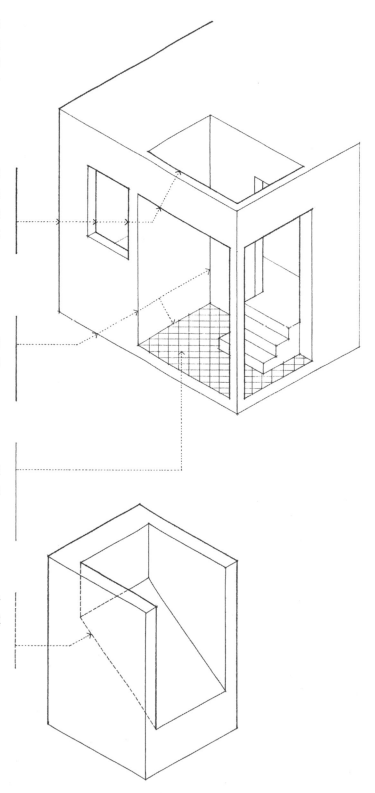

繪圖操作法
Drawing Operations

徒手繪圖須善用普通幾何形狀的畫法及相當程度的繪圖操作能耐。

角度線畫法

可單用或併用標準等腰（45°/45°）和直角（30°/60°）三角板，以15度為單位累加，畫出從15度到90度的所有角度線。

垂直線畫法

可用兩支三角板來畫已知線條的垂直線。首先將兩支三角板的斜邊彼此相對，再將上側三角板的垂直邊貼齊已知線條，此時下側三角板固定不動，然後滑動上側三角板到適當位置，即可畫出垂直線。

平行線畫法

可用兩支三角板來畫已知線條的平行線。首先將兩支三角板的斜邊彼此相對，再將上側三角板的長垂直邊貼齊已知線條，此時下側三角板固定不動，然後連續滑動上側三角板到預定位置，即可連續畫出平行線。

線條分段法

要分割線條AB，首先從點A畫出10度到90度內的角度線，再用比例尺沿此角度線畫記幾個相等的間隔到點C，然後畫出線條BC。再用兩支三角板來連續畫出平行線，這些平行線即可在線條AB上標出等距的線段。

線段對分法

要對分線段，首先以已知線段的兩端點為圓心，用圓規畫出兩條圓弧線。再通過兩圓弧線的交點畫出第二條線。則此線條不僅對分已知線段，也垂直於已知線段。

切線畫法

要在已知的圓形或圓弧線上畫切線，首先從此已知圓形或圓弧線的圓心到任何切點間畫出半徑，然後即可通過此切點畫出垂直於此半徑的切線。

數位繪圖軟體讓我們可以嘗試各種圖形創意，試了若不可行還可輕易還原。我們可以在螢幕上配置及發展作品，並將作品列印下來或存檔起來以備未來編輯用。而比例尺和內容編排，也可以到最終的圖形影像創作完成時再來調校。徒手繪圖則可以讓我們立即看見繪圖成果，但比例尺和內容編排的調校就困難了。

數位參考線

繪圖軟體通常是以指令來限定點線的直向、橫向或對角線向運動。而對齊格點和參考線的指令操作，則讓線條和形狀的繪圖更為精確無誤。

- 複製已知線條並依特定的尺度和角度移動，即可畫出平行線。

- 把已知線條旋轉90度即可畫出垂直線。

- 將已知線條隨意旋轉任何角度即可畫出斜線。

- 可開啟智慧型參考線來畫30度線、45度線、60度線或任何角度線。

置中對齊

靠右下對齊

靠右對齊

- 也可使用參考線來設定置中或分散對齊、靠左靠右對齊，或靠上靠下對齊等各種自動對齊方式。

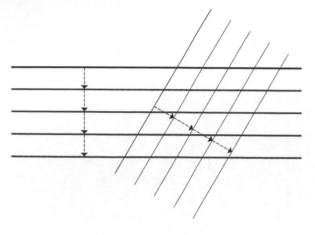

數位複製法

用數位繪圖軟體來做複製線條或形狀的創造、搬移和貼放等，都是非常容易的。

• 看要分多少段，就重複多少次複製已知線條或形狀，再將它們各別向特定的方向搬移特定距離，即可畫出等距等量的線條或形狀。

數位等分法

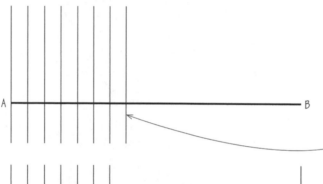

• 可用類似於徒手繪圖的方法來等分線段，也可在線段的兩端點間用分散對齊的功能來等分線段。無論是徒手或用數位繪圖軟體來繪圖，從普遍到特殊和從大範圍到小部件的作業流程都是相同的。

• 已知線段AB，首先通過點A畫出任意角度的線段，再視所需的線段數量而重複等量複製此線段。

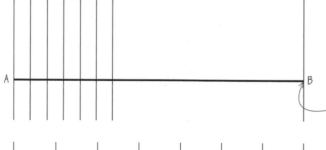

• 將已複製的最後線段搬移至點B。

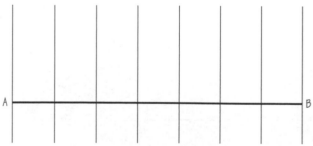

• 選取所有線段，將它們分散對齊，即可在線段AB間畫出等距等量的線段。

數位造形

2-D向量繪圖和ＣＡＤ繪圖軟體均包含有幾
何造形、活動家具、固定設備,以及使用者
定義元件等的數位樣版。不管樣版是實體形
式或數位格式,都是為了畫重複元件時可節
省時間而設計的。

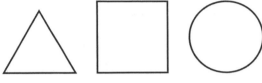

數位造形有兩種屬性:筆畫和填色。
- 筆畫指的是定義圖形邊界的路徑。
- 填色指的是在圖形邊界內的範圍,可保留
  透明色,也可填滿顏色、花紋或漸層。

數位變形

數位造形完成後,可用縮放、旋轉、鏡射或
傾斜等將物件變形。要修改2-D向量圖形是
很容易的,因為這些標的幾何圖形的數學描
述檔都是內建在軟體程序裡的。

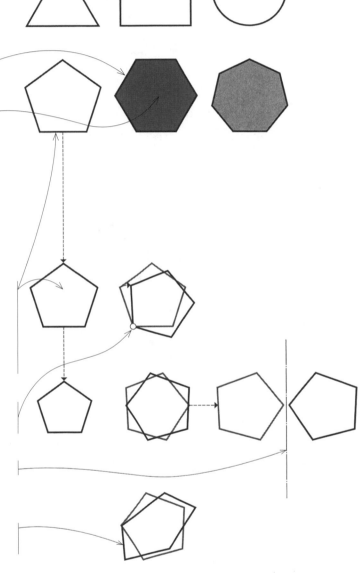

- 向量圖形可水平縮放、垂直縮放或兩者同
  時縮放,而不會降低圖形品質產生鋸齒,
  因為向量圖形的解析度是不受縮放影響
  的,因此不論放大到多大都仍能維持最高
  的品質。

- 向量圖形可以圖形上的任何點為軸心來旋
  轉任何角度。

- 向量圖形可藉任何座標軸來做鏡射圖形。

- 向量圖形可沿水平座標軸、垂直座標軸或
  任何角度的座標軸來傾斜圖形。

上述任何變形均可視需要而重複多次執行。

曲線畫法
Curved Lines

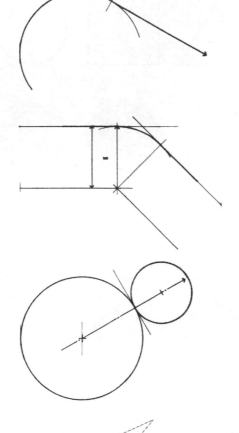

- 要避免切線和圓形或曲線無法相交，先畫出圓形或曲線。
- 再從圓形或弧線畫出切線。
- 圓形或弧線的線寬權重要和繪圖的其他部分相符。

- 要依已知半徑畫出和兩條已知線段相切的圓弧線，先以和已知半徑等長的距離，畫出這兩條已知線段的平行線。
- 這兩條線的交點即是圓弧線的圓心。

- 要畫出相切的兩個圓形，先從某個圓形的圓心和切點間畫出直線。
- 第二個圓形的圓心必定在此直線的延長線上。

控制點

指向線

錨點

錨點

指向線

控制點

貝氏曲線

貝氏曲線是由法國工程師皮耶·貝茲（Pierre Bézier），發展應用在電腦輔助設計和製造系統（CAD/CAM）操作的數學演算曲線。

- 簡單的貝氏曲線有兩個錨點，用來定出曲線的兩個端點及控制路徑的曲度。
- 用許多簡單的貝氏曲線即可連結組合成更複雜的曲線。

錨點

- 無論路徑在何處改變曲度，通過錨點的兩側指向線若呈同直線，即可確保曲度平順。

繪圖習作
Drawing Exercises

習作**5.1**

用自動鉛筆、製圖用三角板和丁字尺或平行尺，畫出邊各為1英寸、2.5英寸和4.75英寸的三個正方形。線條的濃度和厚度是否均勻？四條邊線相接於各角時是否乾淨俐落？重複再多練習兩次，包括用機械製圖筆，以及用2D繪圖軟體。

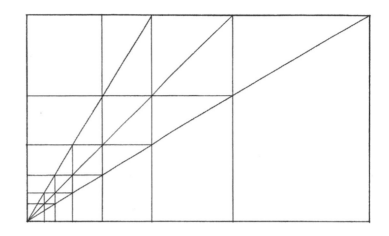

習作**5.2**

用自動鉛筆、製圖用三角板和丁字尺或平行尺，畫出右側示圖的兩倍大圖。再用建築師用比例尺，以$1/8"=1'-0"$、$1/4"=1'-0"$、$3/4"=1'-0"$、$1"=1'-0"$、$1^1/_2"=1'-0"$等比例尺，分別量出最大矩形的實際尺寸。

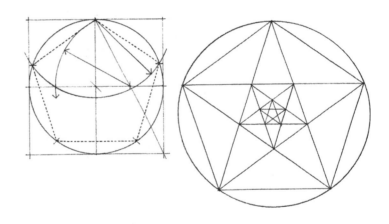

習作**5.3**

用圓規畫出直徑6英寸的圓，再如右側示圖畫出五邊形，然後再繼續往內連續畫五邊形。

習作**5.4**

畫長寬比率為「黃金分割」（Golden Section）或「黃金中數」（Golden Mean）的矩形。首先以邊2英寸畫正方形ABCD，再畫兩條對角線，找出正方形的中心點。通過此中心點畫垂直線，和底邊DC相交，找出交點E，亦即DC的中點。以點E為圓心、線段EB為半徑，畫圓弧線，和正方形底邊水平延伸的直線相交於交點G。畫出矩形AFGD。AD和DG的比率即是「黃金分割」，大約在0.618到1.000之間。用2-D繪圖軟體重複練習此習作。

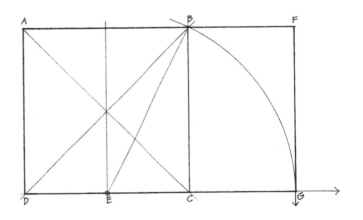

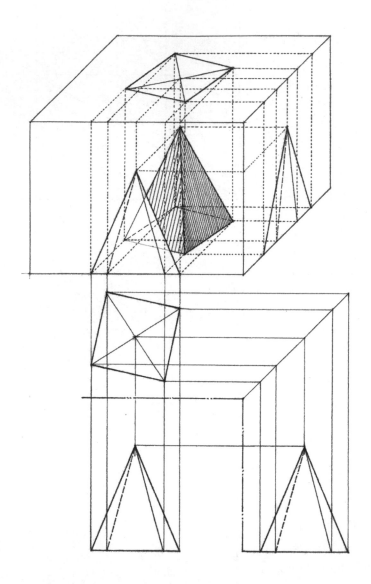

6
多視圖
Multiview Drawings

多視圖（multiview drawings）涵蓋平面圖、立面圖和剖面圖等繪圖形式，其中不論何種均是物體或建築物特定樣貌的正投影圖。這些正投影的視圖，並不符合視覺實體的感覺，因此相當抽象。它們屬於概念性的表現形式，也就是說，它們呈現的是我們的看法，而不是我們從空間中某個定點來觀看它們的樣子。觀者觀看時並無任何參考物，或者，即使有也在無限遠的距離之外。

在正投影法中，平行的投影線和畫面會呈直角相交，因此，平行於畫面的任何特徵或元件的正投影圖，其尺寸、形狀和結構，均是正確的。此即多視圖的主要優點，亦即可精確地找出點的位置、估量線的長度和斜度，以及描繪面的形狀和廣度。

在設計過程中，多視圖建立了2-D的界域，使我們可以在構圖上研究形體的樣式和比例的關係，同時也強制了設計上的理性次序。而調整尺寸、排列和構造的能力，也使多視圖能夠傳達，我們在描繪、模擬和構成設計圖時所需的圖形資訊。

然而，單張的多視圖僅能呈現物體或建築物的部分資訊，因為第三向度已被平面化到畫面上了，景深本來就顯得似有若無。因此，我們從單張平面圖、剖面圖或立面圖中解讀到的任何景深，必定都是來自於平面的景深因子，諸如各階的線寬權重和對比的色調明度。當繪圖中存在有景深的意味時，唯有藉由附加的其他視圖才能肯定地傳達出來，故而我們需要各種獨立但相關的視圖，始能完整地描述形體或構造的3-D本質，多視圖的多（multiview）亦即因此而來。

正投影法
Orthographic Projection

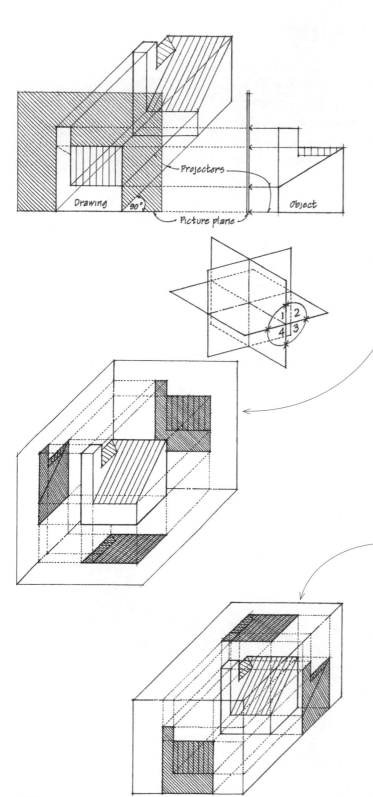

正投影法是藉由投射垂直於畫面的線條而再現物體的投影法。要畫正投影圖,即通過物體上不同的點畫出平行的投影線,使其與畫面直角相交,然後依適當的順序連接和畫面相交的這些投影點,即可取得物體投射在畫面上的視圖。最後呈現在畫面上的正投影圖,稱做正視圖。

要完整地描述3-D的物體,僅用單張的正視圖是不夠的,需要整組關聯的正視圖。我們常用兩種慣用法來控制正視圖之間的關係,即第一角投影法(first-angle projection)和第三角投影法(third-angle projection)。要了解這兩者之間的差異,可先想像三個互相垂直的畫面,其中1個水平、兩個直立。前面的直立畫面和水平畫面相交,產生四個由兩平面構成的角,將它們依順時針方向從正上方的象限依次編號1到4。

第一角投影法

第一角投影法是十八世紀時,當時負責要塞設計的法國物理學家及軍事工程師葛斯帕·蒙哥(Gaspard Monge)所發明的投影法。在第一角投影法中,物體被定位在第1象限,然後將影像如陰影般地投射在畫面的內面。通過物體投射回來的影像,即是物體最靠近觀者的那些面貌。

第三角投影法

若物體被放置在第3象限,則為第三角投影法。由於畫面存在於物體和觀者之間,因此物體的影像是被往前投射在畫面上。換句話說,我們是在透明的畫面外面,畫這些影像和看這些影像。

正視圖
Orthographic Views

若我們將物體圍在透明畫面盒裡，就可以指出主要的畫面以及正投影在這些畫面上的影像。各正視圖呈現的是，我們觀看物體的不同方位與特定利基，它們在發展與傳達設計時，均扮演著特殊的角色。

主畫面（Principal Planes）

兩兩互相垂直的畫面中之任何平面，物體的影像即是正投影於此畫面上。

水平畫面（Horizontal Plane）

正投影平面圖或頂視圖的主要水平畫面。

前畫面（Frontal Plane）

正投影立面圖或前視圖的主要直立畫面。

側畫面（Profile Plane）

正投影側視圖或端視圖的主要直立畫面。

摺線（Fold Line）

表現兩個畫面垂直相交的跡線。

跡線（Trace）

表現兩個平面相交的直線。

主視圖（Principal Views）

平面圖、立面圖和剖面圖。

平面圖（Plan）

物體正投影於水平畫面上的主視圖，也稱做頂視圖（top view）。在建築繪圖中，要表現建築物或基地的不同水平投影圖，有各種獨特形式的平面圖。

立面圖（Elevation）

物體正投影於直立畫面上的主視圖。立面圖可以是前視圖（front view），也可以是側視圖（side view）或後視圖（rear view），端看我們面對物體的方位以及該物體各面的相對重要性而定。在建築繪圖中，應依據羅盤的方向或基地的特性來標示立面圖。

剖面圖（Section）

物體的主視圖，外表看起來就像被某個介面從中剖切。

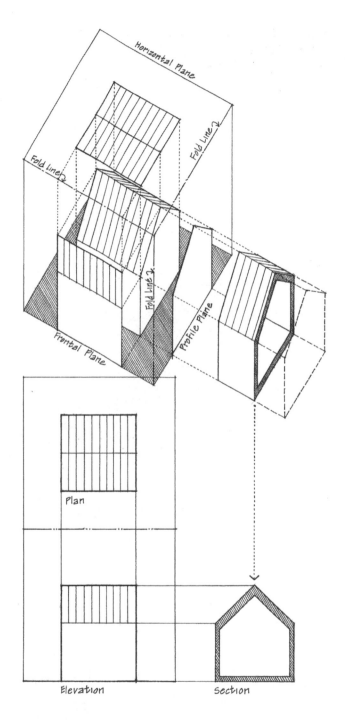

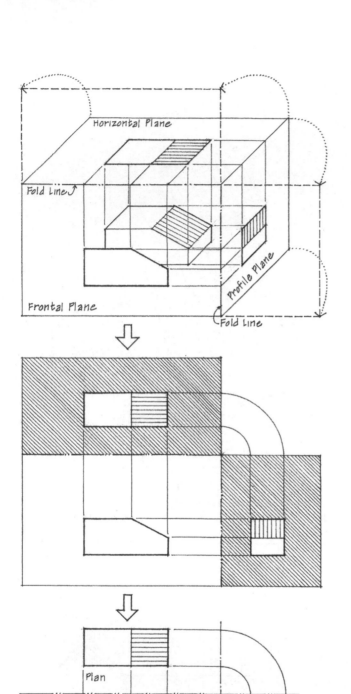

視圖排列法

為了更易於識讀及理解描繪3-D全貌的系列正視圖，須將這些視圖依適當的順序與邏輯來排列。最常見的平面圖和立面圖排列，即是展開第三角投影法的透明畫面盒。

正投影形成各視圖後，以摺線為軸線來旋轉視圖，使它成為圖面上的單平面。將頂視圖或平面圖往上旋轉到前視圖或立面圖的正上方，與其垂直對齊；再將側視圖或側面視圖（profile view）旋轉到前視圖的相關位置，與其水平對齊。最後，即可形成被摺線分隔的連貫關聯正視圖。

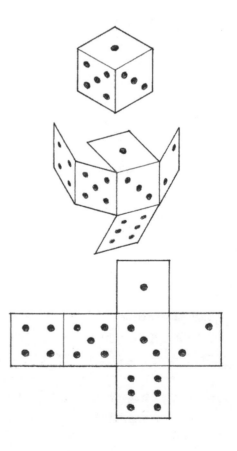

視圖數量

要完整地描述物體的3-D形體，所需要的正視圖數量，會因物體的幾何形狀和複雜度而有所不同。

若具備對稱的條件，常可削減需要的視圖數量。舉例來說，具有軸線或對稱特質的形體或構造，即具有兩個彼此鏡照的邊，因此即可刪去多餘的側視圖。相同的，若單張立面圖即複製了相同資訊，那麼其他輻射對稱的立面圖也就不需要了。然而，若對稱的條件並非實際存在，那麼，刪減視圖就會造成訊息的含混曖昧。

多數物體都至少需要三張相關聯的視圖來說明形體，而複雜的形體或構造則可能需要四張或四張以上的關聯視圖，尤其是有很多斜面時更是如此。

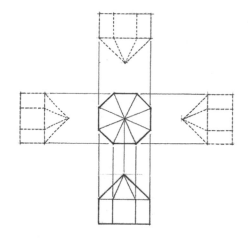

輔助視圖畫法

對任何物體或建築物的每個斜面來說，則需要輔助視圖來輔助說明它的實際長度和形狀。藉由插入摺線而畫出平行於斜面的輔助畫面的邊視圖（edge view），即可畫出輔助視圖。

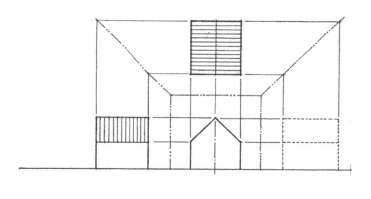

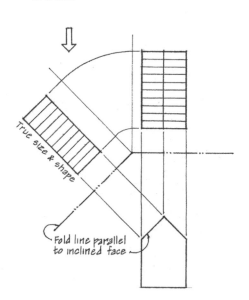

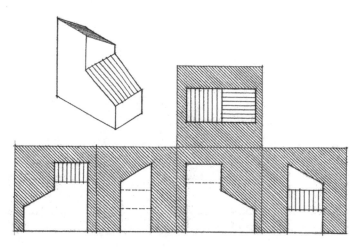

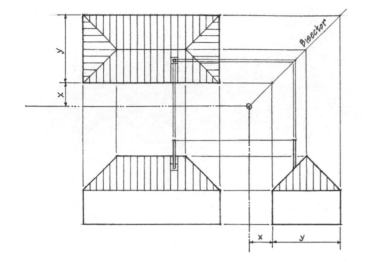

視圖轉換法

盡可能地對齊並排相關聯的正視圖,那麼點和向度就能輕易地在視圖間轉換,如此不僅有助於完成視圖,也有利於統合資訊而提高繪圖的識讀性。舉例來說,若畫好了平面圖,我們就能很快地將圖面上長度的水平向度,直立地轉換為其下的立面圖;同樣的,我們也能將圖面上高度的直立向度,從此立面圖水平地投射到其他幾個相鄰的立面圖上。

投射各點到相鄰視圖的投影線,均須垂直於相同摺線。而因關聯於共同視圖的所有視圖上的任何同位點和摺線的距離均相等,因此即可通過摺線的交點而畫出二等分的對角線,再將此距離從水平畫面轉換到側畫面上。或者,也可以摺線的交點為圓心,接連地畫出 $1/4$ 圓弧線,而將此距離從水平畫面轉換到側畫面上。

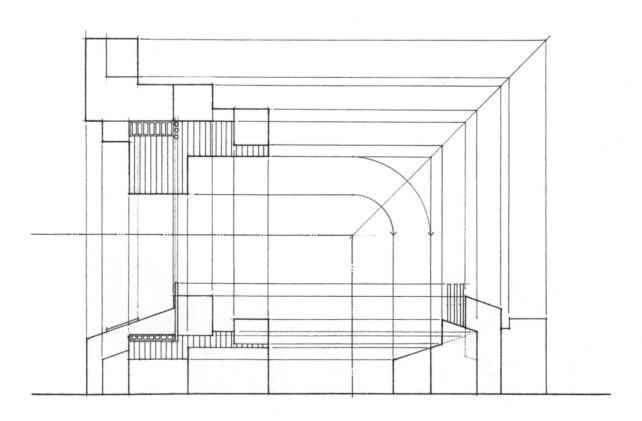

原則與技法

任何平行於畫面的線條或平面的正投影
圖，無論依據任何繪圖比例尺，都會具有
實際量度。

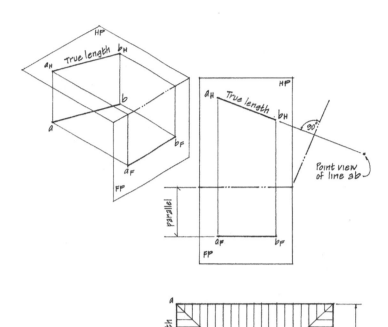

- 要畫出線條的實際長度，可先建立平行
  於該線條的摺線，然後通過摺線來投射
  該線條的兩端點。
- 任何垂直於畫面的線條正投影圖均是
  點。要投射線條的點視圖，須先畫出線
  條的實際長度，然後建立垂直於此線條
  的摺線，再通過摺線來投影。

- 任何垂直於畫面的平面正投影圖均是直
  線。若平面上的線條看起來是點，則在
  同樣視圖上，平面看起來就會是線。因
  此，要畫出平面的邊視圖，可先找出平
  面上具有實際長度的線條點視圖，然後
  投射這些定出平面的點到相同視圖上。
- 要找出平面的實際尺寸和形狀，可先畫
  出垂直於該平面邊視圖的摺線，然後通
  過摺線來投射這些定出平面的點。

- 若空間中兩條或兩條以上的線條相互平
  行，則它們的所有正投影圖也都會相互
  平行。
- 元件的尺寸在任何單獨的視圖上均會維
  持不變，與它和畫面之間的距離無關。

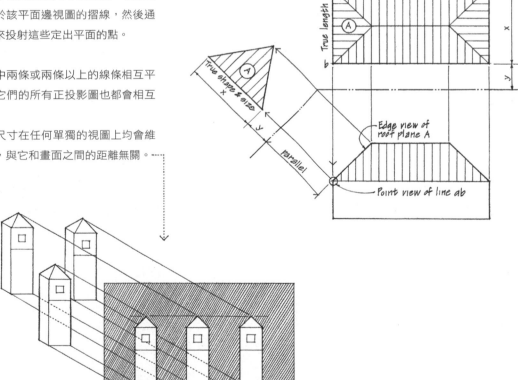

原則與技法

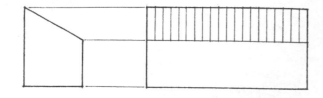

- 任何傾斜於畫面的線條或平面的正投影圖，都是退縮的。要畫出斜線或斜面的退縮視圖，其中必須有視圖顯示出線條的實際長度或平面的邊視圖。

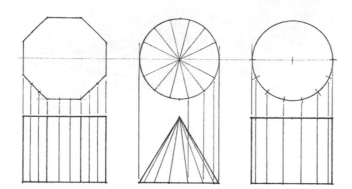

- 要畫出曲線的正投影圖，應先畫出顯示它的實際形狀和輪廓的視圖。然後沿著該外形線畫出等距的點，再將它們轉換為關聯的視圖。等分越細，畫出來的圖就會越平順、越精確。

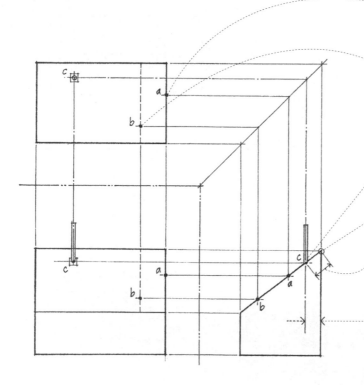

- 要投射視圖上線條的某個點到相鄰視圖的相同位置上，可通過摺線投射此點，直到它和相鄰視圖中的線條相交為止。
- 要視圖對視圖地投射點到平面上，可在平面上通過此點畫線，然後將此線條從此視圖投射到彼視圖，然後即可將此點從此線條投射到彼線條。

- 線和平面的交點，會出現在顯示出該平面邊視圖的視圖上。
- 兩個不平行面之間的交線，會出現在顯示其中某個平面為邊線的視圖上。
- 點和線之間的最短距離，會出現在顯示該線為點的視圖上。此垂直距離，即是連接兩點的線段。
- 點和平面之間的最短距離，會出現在顯示出該平面邊視圖的視圖上。此垂直距離，即是從點延長到平面邊視圖的線條。

原則與技法

• 若兩條相交線的實際長度均顯示在相同視
圖上，則兩線之間的夾角即為實際角度。
若這兩條相交線相互垂直，則在顯示任何
線條為實際長度的視圖上，這兩條線均會
維持直角相交。

• 線和平面之間的實際角度，會出現在顯示
出平面邊視圖和線條實際長度的視圖上。

• 兩個平面之間的實際角度，會出現在顯示
它們的交線為點的視圖上。

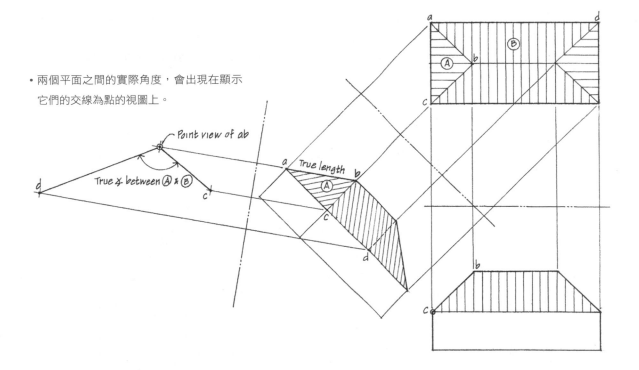

多視圖識圖法
Reading Multiview Drawings

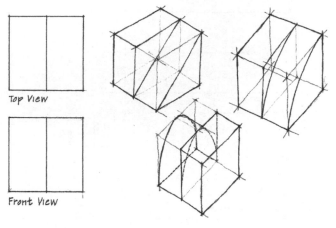

Top View

Front View

多視圖包含3-D實體的系列關聯局部視圖。由於正投影的平面圖、剖面圖和立面圖,並未傳達出人正常觀看視覺世界的方法,即使以視覺的景深因子來修飾,它們基本上仍是屬於概念系統的表現法,顯得較為抽象、較無圖像性;因此,學習畫平面圖、剖面圖和立面圖的同時,也需要學習識讀和轉譯多視圖的圖語。若要使用多視圖來思考、決定和傳達設計決策,就都必須了解,這些彼此相關聯的個別視圖,是如何說明3-D的物體或空間。透過這樣的解讀,我們就能在心眼中組構這些系列性的局部和片斷視圖,而對整體產生新的了解。同樣的,假設已知3-D的構造,那麼我們就應該能夠透過系列的多視圖,而發展出整體的表現法。

頂視圖和前視圖可描述許多不同的物體。此處的圖像形式即呈現了三種可能性。你還能畫出多少其他的可能?

習作6.1

要畫出多視圖所說明物體的3-D形體,需要心理的試誤。而在紙上畫出可能的解決方案,則有助於解決此問題。試著畫畫看,下面各組正視圖所描述物體的速寫圖像。

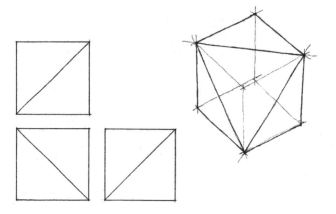

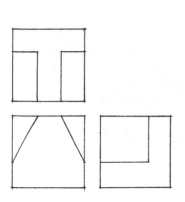

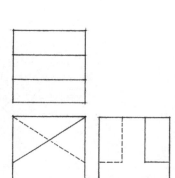

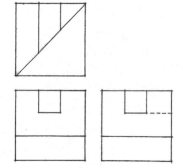

習作**6.2**

依據每對正視圖,畫出所描述物體
的第三個正視圖及3-D圖像。

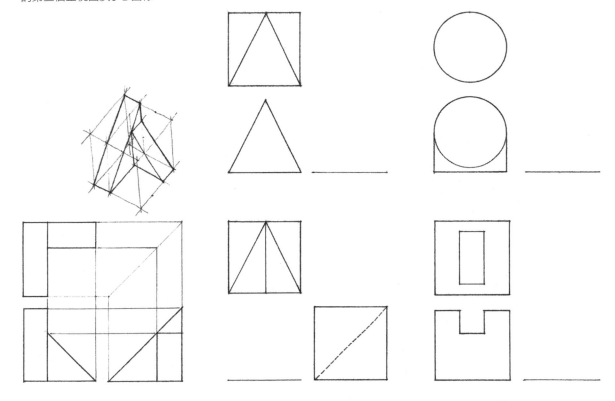

習作**6.3**

研讀下面各組正視圖,然後試著看
出它們所描繪的物體。若用第三角
投影法來看,哪組包含有不協調或
不合邏輯的視圖?

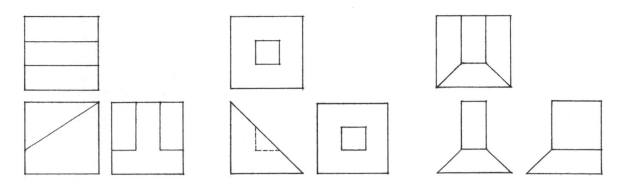

平面圖
Plan Drawings

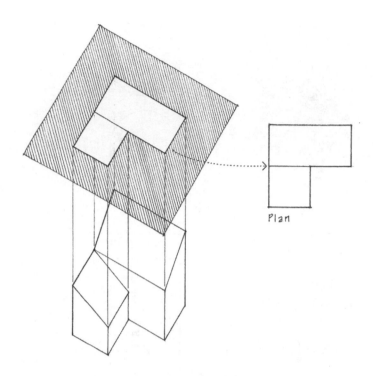

Plan

平面圖是正投影在水平畫面上的繪圖，通常是依比例來表現物體、建築或景觀的俯視視圖。在平面圖上，所有平行於畫面的平面，均維持實際比例的尺寸、形狀和比率。

平面圖可將物體3-D的複雜度，降低為2-D的水平樣貌。它們描述的是寬度和長度，而非高度。強調水平性是平面圖的限制，但也是它的優勢。相反的，雖然和線性透視圖的複雜度比起來，要畫平面圖相對來說簡單得多，但它們基本上是種抽象的構成，恐怕是難以閱讀和理解的。平面圖描繪的是鳥瞰圖，但除了心眼以外，我們很少這樣觀看。

但換個角度來說，由於平面圖並不保留所有的視覺樣貌，因此反而可以強調出我們看見或想像的水平排列與圖樣。這些可以是功能、形式、內外部空間之間的關係，也可以是較大整體內各部分之間的關係。如此，平面圖即可符合我們對於世界的心理映照，也展示了我們的想法和創意的行動場域。

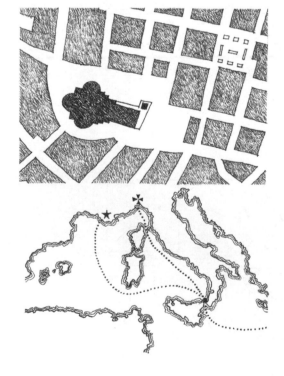

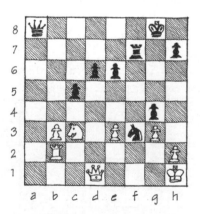

查爾斯·布雷里（Charles Bradley）賽局：黑子移動，三步將軍。

樓層平面圖
Floor Plans

樓層平面圖表現的是建築物的橫剖面，表面看起來就像是被某個介面從中橫切。橫切建築物後，移除切面的上部，被保留處的正視圖即為樓層平面圖。

樓層平面圖可將建築物的內部展開，呈現出若非橫切否則不可能存在的視圖，並顯露出人在建築物內部走動時不易看出的水平關係和圖樣。在水平畫面上，樓層平面圖能夠展露出牆柱的結構、空間的形狀和向度、門窗開口的配置，以及各空間的連結與內外部的連結。

平面圖的水平面橫切建築物的牆、柱和其他直立元件，也橫切所有門和窗的開口。切面通常大約位在樓板平面上方四英尺，但此高度可依建築設計的性質而改變。在切面下方，可看到樓板、櫃檯、桌面，以及其他類似的橫平面。

能夠精確地識讀樓層平面圖，就能夠分辨實體物質和虛體空間之間的虛實關係，也能精準看出物體和空間的交會之處。因此重點在於，樓層平面圖是以平面圖形的方式，來強調出樓層平面圖中有哪些被橫切，並且區別出此切面材料和切面之下整個空間的樣貌有何不同。為傳達垂直向度的感覺和空間容積的存在，須運用不同的線寬權重或各階的色調明度。至於要用何種技法，則視樓層平面圖的比例尺、繪圖的媒材，以及實體與空間之間需要的對比度而定。

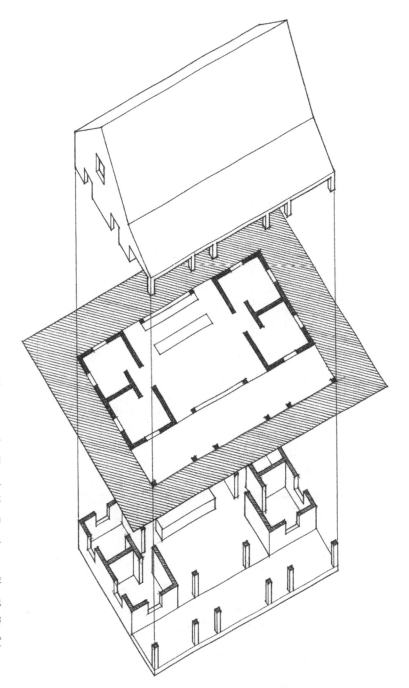

平面圖切面

本頁的這些繪圖例舉說明的是，如何用相關
的線寬權重，來強調樓層平面圖中被橫切的
直立元件，以及推測切面外元件的相關深
度。

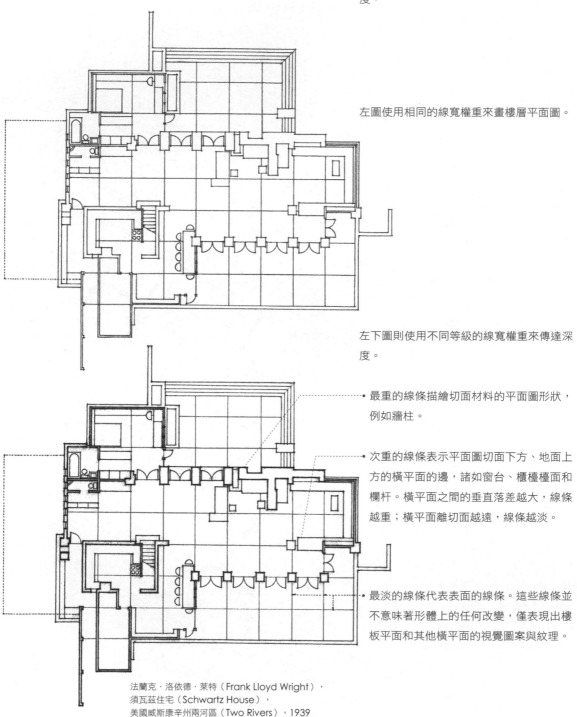

左圖使用相同的線寬權重來畫樓層平面圖。

左下圖則使用不同等級的線寬權重來傳達深
度。

• 最重的線條描繪切面材料的平面圖形狀，
  例如牆柱。

• 次重的線條表示平面圖切面下方、地面上
  方的橫平面的邊，諸如窗台、櫃檯檯面和
  欄杆。橫平面之間的垂直落差越大，線條
  越重；橫平面離切面越遠，線條越淡。

• 最淡的線條代表表面的線條。這些線條並
  不意味著形體上的任何改變，僅表現出樓
  板平面和其他橫平面的視覺圖案與紋理。

法蘭克‧洛依德‧萊特（Frank Lloyd Wright），
須瓦茲住宅（Schwartz House），
美國威斯康辛州兩河區（Two Rivers），1939

習作6.4

右側的圖像是距離樓板水平面大約四英尺高的切面。以1/4"=1'-0"的比例尺來畫出樓層平面圖。先用同等級的細線條來呈現出初步的視圖，再用不同等級的線寬權重來傳達出各元件的相對深度。然後用最重的線條來表現平面圖切面，用次重的線條來說明平面圖切面下橫平面的邊，最後再用最淡的線條來指出表面的線條。

習作6.5

右側是史帝芬・霍爾（Steven Holl）1994年為西雅圖大學所設計的聖伊內修斯教堂（St. Ignatius Chapel）的樓層平面圖。遵循上述習作所指出的相同程序，先用同等級的細線條來呈現出初步的視圖，再用不同等級的線寬權重來傳達出各元件的相對深度。若對各個被橫切的材料有任何疑慮，可覆蓋描圖紙來畫出各種可能性，然後再找出被延伸到第三向度時最有意義的選項。

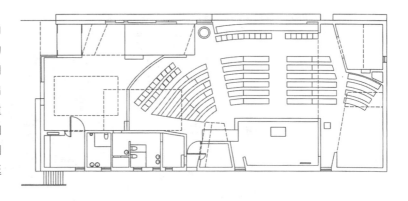

塗黑表現法

在結合線條和色調的繪圖或單純的色調繪圖中，我們可使用和樓層平面圖上方的空間區域對比的色調明度，來強調被切元件的形狀。這種將橫切的牆、柱和其他實心物體色調加深的方式，稱為塗黑（poché）。

為突顯小尺寸平面圖上的被切元件，典型的方式即是將它們畫黑。若只要畫出和繪圖區域之間溫和的對比，那麼就可以用中間灰的明度來強調被切元件的形狀。這樣的方式對於大尺寸的平面圖來說特別重要，因為大範圍的黑會造成過度的視覺壓力和過於僵硬的對比。然而，若平面圖元件如樓板圖案或家具，已形成繪圖區域的色調明度時，那麼用深灰或黑色調來加強實體物質和虛體空間之間虛實的對比，則或許是必要的。

塗黑可在虛實之間，也就是在包含者與被包含者之間，建立圖地關係。我們通常將樓層平面圖的被切元件視為圖形，而把被限定的空間視為背景；若要聚焦在空間的形狀而將它視為圖形，則可將正常亮面的樣式反轉為暗色，而將暗面畫成亮色。

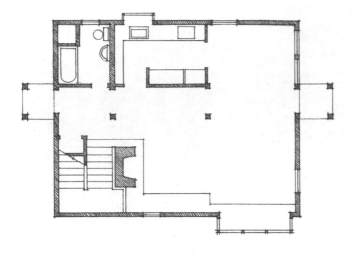

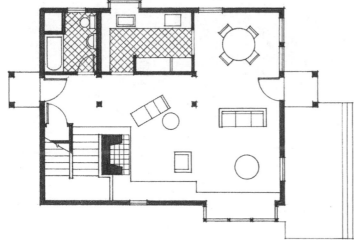

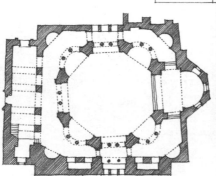

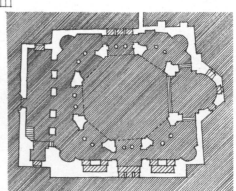

塞吉爾斯及巴克斯（S. S. Sergius and Bacchus），
君士坦丁堡（伊斯坦堡），土耳其，525-30

習作**6.6**

右側平面圖是1960年路易斯·康（Louis Kahn）在賓州黑波羅（Hatboro）所設計的費雪住宅（Fisher House）的第1層平面圖。以比例尺$1/4"=1'-0"$來畫此樓層平面圖，並用重的線條來描繪平面圖的被切元件。再次畫此平面圖，此次用塗黑或深色調明度來呈現被切元件的形狀。試比較兩樓層平面圖之間的差異。何者的被切元件和被限定的空間，形狀和圖案較為顯著？

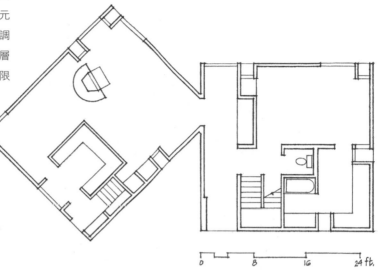

習作**6.7**

畫兩組下面的樓層平面圖。首先，用塗黑來畫出被切元件的形狀；在第二組繪圖中，則反轉明暗的圖案，用塗黑來畫出由被切元件所限定的空間的形狀。試比較這兩組繪圖。哪組平面圖中被圍住的空間，形狀較為顯著或易讀？

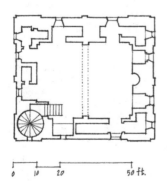

海汀漢（Hedingham）城堡，羅馬式城堡，
英國艾塞克斯郡（Essex）

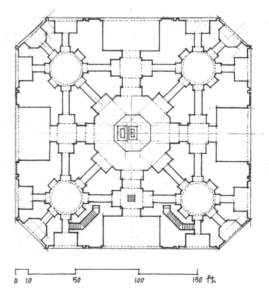

泰姬瑪哈陵（Taj Mahal）地面層平面圖，
慕塔芝瑪哈（Mumtaz Mahal）陵墓，
印度阿格拉（Agra），1632-54

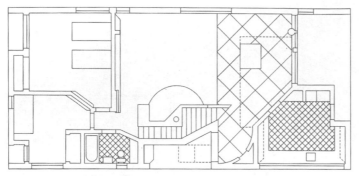

羅伯・范特里（Robert Venturi），凡娜・范特里住宅（Venna Venturi House）第1
層平面圖，美國賓州費城，1962

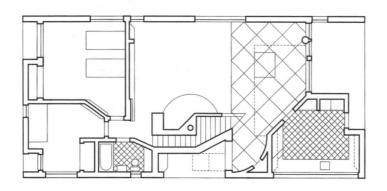

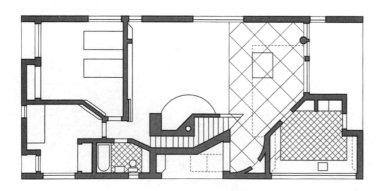

數位樓層平面圖

用繪圖軟體或ＣＡＤ軟體來畫樓層平面
圖，實體物質和虛體空間之間的區隔仍
是相當重要的。和徒手繪圖相同，應運
用各種不同對比的線寬權重，來區別出
平面圖上的被切元件，以及低於此切面
的其他可見元件。

• 左側樓層平面圖用的全是相同的線寬
　權重。掃視而過很難看出，哪些部分
　在平面圖上是被橫切的。

• 在樓層平面圖上，用最重的線條來表
　示被切元件的平面圖形，用中等的線
　條來畫出低於平面圖切面但高於樓板
　平面的橫平面的邊，而用最輕的線來
　畫出表面的線條。

• 在樓層平面圖上，可使用和樓層平面
　圖上方的空間區域對比的色調明度或
　塗黑，來強調被切元件的形狀。

用繪圖軟體或ＣＡＤ軟體來畫樓層平面圖
時，應避免使用色彩、網點和花紋而導
致繪圖過於圖像化；而應著重於清晰地
表達出該平面圖切面和該切面下方各元
件的相對深度。

- 在樓層平面圖中，可用深灰色
  或黑色來表達實體物質和虛體
  空間之間的對比度，特別是小
  比例尺繪圖。

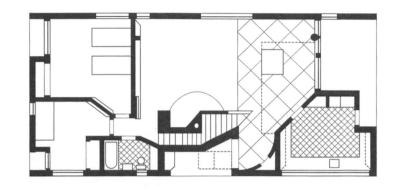

- 用繪圖軟體的好處是，在創造
  大區塊的色調明度時相對較為
  輕鬆。而要畫出樓層平面圖和
  環境的對比時也很好用。

- 右側圖例可顯示出色調明度被
  反轉的樣式，其中被切元件以
  最淡的色調明度來表示，而空
  間則以較深的色調明度來呈
  現。

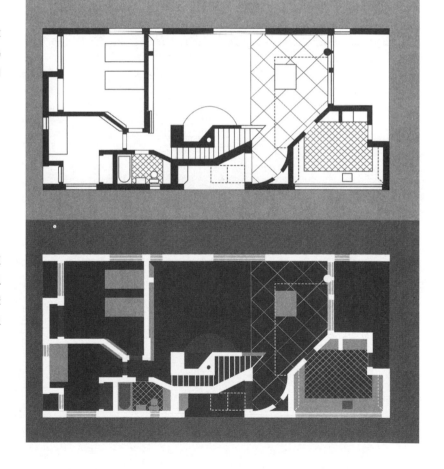

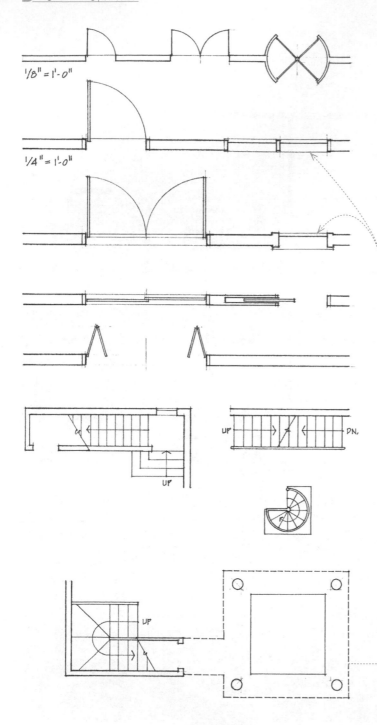

門窗畫法

平面圖無法用來呈現門的面貌，若要獲得門的資訊，即須仰賴立面圖。平面圖能展示的是門開口的位置和寬度，以及有限度的門的邊框和操作形式，不管是拉門、推門或摺疊門。舉例來說，通常可以垂直於牆面的線條來表現拉門的形式，並以淡色的 $1/4$ 圓來暗示門的開關。

平面圖也無法展示窗戶的樣貌，但可呈現出窗戶開口的位置和寬度，以及有限度地表現出窗框及窗間柱。但平面圖應包含低於平面圖切面、通過窗玻璃及窗戶的窗台。

階梯畫法

平面圖能夠展示階梯的出入動向，包括水平梯級及階梯平台，但不能說明階梯豎板的高度。階梯的移動路徑則決定階梯在何處通過平面圖切面，故而為了清楚區分切面和階梯梯級的平行線之不同，可用對角線來指出切面的位置。此外可再用箭頭來指出，從樓層平面圖的水平高度往上或往下的方向。而高於平面圖切面之處，則可用虛線來完成階梯的開口，說明階梯通過開口往上爬升。

平面圖切面上下方元件畫法

虛線可指出高於平面圖切面的主要建築特徵，例如閣樓、低垂天花板、裸樑、天窗及屋頂出挑；也可展露出被其他不透明元件遮住的樣貌隱藏的線條。通用的慣用法是用較長的短橫線狀虛線，來象徵被移除的元件或高於平面圖切面的元件，而用較短的短橫線狀虛線或點狀虛線，來說明低於平面圖切面的隱藏元件。

繪圖比例尺

畫樓層平面圖，常用 1/8"=1'-0" 或 1/4"=1'-0" 的比例尺。畫大建築物或建築群，可用較小的比例尺；而畫單人房的樓層平面圖，則可用較大的比例尺。室內平面圖特別適用於研究和表現多細部的空間，例如廚房、臥室和階梯，因為使用較大的比例尺，能使樓層粉刷、配線或裝潢等相關資訊，都被包括進去。

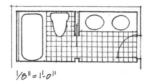

樓層平面圖的比例尺越大，必須包括越多的細部。在畫平面圖中被橫切的建築材料和零組件的厚度時，細部是最關鍵的重點。故應仔細關注牆和門的厚度、牆面的終點、角落的條件和階梯的細部。若能大致了解建築物的建造方式，對於畫大比例尺的樓層平面圖來說是極為有用的。

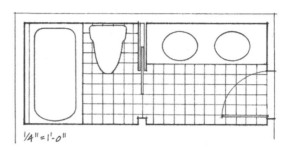

當繪圖尺寸大到無法包含於圖紙上，或者繪圖無須完整傳達所有資訊時，即可裁切繪圖。要指出繪圖有哪些部分被切去或移除，可用折斷線（break line）來表示，也就是由Z字型筆畫連結較長線段而成的間斷線。

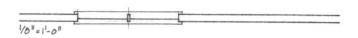

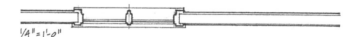

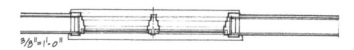

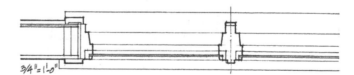

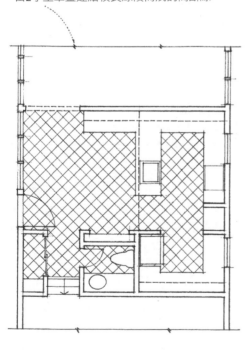

方位表示法

要將觀者導向周圍環境，可在樓層平面圖上標示指北箭頭。通常慣用的是在圖紙上標示面北或朝北的圖樣，來指示樓層平面圖的方位。

若建築物的主軸線略偏北北東或北北西，則為避免建築立面圖標題的文字贅述，例如「北北東立面圖」或「南南西立面圖」，可以假北方為正北方來標示。

盡可能地將入口標示在室內平面圖的底部，如此即可想像我們是以往上的方向進入室內。但在合併展示室內平面圖和建築物的樓層平面圖時，則應將兩平面圖都依同樣方位來標示。

排列法

在配置多層建築物的樓層平面圖時，可將這些平面圖直向地上下並排，或橫向地相鄰並列。直向排列應從底部排起，從最低樓層到頂端的最高樓層；橫向排列則應從最低樓層到最高樓層，由左到右排起。

以這兩種方式來排列樓層平面圖，能使我們較易於識讀和了解建築物中，在兩個或兩個以上的樓層間所發生或引起的，各元件之間的垂直關係。為了增進識讀效果，應盡可能地沿著平面圖的長邊，來對照線性的建築平面圖。

第1層或地面層的樓層平面圖，常會擴及相鄰的外部空間和樣貌，例如天井、造景和庭園構造等。

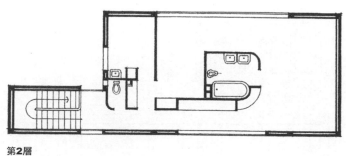

第2層

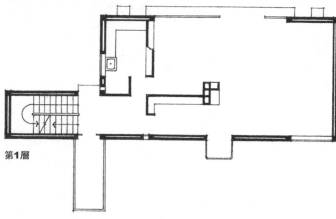

第1層

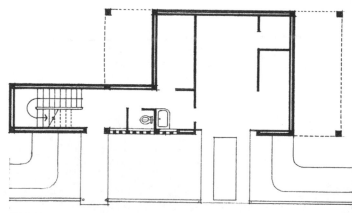

地面層

勒柯布季耶（Le Corbusier），
沃克松別莊（Villa at Vaucresson），
法國，1922

假北

天花平面圖
Ceiling Plans

天花平面圖（ceiling plans）涉及定出室內空間的直立牆面或柱面的橫切面。若以橫平面橫切室內空間，將切面上方的影像正投影到水平畫面上，即可形成天花平面圖，亦即樓層平面圖的鏡像圖。

通常可用和樓層平面圖相同的比例尺來畫天花平面圖。就像和樓層平面圖並置，應描繪出延伸到天花板的所有直立元件。

鏡射天花平面圖

為使天花平面圖和樓層平面圖的方位相同，可畫出所謂的鏡射天花平面圖，就像在地面上放置大鏡子，而往下看上方天花板在裡面的反映影像。

或許天花平面圖是所有平面圖中最不常見的樣式，但若要展示諸如天花板的形式和材質、電燈裝置的位置和樣式、裸露的結構構材或機械管線，以及天花板上的天窗或其他開口等資訊，天花平面圖就變得不可或缺了。

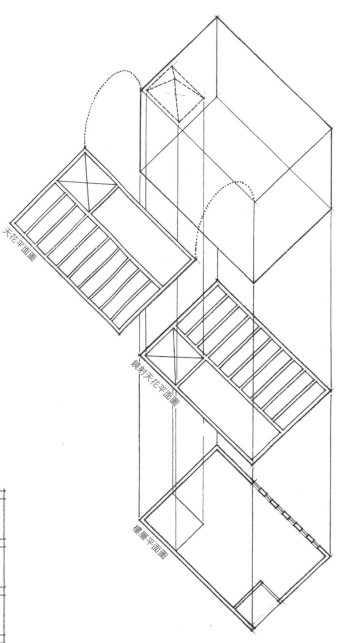

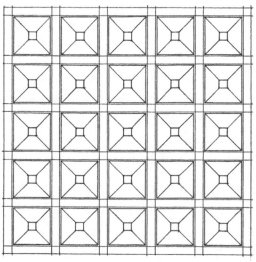

基地平面圖
Site Plans

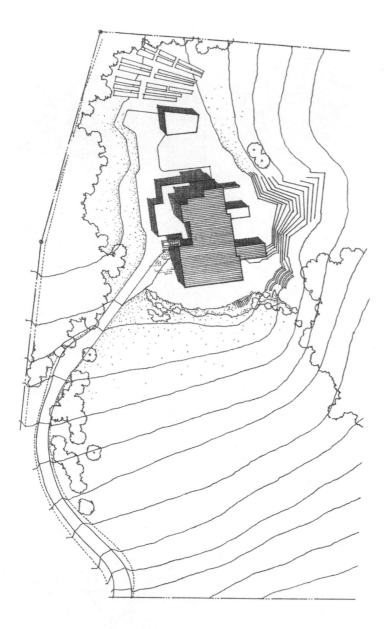

阿瓦‧奧圖（Alvar Aalto），
卡雷住宅（Carré House）基地平面圖，
法國（Bazoches-sur-Guyonne），
1952-56

基地平面圖描述的是建築物或建築群位在某塊土地上、對應於周邊環境的位置和方位。不管該環境是城市或鄉村，基地平面圖都應包括以下資訊：

- 基地的法定界址，以間斷線來表示。此間斷線由兩個短橫線或點，連結較長的線段組成；
- 自然地形圖，用等高線來說明；
- 自然地貌，如樹木、景觀、河流；
- 既有或計畫中的基地結構，如步道、球場和道路；
- 影響計畫中建築物的相鄰建築結構。

此外，基地平面圖還可包括：

- 法定限制，如分區建築退縮和路權；
- 既有或計畫中的基地共用工程；
- 人行道和車道的入口及動線；
- 顯著的環境外力作用或特徵。

比例尺

要降低基地平面圖的外在尺寸，並平衡它在示意圖上對其他關聯繪圖的影響，通常我們會用比建築平面圖、立面圖和剖面圖要小些的比例尺。依基地尺寸和繪圖空間的不同，可用1"=20'或40'的工程師用比例尺，或$1/16$"=1'-0"或$1/32$"=1'-0"的建築師用比例尺。若要畫出更多細部，而且空間夠大的話，也可用$1/8$"=1'-0"或$1/4$"=1'-0"的建築師用比例尺。若用較大的比例尺，則基地平面圖即可涵蓋建築物的第1層或地面層平面圖，如此，要圖解內外部空間的關係就更為適切了。

方位表示法

要使基地平面圖和樓層平面圖之間的關係更為清晰，應以同樣的方位來貫通示意圖。

屋頂平面圖

基地平面圖通常會包括計畫中建築物或建築群的屋頂平面圖（roof plan）或頂視圖。若要描述屋頂的形式、量體和材質，或屋頂樣貌的配置，如天窗、露台和機械外罩時，用屋頂平面圖最為有用。

依繪圖比例尺的不同，可利用視覺紋理及色調明度，來描繪屋頂平面圖的屋頂材質。但在構畫基地平面圖的色調明度階層和明暗模式時，務必審慎考慮這些圖形特性，而能聚焦在建築物的平面圖形狀，或包圍建築物的外部空間樣貌。

深度表現法

要使建築物的形體和周圍空間之間產生預期的色調明度對比，有兩種主要方法：首先，可將建築物畫成相對於較亮背景的較暗圖形。此方法特別適合用在畫建築物的屋頂材質，能夠使它從頭到尾地呈現出對比於周邊環境的色調明度和紋理。

第二種方法，則是將建築物畫成對比於較暗背景的較淡形狀。若要畫出建築物形體的陰影，或景觀元素已創造出周邊環境的色調明度時，就需要採用此技法。

若要強化地表的3-D假象，則可使用階梯式的色調明度，來呈現出等高線的高低起伏。而創造這樣的色調明度最簡單的方法，即是用垂直於等高線的單影線來畫。

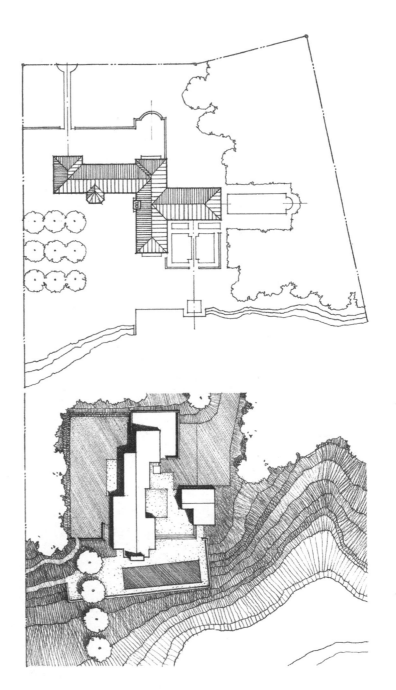

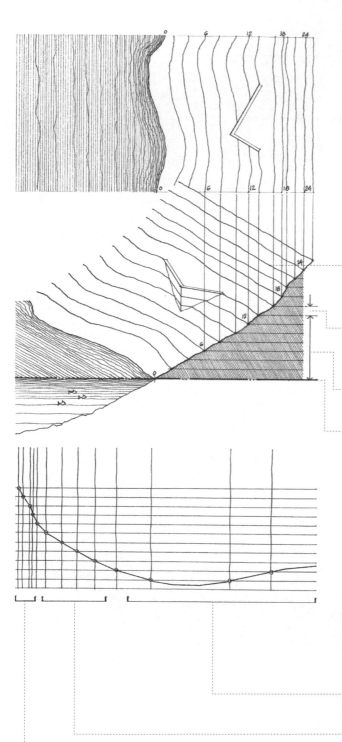

基地等高線圖

建築設計對應的周邊環境，包括基地的自然特性，尤其是地形的表面構造。基地剖面圖能有效地呈現出這類資訊，而基地平面圖卻難以描述起伏地表的高低特性，因此通常是藉由等高線圖來傳達。

要畫出等高線圖，可應用的方式是，想像以橫切面依規律的間隔切穿地形，各切面的形狀即可由等高線表現出來。如此，每條等高線的軌道，即可指出位在該海拔高度的陸地形狀。等高線均是連續線，且彼此互不相交，只有在穿過直立面時，才會在平面圖上重疊。

等高線（**contour line**）
為假想線，由地表上相同海拔高度的所有點連結而成。

等高線間距（**contour interval**）
在地形圖或基地平面圖上，任兩條相鄰的等高線間海拔高度的差距。

海拔高度（**elevation**）
基準線上下兩點之間的垂直距離。

基準（**datum**）
用來量測海拔高度的任何參考水平面、線或點。

等高線間距由繪圖比例尺、基地尺寸和地形特性決定。區域越大、坡度越陡，等高線間的間隔就越大。對大型或陡峭的基地來說，可用10、25或50英尺的等高線間距；而對坡度相對較緩的小型基地來說，則適用5、2或1英尺的等高線間距。

在基地平面圖中，等高線之間的遠近差距，可用做地表的坡度說明。而藉由識讀這樣的橫向間距，即可辨識基地的地形特性。

- 間隔較遠的等高線，可指出較平或坡度較緩的表面。
- 平均間隔的等高線，可指出平均的坡度。
- 緊密間隔的等高線，可指出海拔高度的陡升。

習作6.8

複製右側海洋農場公寓（Sea Ranch Condominium）的基地平面圖，使用兩種明暗體系來增進建築物的形體及其內外空間的識讀性。首先，基地

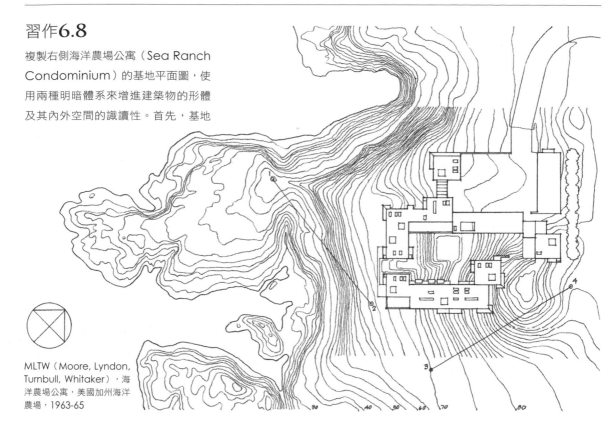

MLTW（Moore, Lyndon, Turnbull, Whitaker），海洋農場公寓，美國加州海洋農場，1963-65

環境使用較淡的明度，而建築物則畫成明度較暗的圖形；然後，在第二種明暗體系中，則對比於周邊地形領域的較暗明度，而將建築物畫成較淡的圖形。

習作6.9

右圖中，何者符合海洋農場公寓的基地平面圖上，從點1到點2所畫的線？
（A）（B）（C）（D）

習作6.10

右圖中，何者符合海洋農場公寓的基地平面圖上，從點3到點4所畫的線？
（A）（B）（C）（D）

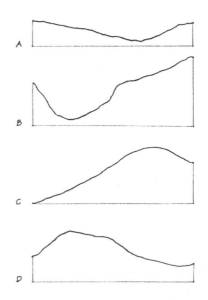

立面圖
Elevation Drawings

立面圖是物體或建築物投射在直立畫面上的正視圖，而此直立畫面則平行於物體或建築物的邊。和其他正投影法同樣的，立面圖上所有平行於畫面的平面，均維持實際尺寸、形狀和比率；而任何曲面或傾斜於畫面的平面，在立面圖中則均是退縮的。

立面圖可將物體3-D的複雜度，降低為兩個向度，亦即高和寬或高和長。和平面圖不同的是，立面圖是模擬我們的直立位置，並提供橫向的遠近觀點；而和剖面圖不同的則是，立面圖並不包含被描述物體的切面，而是提供外部的視圖，因此和物體的自然面貌極為相似。但即使直立面的立面圖比平面圖或剖面圖都要接近我們所認知的實體，它們仍然無法呈現平面向後退縮時的縮短尺寸。因此，若以立面圖來表現物體和表面，就須仰賴圖形線索來傳達深度、弧度和斜度。

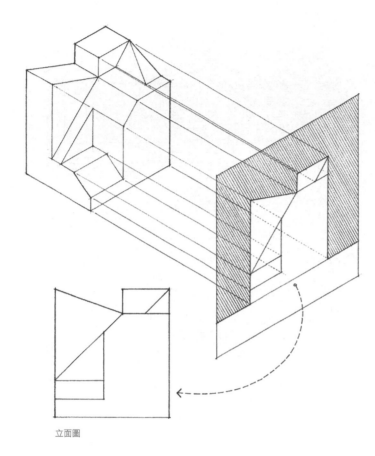

立面圖

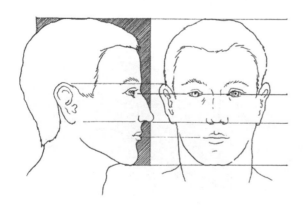

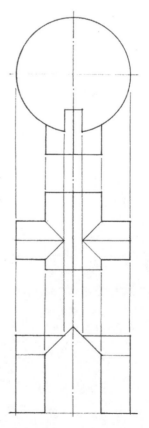

建築立面圖
Building Elevations

建築立面圖是建築物的影像，正投影在直立畫面上的水平視圖。通常此畫面會平行於建築物的某個主要的面。

建築立面圖能將建築物的外部面貌壓縮到畫面上，藉以強調建築物平行於畫面的外側直立面，並且定義它在空間中的輪廓。建築立面圖即是用來圖解說明建築物的形體、塊面、比例尺、建築材料的紋理和圖案，以及門窗開口的位置、形式和向度。

若要展示建築物和地平面（ground plane）的關係，建築立面圖就必須涵蓋建築物所在地面的剖面圖切面。此直立切面通常位於建築物前面某段距離處，而距離的遠近則是根據建築物前面要呈現的資訊是什麼，以及建築物周邊環境要遮蔽建築物的形體和樣貌到什麼程度而定。

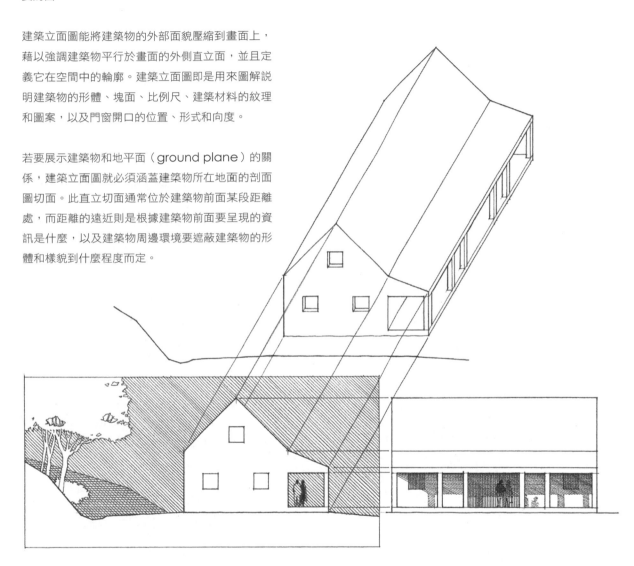

排列法

當我們環繞建築而移動時，相關聯的立面圖也會隨著我們在空間中的位置改變而改變。展開這些投影在直立畫面上的所有視圖，即可使它們彼此之間產生合理的關聯。它們能形成水平連續的繪圖序列，也能圍繞共同的平面圖而成為各面立面圖的合成圖。

立面圖可展示物體的周邊關係，也能呈現空間中各形體的相互關係，但無法顯露它們內部的任何資訊。故而，要畫對稱的形體或建築物時，即可合併立面圖和剖面圖。

方位表示法

為引導觀者觀看的方向，可根據立面圖和建築物假正面（assumed front face）的關係、它所面對的實際方位或它被觀看的相關環境，來標示各個立面圖。若被投射在前畫面上，立面圖即為前視圖；若被投射在側畫面上，則為側視圖，就看我們和該物體的相對方位或該物體各面的相對重要性而定。

然而在建築圖上，若要研究和傳達太陽輻射和其他氣候因素對設計的影響效果，那麼，就應考量建築物對應於羅盤指針的正確方位。因此，建築立面圖最常依據它所面對的方向來命名，例如北立面圖即是建築物面北的正面外觀立面圖。但若該面離主要的羅盤方位不及45度角，則可借用假北（assumed north）來避免累贅的繪圖標題。

若建築物可說明基地的特色或顯著特徵，也可依據該特徵來為立面圖命名，例如街道立面圖即是建築物面向街道的正面外觀立面圖。

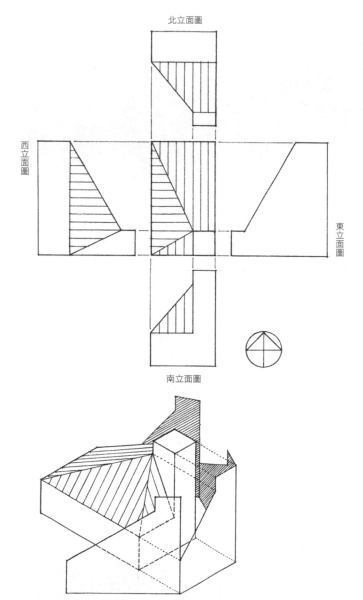

北立面圖

西立面圖

東立面圖

南立面圖

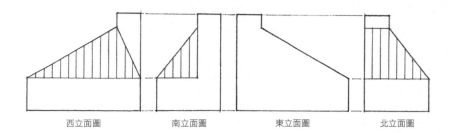

西立面圖　　　南立面圖　　　東立面圖　　　北立面圖

繪圖比例尺

畫建築立面圖的比例尺，通常和伴隨的樓層平面圖相同，亦即 $1/8"=1'-0"$ 或 $1/4"=1'-0"$。但可用略小的比例尺來畫大型的建築物或建築群，而用較大的比例尺來畫單人房的室內立面圖。室內立面圖特別適用於研究和表現極多細部的空間，例如廚房、臥室和階梯等。

立面圖的比例尺越大，必須涵蓋越多的細部。畫牆面、門窗及屋面層的樣貌時，細部的表現是最為重要的，應細心關注材料的紋理和圖案、框架和接縫的厚度、平面的裸邊，以及平面化建築物的稜角。因此，具備概要的建築知識，極有助於製作大比例尺的建築立面圖。

同樣的，將人物包容於立面圖中，除可建立參考比例尺，也可藉以暗示建築物的活動型態與使用目的。

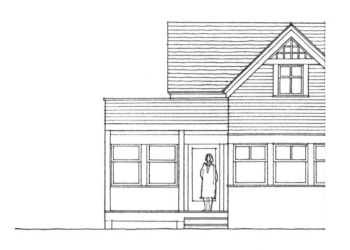

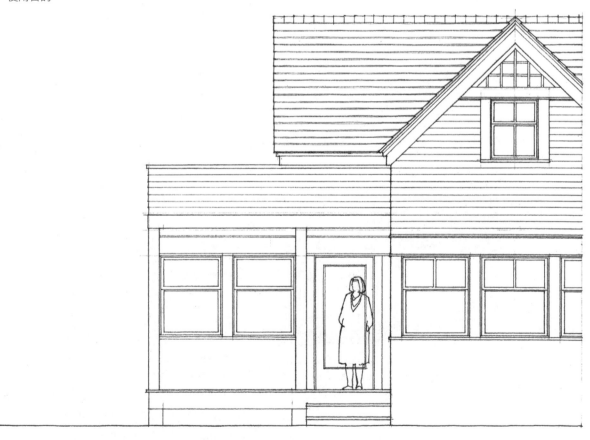

景深表現法

由於垂直於畫面的面,在正視圖上看起來就等於線,因此在建築立面圖中是看不出它的深度的。不管它們在空間中的距離遠近,所有平行於畫面的線和面,均保留它們的實際尺寸。故而為了畫出景深的感覺,就必須利用不同的線寬權重和色調明度。但要運用何種技法,則取決於建築立面圖的比例尺、繪圖的媒材,以及媒材紋理和圖案的畫法等。

在此用左側的繪圖,來圖解說明在建築立面圖中畫出景深的方法。

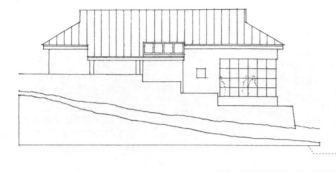

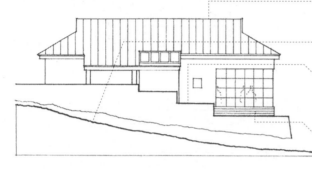

• 左上側建築立面圖僅用相同的線寬權重來表現。

• 左側繪圖使用不同等級的線寬權重來表現出深度。

• 用最重的線條來定出建築物正前方切面的地面線。若延伸此地面線到相毗鄰的空間,即可呈現出周遭環境的自然地形。

• 用次重的線條來畫出最靠近畫面的面。

• 用漸細漸淡的線條來說明和畫面的距離越來越遠。

• 用最淡的線條來表示表面線。這些線條並不象徵任何形體上的變化,僅呈現出表面的視覺紋理與圖案。

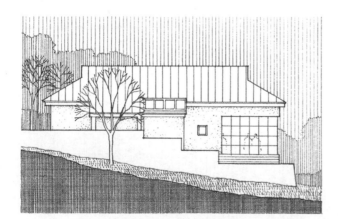

在建築立面圖上,可以不同的色調明度來畫出陰影,並做出三個圖像區塊:包括在切面和建築物正面之間的前景、建築物本身所在的中景,以及建築物以外包括天空、景觀或其他建築物的背景。

• 首先決定建築物本身的色調範圍,然後再設定前景和背景的對比明度。

• 遠處較暗的面會比較淡的面看起來更近,反之亦然。

• 利用明暗轉換的景深因子,畫出反差較為銳利的色調可讓元件突顯於前景,而縮小反差區域則會讓區域退縮到背景之中。

• 利用大氣透視的景深因子,可將前景中表面的材質和紋理畫得較為清楚,而背景中較遠表面的邊線和輪廓線則畫得較為模糊。

• 細部的銳利度和清晰度,會集中注意力在最靠近畫面的建築物部件上。

景深因子

前頁的圖例說明利用線寬權重和色調明度的變化，即可在建築立面圖上表現出景深。本頁繪圖則以較為抽象的方式，來圖解正視圖如何從視覺的線索中強化景深的感知。

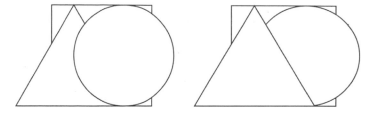

- **連續外框線**：我們通常會認定具有連續外框線又破壞其他圖形外框線的圖形，位在外框線不連續的圖形前面。而由於此種視覺氛圍的發生，是因為較近的圖形往往重疊或突出於較遠的圖形，因此我們通常即單純地將重疊當做景深因子。

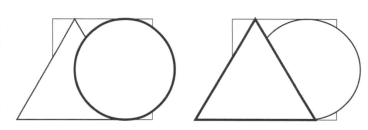

- **重疊**：通常表示的是較淺的空間間隔。然而，藉由併用其他的景深畫法，例如改變純線條繪圖的線寬權重，即可獲得更佳的空間效果和景深效果。例如較黑和較重的外形線或輪廓線，往往看起來即是在較輕和較細的外框線前面。

- **大氣透視**：距離觀測者越來越遠時，色相、色調和對比都會變得越來越柔和。在我們視覺前景中的物件，通常具有更高彩度的色彩和更銳利對比的明度。當它們越往後移時，色彩的明度會變得更弱更輕，而色調的對比也會變得更模糊。故而在背景中，我們主要只看到灰色調和無色相的圖形。

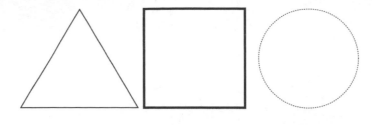

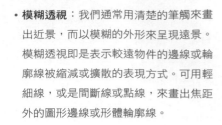

- **模糊透視**：我們通常用清楚的筆觸來畫出近景，而以模糊的外形來呈現遠景。模糊透視即是表示較遠物件的邊線或輪廓線被縮減或擴散的表現方式。可用輕細線，或是間斷線或點線，來畫出焦距外的圖形邊線或形體輪廓線。

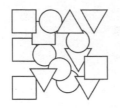
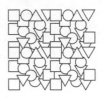
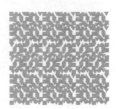

- **紋理透視**：表面紋理會因距離漸遠而漸密。要畫出紋理透視的視覺氛圍，可將用來描繪表面紋理或圖案的圖形元件，如點、線或圖形，依距離遠近而漸次縮小尺寸和間隙。畫時，在前景清楚地畫出圖樣的單位，然後在中景描繪出紋理圖案，最後在遠景則僅渲染出單色調的明度。

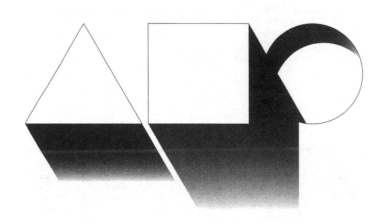

- **明暗**：亮度的突然改變，可使我們看出空間的邊線與輪廓，被某個中介空間從背景面區隔出來。此種景深因子顯示出重疊的形狀，也說明繪圖運用了對比的色調明度。有關建築物的暗部和陰影，參見第176-182頁。

- 有關景深因子，參見第84-95頁。

習作**6.11**

以 1/8"=1'-0"的比例尺，來畫右側視圖
中建築物的南立面圖和東立面圖。用
不同的線寬權重來創造景深感，並畫
出突出於其他元件前的元件。

習作**6.12**

試探討前項習作完成的繪圖，如何以
不同樣式和層次的對比色調明度，來
呈現出該建築物的輪廓，並形成三個
圖像區塊：前景、中景和背景。

習作**6.13**

在描圖紙上，以相同的比例尺再畫出
該建築物的兩立面圖。試研究如何以
不同樣式和層次的對比色調明度，畫
出該建築物內部突出於其他元件前的
元件。

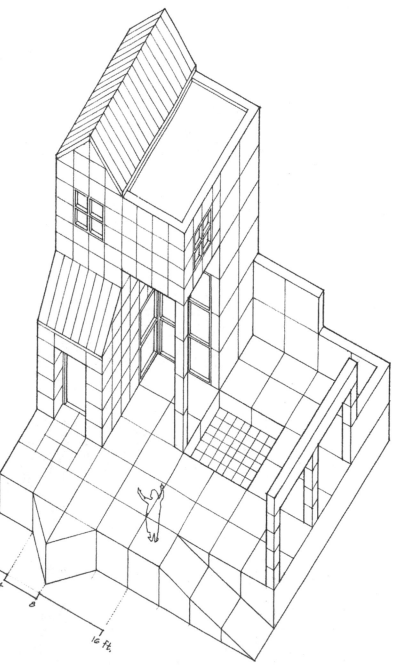

0
4
8
16 ft,

剖面圖
Section Drawings

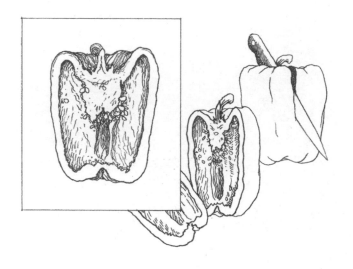

剖面圖是物體的正視圖，外表看起來就像被某個介面從中剖切。剖面圖可展露物體內部的材質、構成或零組件。就理論上來說，剖面圖切面可以是任何方位，但為了要區隔剖面圖和樓層平面圖，亦即繪圖中也涉及切面的形式，通常假設剖面圖切面是直立的，而其視圖則是水平的。和其他正視圖同樣的，剖面圖上所有平行於畫面的平面，也都維持它們的實際尺寸、形狀和比率。

剖面圖可將物體3-D的複雜度，降低為兩個向度，亦即高和寬或高和長，因此剖面圖常用來設計和傳達建築結構的細部，以及家具和櫥櫃的零組件。而在建築設計圖中，建築剖面圖則是做為前置繪圖，用來研究與展現建築物的樓板、牆面和天花板結構之間的必要虛實關係，以及建築物內部各空間的高度和相互關係。

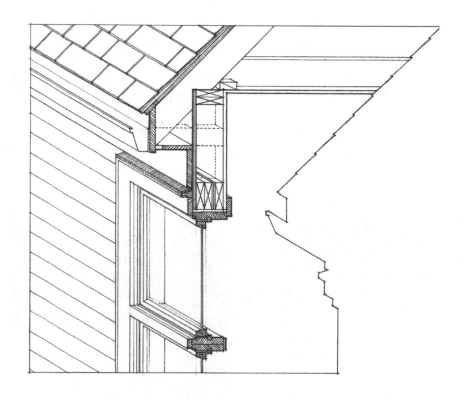

建築剖面圖
Building Sections

建築剖面圖呈現建築物的縱剖面。將建築物以直立面剖切後，移除其中某部分，則被保留部分的正視圖，即為投射在平行於切面的直立畫面上的建築剖面圖。

建築剖面圖合併了平面圖的概念性和立面圖的認知性。剖切建築物的牆面、樓板和天花板結構，以及門窗的開口後，即可展開建築物的內部，而顯露出支柱、樑間距和外牆的條件，以及空間的垂直布局。在直立畫面上，建築剖面圖能夠展示所有內部空間的直立向度、形狀和比例尺，還有門窗的開口對這些空間造成的影響，以及內部所有空間之間和室內室外空間之間的縱向連結。在此切面之外，我們還可看見內牆和物體的立面圖，以及發生在它們前方但在剖面圖切面後方的事件。

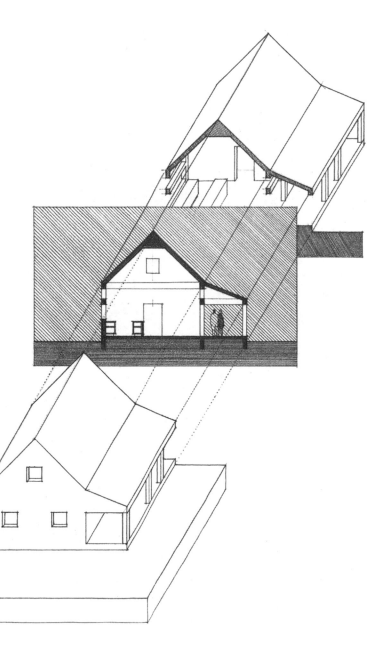

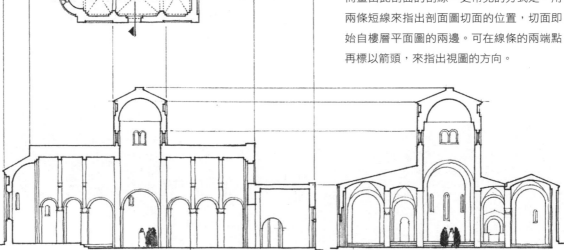

剖面圖切面定位法

對於擁有對稱平面圖的建築物來說,剖面圖切面的合理位置,即是沿著對稱的軸線來剖切;至於任何其他條件的建築物,則應剖切重要的空間,並且面向能夠呈現空間主要面貌的方向。為了避免混淆,通常可沿著平行於主牆的連續直立面來剖切。只有在絕對必要的狀況下,才做偏移。

更精確地說,建築剖面圖應該剖切關鍵的建築特徵,例如重要的門窗開口、天窗、水平面明顯變化之處,以及特殊的直立動線條件。切勿垂直剖切圓柱或方柱,否則它們在剖面圖上看起來就會像是連續的牆面。

橫剖面圖(cross sections)指的是剖切建築物短邊的剖面圖,而縱剖面圖(longitudinal sections)則是剖切建築物的長邊。無論何者,都應精確地指出剖面圖的切面位置和視圖的方向。

要指出剖面圖切面的位置,可附加樓層平面圖來註解說明,通常可用由短橫線或點連結長線段的間斷線來表示。但除非剖面圖的切面偏移過多,否則無須橫貫整個樓層平面圖而畫出此剖面的剖線。更常見的方式是,用兩條短線來指出剖面圖切面的位置,切面即始自樓層平面圖的兩邊。可在線條的兩端點再標以箭頭,來指出視圖的方向。

Longitudinal Section

Cross Section

聖瑪利亞大教堂,義大利波多諾佛(Portonovo),12世紀

室內立面圖

室內立面圖是建築物重要內牆的正視圖。雖然它們通常被包含在建築剖面圖中，但也可獨立說明某個室內空間的內部特色，例如門廊、嵌入的家具和燈具。以右側圖例而言，室內立面圖並不是用來呈現剖面圖切面，而是用來強調內牆的邊線。

比例尺

通常室內立面圖的比例尺，會和伴隨的樓層平面圖相同，亦即 $1/8" = 1'-0"$ 或 $1/4" = 1'-0"$。若要表現更多的細部，也可用 $1/2" = 1'-0"$ 的比例尺。

方位表示法

為導引觀者觀看的方向，可根據我們注視牆面時所看的羅盤方向，來標示各別的室內立面圖。或者，也可依室內平面圖的羅盤方向來調校室內立面圖的方位。

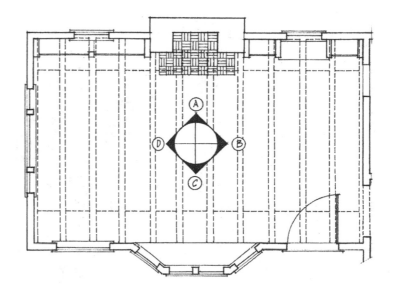

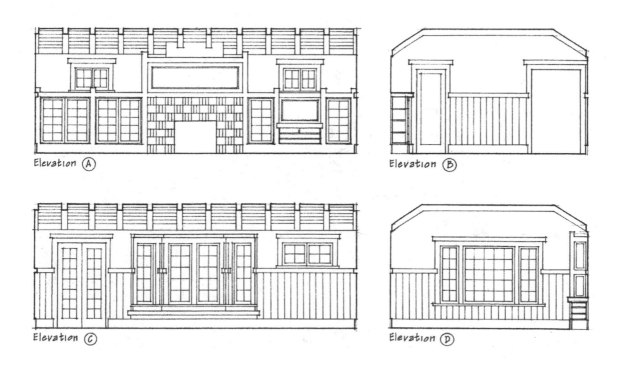

Elevation (A)

Elevation (B)

Elevation (C)

Elevation (D)

剖面圖切面

和樓層平面圖同樣的是，剖面圖也應能夠區分實體物質和虛體空間，以及精準辨識建築剖面圖中量體和空間交會之處。而為傳達景深的感覺及空間容積的存在，則必須運用不同等級的線寬權重或不同階層的色調明度。至於要用何種技法，則視建築剖面圖的比例尺、繪圖媒材，以及實體物質和虛體空間之間所需要的對比度而定。

左側的系列繪圖可圖解說明，如何強調線性的建築剖面圖中被剖切的實體材料。

• 左上側建築剖面圖僅使用相同的線寬權重。

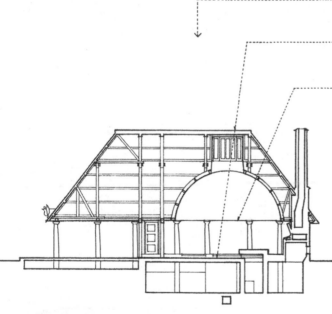

• 左下側建築剖面圖則使用不同等級的線寬權重來傳達出景深。

• 最重的線條畫出最靠近觀者的切面材料的形狀。

• 次重的線條描繪剖面圖切面外的直立面邊線。越來越淡的線條，則指出和切面距離越來越遠的物體邊線。

艾瑞克‧甘納‧阿斯波蘭德（Erik Gunnar Asplund），
伍蘭教堂（Woodland Chapel），瑞典斯德哥爾摩，1918-20

• 最淡的線條代表表面的線條。這些線條並不象徵形體上的任何改變，僅呈現出平行於畫面的牆面及其他直立面的視覺樣式或紋理。

塗黑表現法

在線條加色調的繪圖或純色調的繪圖中,可用和建築剖面圖的空間領域對比的色調明度,來強調被切元件的形狀。目的是為了在實體物質和虛體空間之間,也就是在包含者與被包含者之間,建立清楚的圖地關係。

典型的做法是,在小尺寸的建築剖面圖中,加黑或塗黑被剖切的樓板、牆面和屋頂元件。若和繪圖領域之間只需要適度的對比,那麼可用中間灰的明度來亮化被切元件的形狀。這種方式特別適用於大尺寸的剖面圖,因為大範圍的黑會帶來過於沉重的視覺壓力和過度僵硬的對比。然而,若直立元件如牆面圖案和紋理,已在繪圖領域上產生某種色調明度時,那麼在實體物質和虛體空間之間,即須以深灰或黑色調來製造出所要的對比。在這種明度體系中,可用越來越淡的明度來表現退縮到第三向度的元件。

第二種方法是反轉此明度體系,將被切元件在較暗色調明度的空間領域上,畫成白色的圖形。以此方式來反轉正常的明暗模式,可強調出被包含空間中的圖形。然而,務須確認有足夠的色調對比來區隔被切元件。如果必要,可用重的線條來畫被切元件的外形,再用更重的色調明度來畫退縮到第三向度的元件或平面。

須謹記基質(ground mass)在建築剖面圖和基地剖面圖中也是被剖切的,故被切元件的色調明度也應延用到承載建築物的基質上。若要在剖面圖中標示建築地基,則應小心地將它在地面下的牆面和基腳,畫成周圍的基質中不可分割的部分;同時,須以原來識讀剖面圖縱切建築地基和周邊地質的方式,來表現此次結構。

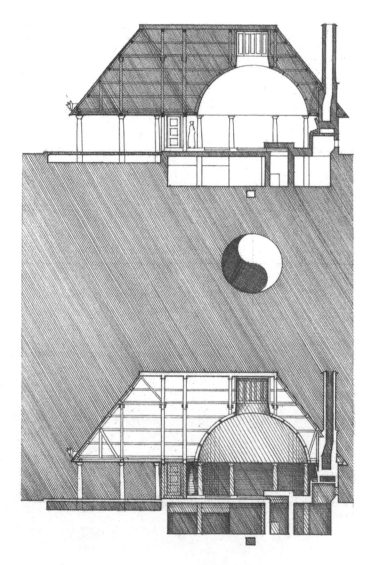

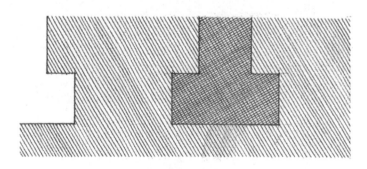

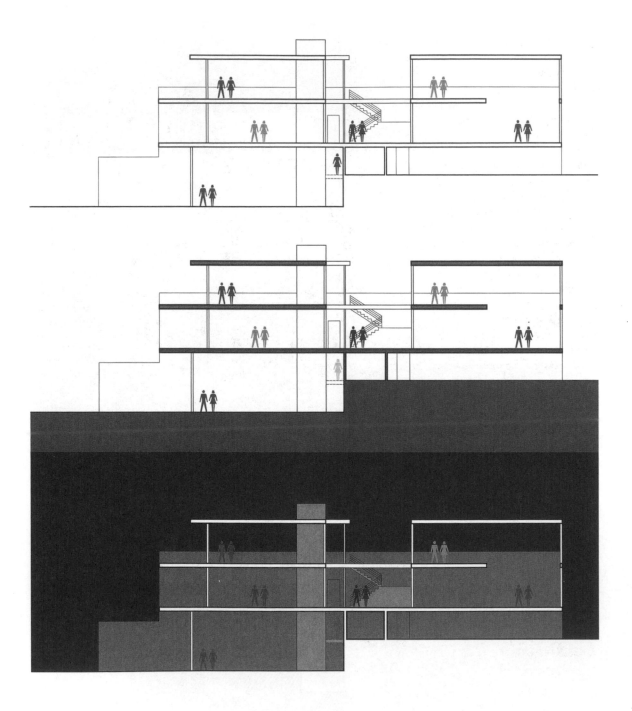

數位剖面圖

這些圖例均用來說明，使用繪圖軟體來區分
剖面圖中的實體物質和虛體空間。前頁的三
個繪圖和本頁的上側繪圖，均是用向量繪圖
程式來做出不同的色調明度體系，而本頁的
下側繪圖則是利用點陣式影像來表現基地特
性，並做為白色剖面圖切面的對照背景。

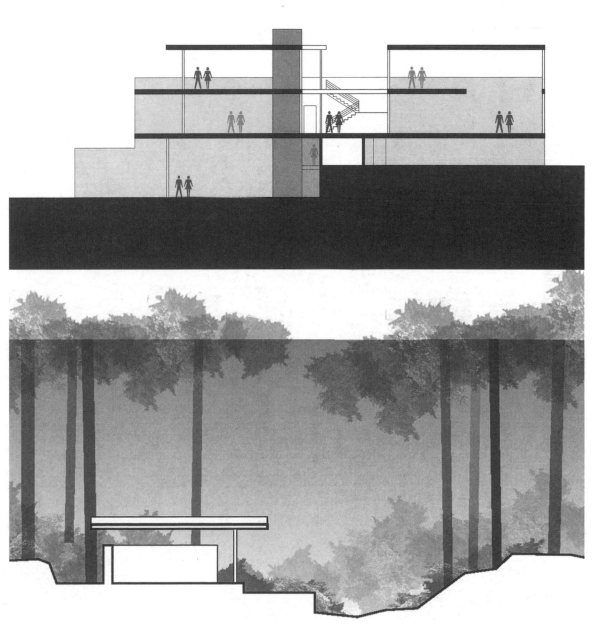

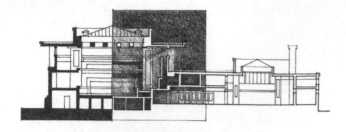

習作**6.14**

下圖為聯合教堂（Unity Temple）的縱剖面圖，試複製兩張繪圖。首先，用塗黑的表現方式來描繪被切元件的形狀。然後在第二張繪圖中，反轉明暗模式，畫出被剖面圖縱切的被切元件所定出的空間形狀。試比較兩張剖面圖，哪張圖中被包圍空間的形狀較顯著或易識讀？

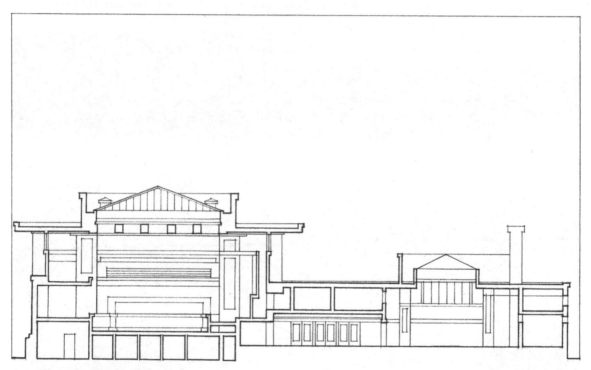

法蘭克・洛依德・萊特（Frank Lloyd Wright），
聯合教堂（Unity Temple），美國伊利諾州橡樹公園，1906

繪圖比例尺

建築剖面圖的比例尺，通常和伴隨的樓層平面圖相同，亦即 $1/8"=1'-0"$ 或 $1/4"=1'-0"$。可使用較小的比例尺來畫大型建築物或建築群，或用較大的比例尺來畫單人房的剖面圖和室內立面圖。要探討及表現較多細部的空間，如廚房、臥室和階梯，可用室內剖面圖。

剖面圖的比例尺越大，必須包括越多細部。要畫出剖面圖中被剖切的建築材料和零組件的厚度，關鍵即在於細部的描繪，故應謹慎地注意牆的厚度、角位的條件和階梯的細部。換句話說，具備概要的建築結構知識，極有利於畫大比例尺的剖面圖。

同樣的，將人物涵蓋於剖面圖中，不僅可做為參考比例尺，同時也可藉以暗示該建築物的活動型態與使用狀況。

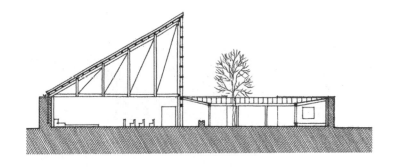

維德曼（J. Wiedemann），山教堂（Mountain Church），德國（Winkelmoosalm），1975

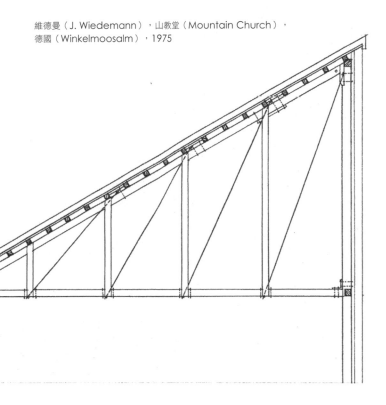

多剖面圖

連續的剖面圖序列，比單張的剖面圖更能展
露出建築群和不規則形體的變化。可將連續
的剖面圖序列直向並排，或類似立面斜視圖
沿平行對角線並列。這種對齊排列的方式，
可使水平關係較易於識讀與理解。

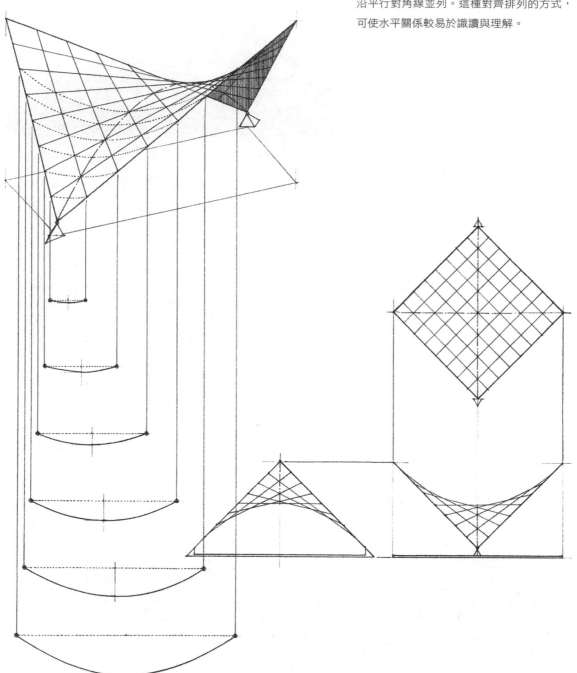

基地剖面圖
Site Sections

剖面圖常會往外延伸而涵蓋建築基地與周邊環境的對應關係，格外地能夠描述計畫中的建築物和周圍地平面之間的關係，並且能夠顯現計畫中的建築物是建自基地、坐落於基地、騰空於基地，或嵌入基地。此外，剖面圖還能有效地說明，建築物的室內空間與其毗鄰的外部空間之間的關係。

應盡可能地，特別是在城市環境規劃中，使建築剖面圖涵蓋相鄰的建築物，不管它們是在剖面圖上被同時剖切，或是在切面外的立面圖中可看見的建築物。

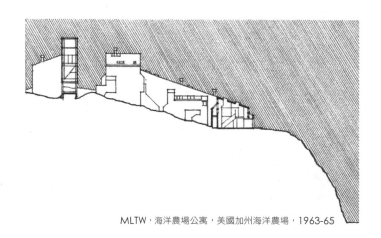

MLTW，海洋農場公寓，美國加州海洋農場，1963-65

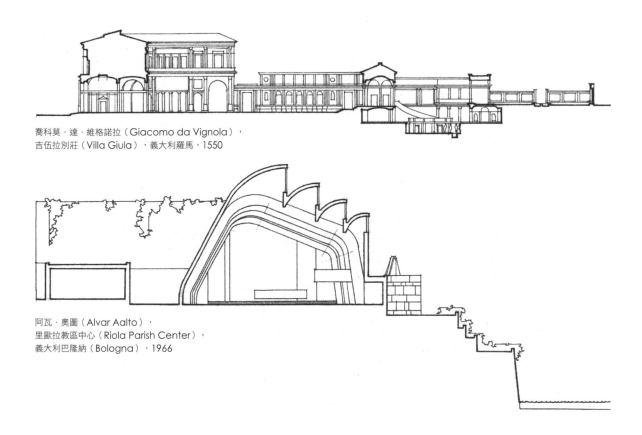

喬科莫·達·維格諾拉（Giacomo da Vignola），
吉伍拉別莊（Villa Giula），義大利羅馬，1550

阿瓦·奧圖（Alvar Aalto），
里歐拉教區中心（Riola Parish Center），
義大利巴隆納（Bologna），1966

暗部與陰影
Shade and Shadows

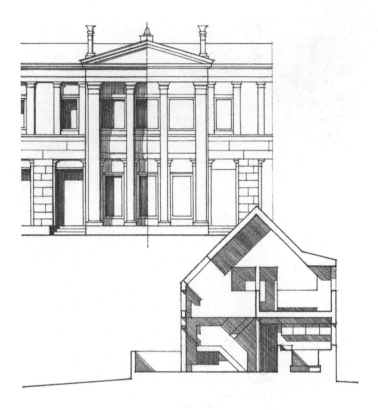

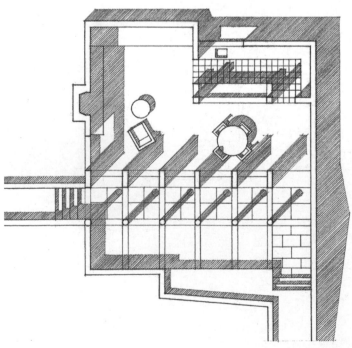

暗部和陰影表現法，指的是透過投影圖而決定暗部區域和投射陰影到表面的技法。若能表現出暗部和陰影，即可有效地克服多視圖的平面性，並增進深度的假象。

在立面圖中，暗部和陰影可釐清建築物量體中凸起、出挑及凹部的相關深度，同時也能塑造表面接收到陰影而產生的浮雕與紋理。

在建築剖面圖中，由被切元件所形成的陰影，可暗示這些元件和切面外的立面圖表面之間的距離。

在基地平面圖中，暗部和陰影可傳達建築物量體和元件的相關高度，並且顯現陰影所在地平面的地形特性。

在樓層平面圖中，在空間中被剖切的直立元件和物體所投射的陰影，可指出它們在樓板平面或地平面上方的相對高度。

對暗部和陰影的了解，不僅對於設計專案的呈現極為必要，對於設計本身的研究和評估更是不可或缺的。亮部、暗部和陰影的交互作用，可立體化設計圖的表面、說明量體的配置，並且清晰傳達各細部的深度和特質。而依色調明度表現技法的不同，暗部和陰影也能傳達出強化形體和活化空間的生動光感。

基本要素

光源（**Light Source**）

使物體能被看見的發光體，如太陽或電燈。在建築物的暗部或陰影表現法中，通常假定太陽為光源。

光線（**Light Ray**）

顯示光從光源輻射出來的任何線條或窄光束。從太陽放射出來的光射線，距離地球表面約九千三百萬英里（1億5000萬公里）。太陽為極大極遠的光源，故其光射線可被視做平行線；另外，人造光源相對來說較小，距離所照射的物體也近得多，因此發射的是放射狀的光線。

太陽角（**Sun Angle**）

為太陽射線的方向，依方向角和高度角來測量。

方向角（**Bearing**）

為水平的方向，以正北或磁北、正南或磁南的幾度東、幾度西的角度來表示，如南50度西。

方位角（**Azimuth**）

為水平偏向的角度，是依順時針方向從正北測得的方向角，如230度。

高度角（**Altitude**）

為地平線上天體的仰角。

暗部（**Shade**）

和光源相切或轉離光源的實體各部分中較暗的區域。

陰影（**Shadow**）

從光源攔截光線的全部或部分不透明體，在表面上所投射的較暗圖形。

暗部線（**Shade Line**）

在物體上將物體的受光面和暗部區隔開來的線條。亦做投射邊。

陰影面（**Shadow Plane**）

為光線通過直線上相鄰的點而形成的平面。

陰影線（**Shadow Line**）

為暗部線投射在接收面的陰影。

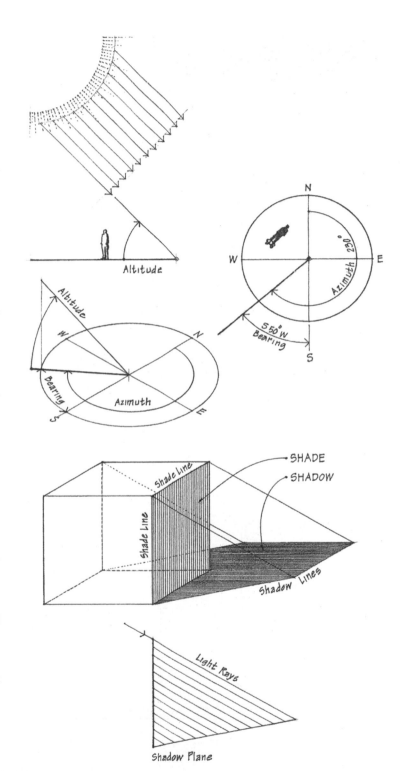

在多視圖中，通常假定陽光的方向，和立方體前側左上角到後側右下角的對角線平行。若對角線的正高度角是35度16分，則在平面圖和立面圖中，此方向即是以正方形的45度對角線呈現。以此慣用方式，即可繪製出和投射陰影的投影線寬度或深度相等的陰影。

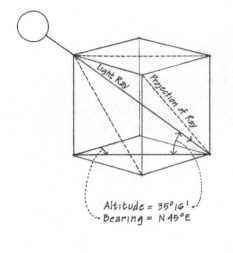

Light Ray
Projection of Ray

Altitude = 35°16'
Bearing = N 45°E

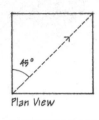

Plan View

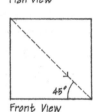

Front View

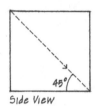

Side View

點的陰影畫法

• 點的陰影出現在通過該點的光線和攔截光線的表面相交之處。

在多視圖上表現暗部和陰影，通常需用兩個關聯的視圖，例如平面圖和立面圖，或兩個關聯的立面圖，而來回地進行資訊的轉換。

首先，在兩視圖上，沿著投射邊通過點畫出45度角的光線，然後在接收面的邊視圖上，延伸光線直到它和接收面相交為止。然後，投射此交點到關聯視圖上。這條已被轉換的線條和光線在相鄰視圖上的交點，即標示出點的陰影。

Edge view of wall

Shadow of B

A 45°

B

Plan View

A 45°

Shadow of A

Edge view of ground plane

B

Elevation View

線的陰影畫法

- 直線的陰影即是它的陰影面和陰影接收面的交線。此三角形陰影面的斜邊描繪出光線的方向，而它的底邊則説明了光線的方向角。

- 直線在平面上的陰影，即是連接此線條兩端點陰影的線條。

- 和表面相交的線條陰影，即是始自該線條和表面相交之處。

- 直立的線條是依光線的方向角，在水平面上投射陰影。

- 直線在和它平行的平面上投射的陰影，和它本身也是平行的。而當線條平行於接收陰影的曲面上的直線時，它和投射在上面的陰影也是平行的。

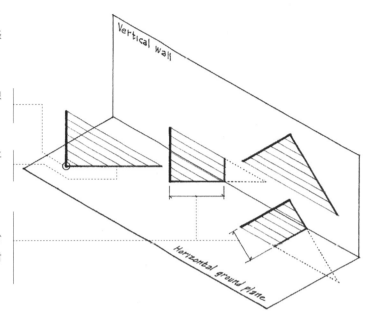

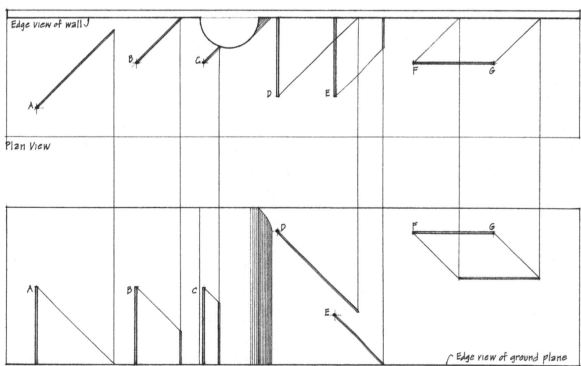

• 曲線或不規則形狀的陰影，即是沿著此曲
線或形狀而連接相鄰各點陰影的線條。

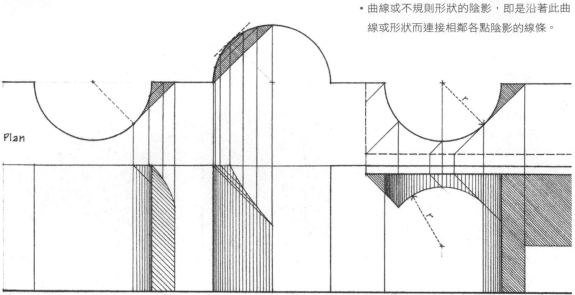

Plan

Elevation

面的陰影畫法

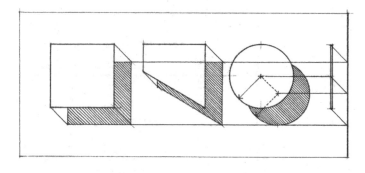

• 平面圖形在和它平行的平面上投射的陰
影，和該圖形的尺寸和形狀均是相同的。

• 多角形圖形在平面上的陰影，是由其暗部
線的陰影限定而成。

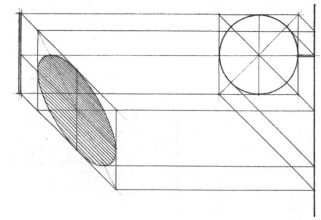

• 圓形的陰影則是通過此圓形上相鄰各點的
光線，和陰影接收面形成圓柱形的相交之
處。圓形的陰影是橢圓形的，因為圓柱形
被任何傾斜於軸線的平面所剖切出來的剖
面，即是橢圓形。找出圓形陰影最方便的
方法，即是將外切已知圓形的四角形或八
角形的陰影先界定出來，然後即可在其中
畫出圓形的橢圓形陰影。

實體的陰影畫法

- 實體的陰影是由物體暗部線的陰影限定
  而成。畫實體陰影最好的方式，通常是
  先將形體中重要的點，例如直線的端點
  和曲線的切點，畫出陰影。

- 量體的複合結構所呈現出來的陰影，即
  是它最簡單的幾何構件所合成的陰影。

- 陰影線會在通過角、邊，或其他破壞表
  面連續性的斷裂處改變方向。

- 平行線投射在相同平面或平行平面上的
  所有陰影，均是平行的。

有時為了找出通過實體角點的光線在何處
和陰影接收面相交，需要另外畫出其他的
立面圖。

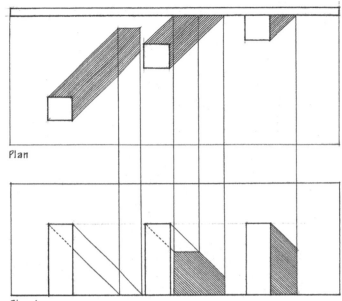

Plan

Elevation

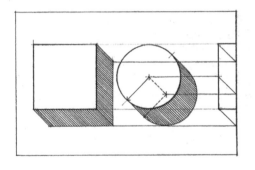

除先前條列的通則以外，要在多視圖中投
射暗部和陰影，還可應用下列的原則：

- 直立的暗部線在平面圖上顯示為點，而
  通過該點而沿光線的方向角即可形成它
  的陰影。

- 從直線的端點來看，線條看起來就像
  點；而不管陰影接收面的形狀如何，線
  條的陰影看起來都是直的。

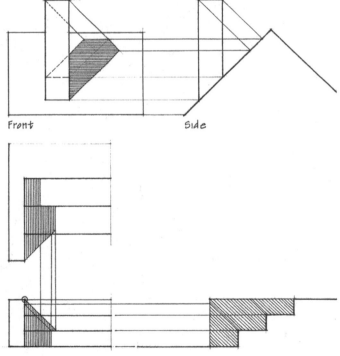

Front   Side

本頁所例舉的,是典型建築元件投射的幾種陰影範例。兩項必須牢記的根本原則是:

- 物體受光的每個部分,都會投射出陰影;換句話說,任何未受光的點,因為光線並未照射在上面,因此必然都無法投射出陰影。
- 只有在受光面接收陰影時,陰影才能被看見。故陰影絕不可能投射在暗部面,也不可能存在於其他陰影之中。

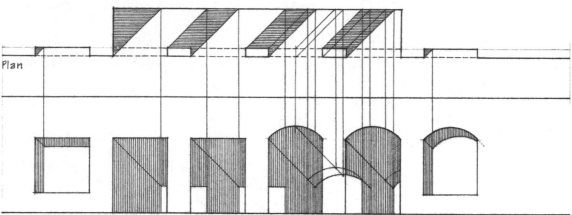

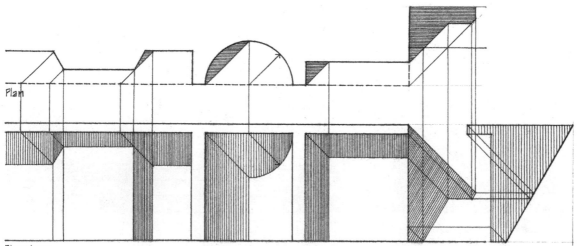

習作6.15

採慣用的光線方向來畫多視圖，決定暗部的表面，並將它們的陰影投射在本頁右側及下方兩建築形體的平面圖和立面圖中。

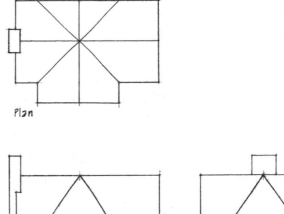

Plan

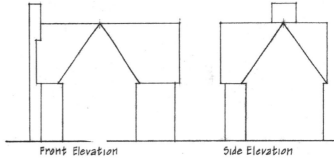

Front Elevation   Side Elevation

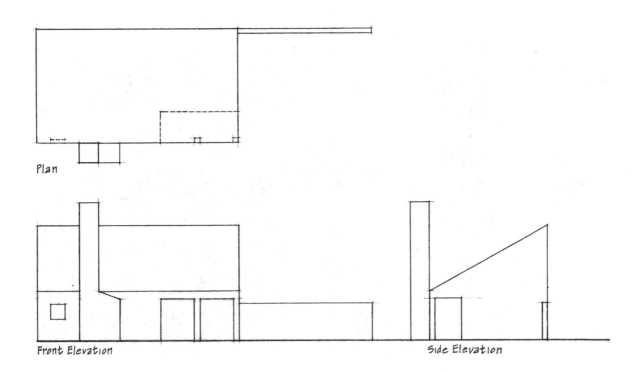

Plan

Front Elevation   Side Elevation

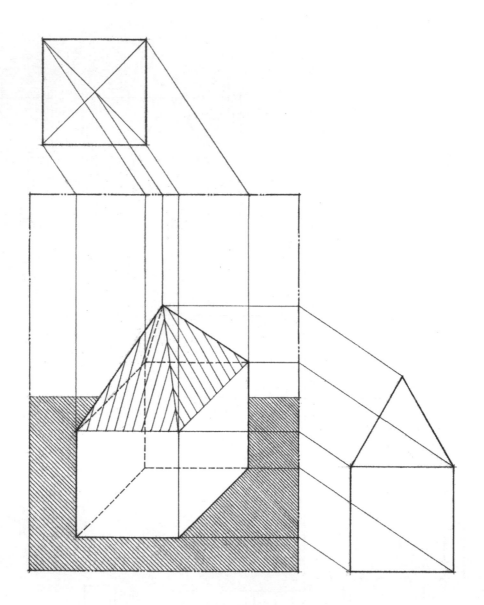

7

平行線立體圖
Paraline Drawings

平行線投影法涵蓋正投影法的次集，即軸測投影法
（axonometric projections）的等角投影法
（isometric）、二等角投影法（dimetric）和不等角投
影法（Trimetric），以及斜投影法的全部投影法。各投影
法均提供略為不同的觀點，並強調主題的不同面向；但由於
它們都屬於相同的投影家族，因此綜合了多視圖的精準度及
延展性，以及線性透視圖的圖像性。

平行線立體圖可傳達物體本身3-D的質感或單獨影像的空間
關係，因此它們也被稱做單視圖，用來和平面圖、剖面圖及
立面圖等相關聯的多視圖做區隔。而因下述的圖像效果，平
行線立體圖也和另外的單視圖，亦即線性透視圖，有所不
同。例如平行線立體圖中的平行線條，不管主題的方位如
何，它們在視圖中均始終維持平行的狀態，不像線性透視圖
會聚合於消點，此即平行線名稱的源由。此外，任何平行於
三條主軸線的線性量度，也都能以相同的比例尺畫出來。

因平行線立體圖的圖像性與易畫性，故適合用於設計流程前
端，以三個向度來呈現某個初始的創意。它們可衍生平面
圖、剖面圖和立面圖，並且圖解空間3-D的樣式和構成。此
外，它們可被剖切或透明化以呈現物體內部及穿透物體，也
可被展開來圖解整體各部分間的空間關係。甚至，它們也可
合理地取代鳥瞰透視法。

然而，平行線立體圖缺乏線性透視圖的視平線視圖及逼真質
感，而是用空照俯瞰或蟲眼仰視的視圖來呈現物體或景觀。
但無論何者，平行線立體圖均可延伸而包括無邊無際且無局
限性的視野，不像透視圖被嚴格地用視覺角度的大小而限制
在特定範圍內。它是從各個定位點來呈現視圖，而不是從空
間中某個特定的點。因此觀者可以往前移動到繪圖的某個部
分，也可以往後退來求得更寬廣的視野。

平行線立體圖
Paraline Drawings

平行線立體圖畫法

構成平行線立體圖的核心指導原則，即是在空間中相互平行的線條，在視圖中也會彼此平行。要畫出全類別的平行線立體圖，有三種基本方法。在構畫和展示平行線立體圖時，應謹記，若空間中的直立線在圖面上趨於縱向，則平行線立體圖也最易於理解。

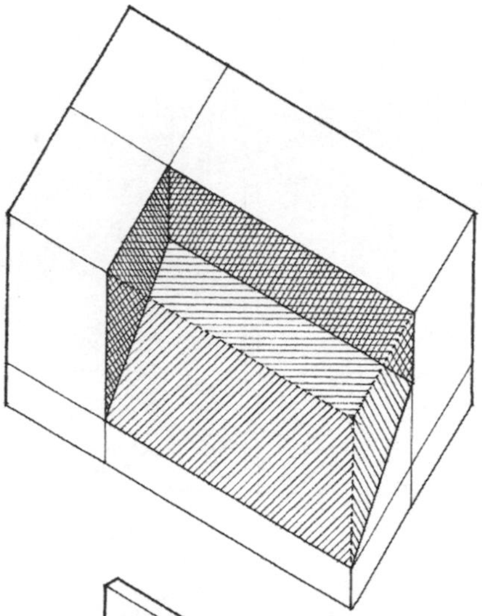

首先是減成畫法，適用於較簡單的形體。先畫出矩形盒的平行線立體視圖，此矩形盒須能包圍主題的全部容積；再以減成的方式移除材料，即可呈現出形體。

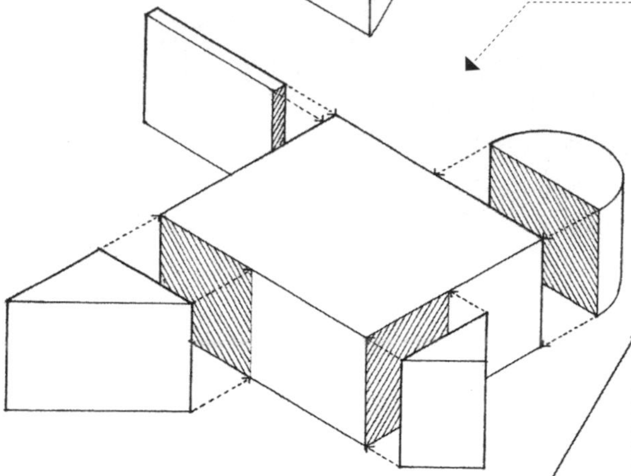

第二種方法適用於分離的形體。反轉減成畫法的程序，先畫出主形體的平行線立體視圖，再附加從屬的次形體。

第三種方法適用於不規則形狀的形體。先畫出主題水平面的平行線立體視圖或直立剖面圖切面的輪廓線圖，再往上垂直地突起形狀，或往內延伸於繪圖深處。

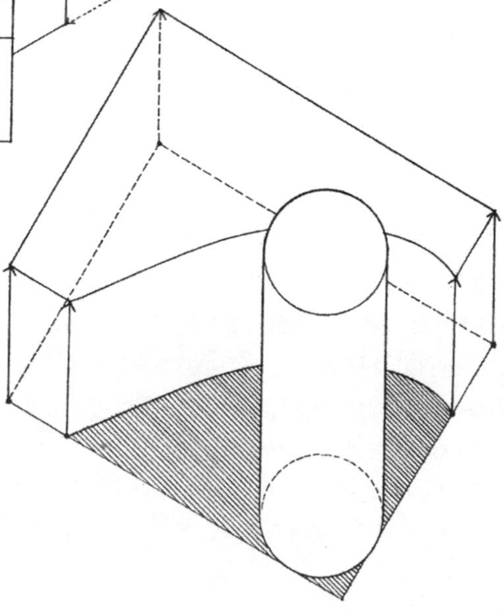

軸線（Axial Lines）

軸線指的是平行於三條主軸線中任何線條的線。不論用哪種方法來畫平行線立體圖，僅沿軸線即可計算出向度，並且按比例畫出繪圖。軸線能自然地形成座標矩陣，藉此即可找到3-D空間中的任何點。

非軸線（Non-axial Lines）

非軸線指的是不平行於三條主軸線中任何線條的線。沿著這些非軸線，我們無法計算出各個向度，也無法按比例畫出繪圖。要畫非軸線，必須先用軸線的量度來找到它們的端點，然後連接各端點。只要能夠畫出任何非軸線，平行於該軸線的其他線條就能夠被畫出來，因為主題中的平行線在繪圖中均是維持平行的。

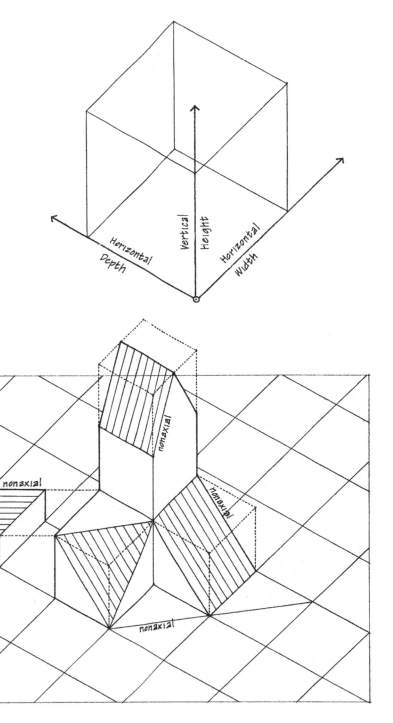

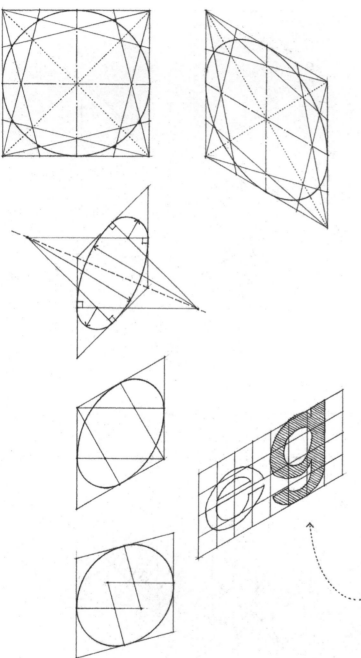

圓形

任何傾斜於畫面的圓形,均顯示為橢圓形。要在平行線立體圖中畫出如此圓形,就必須先畫出外切此圓形的正方形,然後按照以下兩方法中的任何方法,即可畫出正方形內的圓形。

- 將正方形四等分,然後畫出對角線,即可沿圓周線找到八個點。
- 四圓心法(four-center method),即使用兩組半徑加圓規或圓形板的畫法。先畫出圓形外圍正方形的平行線立體視圖,再從菱形各邊的中心點,延伸四垂線直到兩兩相交為止。以四交點為圓心,r1和r2為半徑,即可在四垂線的原點之間畫出兩組相等的圓弧線。

曲形

借偏移的量度來找到線或面上重要點的位置,即可畫出任何曲線或曲面的平行線立體視圖。

自由形

要畫出自由形的平行線立體圖,可先在此形狀的平面視圖或立面視圖上畫出網格線。網格線可平均分布,也可對應於此形狀上各個關鍵的點。形狀越複雜,網格線的劃分就要越精細。接著在平行線立體視圖中畫出相同的網格線;然後找到網格線和自由形的各個交點,再在平行線立體視圖上簡略地畫出這些同位點;最後,將轉換到平行線立體視圖上的這些點連接起來即可。

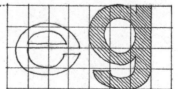

習作**7.1**

以右側三立方體為基準，畫出圓柱體、圓錐體和三角椎體的平行線立體圖。

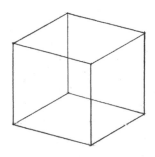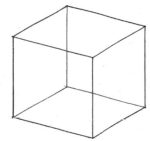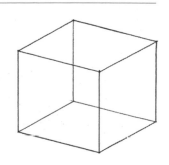

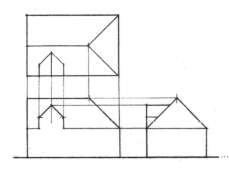

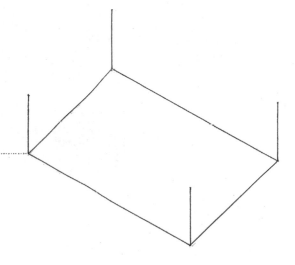

習作**7.2**

用右側的主軸線及兩倍的比例，畫出上面的多視圖所描述形體的平行線立體圖。

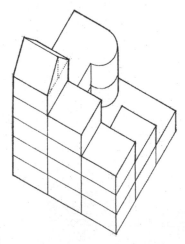

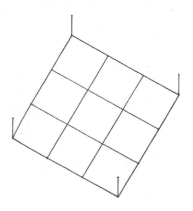

習作**7.3**

用和上圖相同的主軸線，畫出從反方向看的形體平行線立體圖。

軸測投影圖
Axonometric Drawings

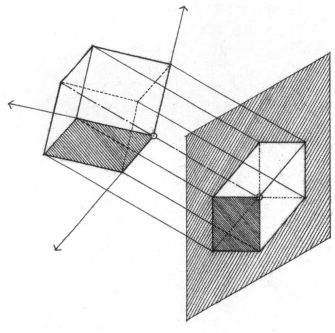

軸測（axonometric）是由軸突（axono）加測量（metric）兩字所組成，也就是軸測量（axis-measurement）的意思。這個詞常用來說明斜投影法的平行線立體圖，或全部類別的平行線立體圖。但嚴格說來，軸測投影法仍屬於正投影法的形式，其中各投影線均相互平行而和畫面垂直。正投影的多視圖和軸測投影的單視圖之間的差異，僅在於物體和畫面之間形成的夾角不同而已。

軸測投影法

軸測投影法是和畫面斜交的3-D物體的正投影法，其中三條主軸線均是退縮的。軸測投影法包括等角投影法（isometric）、二等角投影法（dimetric）及不等角投影法（trimetric），它們之間依主題的三條主軸線和畫面的角度不同而不同。

軸測投影法和軸測投影圖之間的顯著差異在於，在正確的軸測投影法中，三條主軸線退縮的縮減度均不同，端視它們和畫面之間的夾角而定；而在軸測投影圖中，三條主軸線則必有任何主軸線會按正確比例顯示實際長度。因此，軸測投影圖往往比它們所對應的軸測投影法表現的略大。

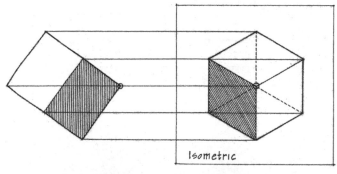

Isometric

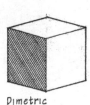

Dimetric

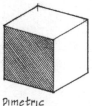

Dimetric

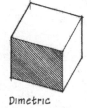

Dimetric

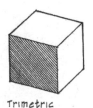

Trimetric

等角投影法
Isometric Projection

等角投影法是3-D物體和畫面斜交的軸測
投影法,其中三條主軸線均和畫面夾成等
角,縮減度也都相等。

要更清楚地看出等角投影法的表現,可依
下列方式來畫出立方體的等角投影圖。

- 畫出平行於立方體平面圖或立面圖上對
  角線的摺線。
- 將立方體投影於輔助視圖上。
- 畫出第二條垂直於立方體輔助視圖上對
  角線的摺線。
- 將立方體投影於第二張輔助視圖上。

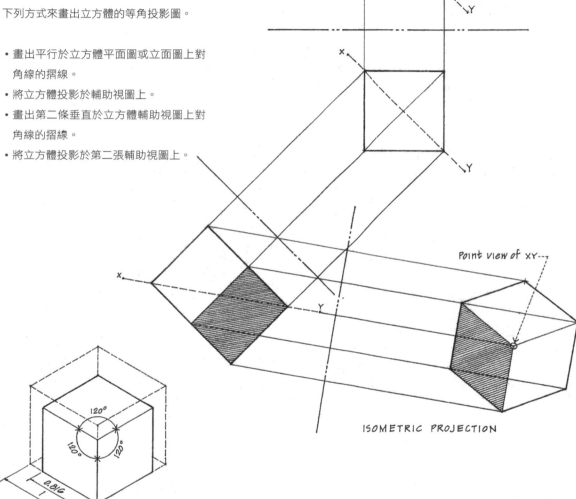

Point view of XY

ISOMETRIC PROJECTION

120°
120°
120°
0.816
1

在立方體上應用等角投影法,三條主軸線在
畫面上均相互夾成120度角,而且縮短為實
際長度的0.816。此外,因立方體的對角線
垂直於畫面,故顯示為點,而其中三個可見
的面在形狀和比率上也均是相等的。

等角投影圖
Isometric Drawings

畫等角投影圖，通常毋需先從平面圖、立面圖和輔助視圖來做出等角投影，而可以更直接的方式來畫。首先，設定三條主軸線的方向。由於它們在畫面上相互夾成120度角，因此若縱向地畫其中任何軸線，那麼另兩條軸線就會和圖面上的水平線呈30度角相交。

為節省時間，可忽略主軸線的正常縮短狀況，而以實際長度和相同比例，來畫出平行於三條主軸線的線條。所以，等角投影圖會比相同主題的等角投影顯示出來的略大。

等角投影圖設定的視圖角度比平面斜視圖為低，而其中三組主要平面的比重則相當。它保留了繪圖主題的相對比例，也不受斜視圖先天的扭曲左右。然而，以正方體為基礎的形體等角投影圖，仍能創造出視覺的虛擬效果，並能產生出多種理解和演繹。而這種曖昧，是因前景線條和背景線條並列而造成的。故而，二等角投影法或斜投影法，可能是較佳的選擇。

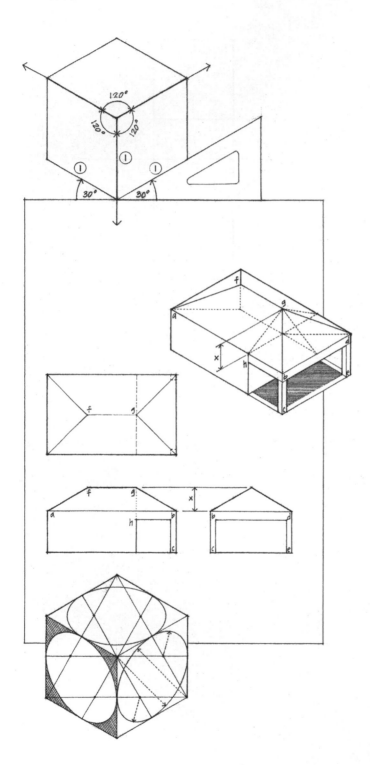

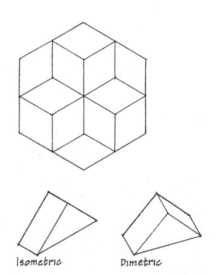

Isometric   Dimetric

習作7.4

畫出右側平行線立體視圖所描繪構造的等角投影圖。

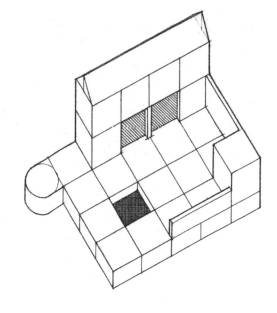

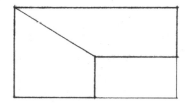

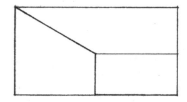

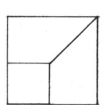

習作7.5

畫出上面多視圖所描繪結構的等角投影圖。

習作7.6

畫出依右側箭頭指示方向觀看的物體等角投影圖。

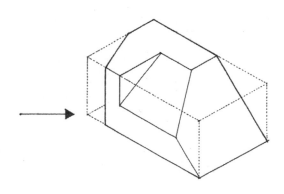

二等角投影法
Dimetric Projection

二等角投影法是3-D物體和畫面斜交的軸測投影法，其中三條主軸線中的兩條相等地縮短，而第三條主軸線則較另兩條長些或短些。

為了更清楚地看出二等角投影法的表現，可依下列方式來畫出立方體的二等角投影圖。

• 畫出平行於立方體平面圖或立面圖上對角線的摺線。
• 將立方體投影於輔助視圖上。
• 畫出第二條不垂直於立方體輔助視圖上對角線的摺線。
• 將立方體投影於第二張輔助視圖上。

在立方體上應用二等角投影法，可畫出各種無限可能的視圖和圖像效果，例如，若立方體繞橫軸線旋轉，則產生對稱的視圖組合；若立方體繞縱軸線旋轉，則產生不對稱的視圖組合。而依立方體和畫面的角度不同，二等角投影圖可強調出首要的平面，而降低另兩組平面的重要性；也可同等地強調兩組主要的平面，而降低第三組平面的重要性。

DIMETRIC PROJECTION

Symmetrical   Asymmetrical

二等角投影圖
Dimetric Drawings

二等角投影圖是應用二等角投影法的平行線立體圖,其中平行於其中兩條主軸線的所有線條均是依相同比例來畫出實際長度,而平行於第三條主軸線的線條則可縮放。

就像畫等角投影圖,通常也可直接畫出二等角投影圖。首先,設定三條主軸線的方向。假設其中有主軸線為直立線,即可用許多方式來畫出另兩條水平軸線的角度。雖然這些角度並不實際反映二等角投影法所產生的角度,但用標準等腰(45°/45°)和直角(30°/60°)三角板畫草圖時,這些角度是很方便的。

接著再畫出平行於三條主軸線的所有線條長度,其中兩條主軸線要和畫面呈等角。再以相同比例畫出平行於這兩條軸線的線條,而以略大或略小的比例來畫平行於第三條軸線的線條。右側圖圈起來的數字,指的是在各個二等角投影圖中三條主軸線的整體或個別比例。

由於二等角投影圖應用了兩種比例和不同角度,因此較等角投影圖略顯難畫。但它提供了更靈活的觀點,能夠克服某些等角投影圖中的圖像缺陷。二等角投影圖可突顯出單組或兩組主要的平面,同時也能更為清楚地畫出45度線和面。

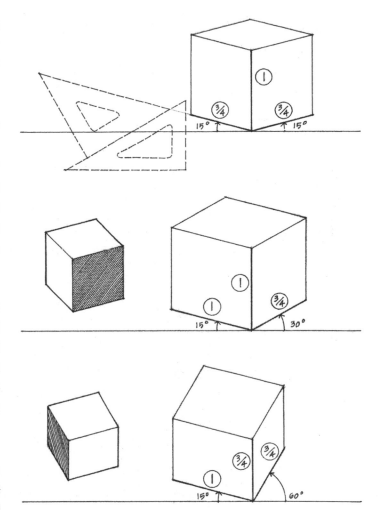

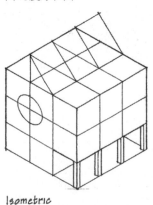

Isometric

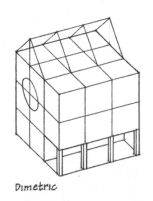

Dimetric

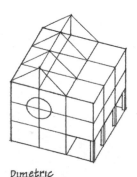

Dimetric

不等角投影法
Trimetric Projection

不等角投影法是3-D物體和畫面斜交的軸測投影法,其中三條主軸線均以不同的縮減率而縮短。

不等角投影圖

不等角投影圖為不等角投影法的平行線立體圖,由於其中三條主軸線均以不同的縮減率縮短,因此是以不同比例被畫出來。不等角投影圖通常僅強調其中單組首要的平面,呈現出來的視圖無法驗證它的複雜構造,因此較不實用。而等角投影圖和二等角投影圖則相對來說較容易畫,也恰好符合大部分的繪圖宗旨。

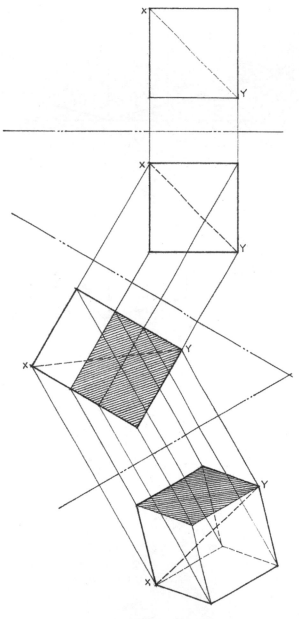

TRIMETRIC PROJECTION

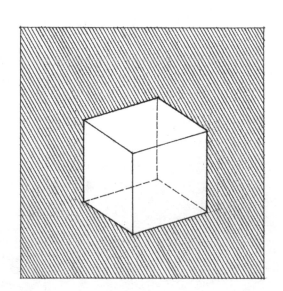

斜投影法
Oblique Projection

斜投影法屬於三種主要的投影圖形式。從斜投影法產生的斜視圖也屬於平行線立體圖，但它和正投影法發展出來的等角投影圖與＿等角投影圖是不同的。在斜視圖中，物體主要的面，就像在正投影的多視圖中，被轉為平行於畫面；而影像的傳送，則透過和畫面之間呈非直角角度的平行投影線來完成。

斜視圖顯示平行於畫面的平面的實際形狀。將頂視圖和側視圖附加在前視圖上，並且投影於繪圖的深處，即可產生3-D的影像，而呈現出我們所知道的影像，而非我們所看見的影像。它描述的是客觀的實體，較能對應於心眼見到的圖像，而非線性透視的視網膜影像。換句話說，它表現出我們對於世界的心理對映，並且合併了平面圖和立面圖兩者而形成整合的表述。

由於斜視圖的繪製較為容易，因此較具強烈吸引力。若使物體主要的面平行於畫面，即可維持它的實際形狀，也可較容易地畫出來。因此，斜投影法非常適合用於畫具有彎曲、不規則或複雜表面的物體。

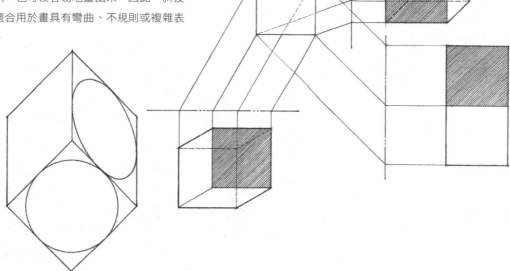

儘管斜投影法可暗示3-D物體的實體性，並可創造強烈的虛擬空間感，它仍容許線條的構成在表面上維持平的圖案。因此，仍會造成視覺上的失真，以及識讀斜視圖時的曖昧不明。

斜視圖
Oblique Drawings

斜投影法是以和畫面呈非直角的角度，來延伸平行投影線，而呈現出3-D的物體。通常若使物體主要的面平行於畫面，即可依實際比例來畫出該物體，並準確地呈現出它的形狀和比率。故可直接地從該面的正投影來畫出斜視圖。

要將扭曲減到最低，並使斜視圖更易於表現出來，應遵循以下兩項準則。

• 將物體的長面平行於畫面，可減低它在繪圖深處的扭曲變形出現。
• 將物體最複雜或最有特色的面朝向畫面，可表現該面的實際形狀，並可簡化它的構造。若能畫出此面的實際形狀，然後僅靠畫出許多平行於退縮軸線的線條，就能夠將此面延伸或突出至第三向度。

退縮軸線的方向

雖然斜視圖可自然地突顯出平行於畫面的平面，但垂直於畫面的平面在繪圖上看起來仍通常是退縮的。退縮面的明顯尺寸和形狀，則視垂直於畫面的主軸線退縮到繪圖深處的角度而定。藉由變化此角度，即可使某組退縮面變得較為明顯突出，抑或使兩組退縮面都顯得同等重要。

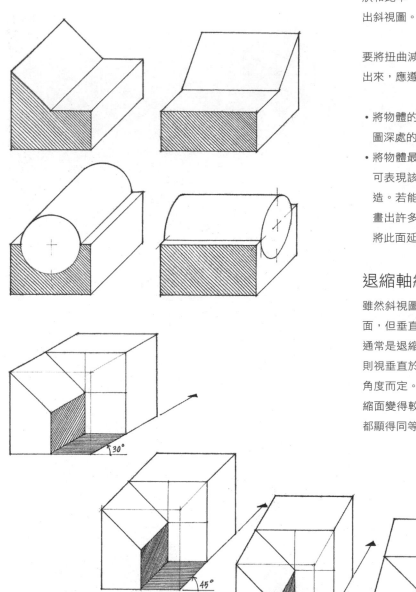

退縮軸線的長度

斜投影線和畫面所形成的角度，決定斜視圖中退縮軸線的長度。若投影線和畫面呈45度角，則退縮軸線會投射出實際長度；若呈其他角度，則退縮軸線會比實際長度為長或短。在實用上，可用實際長度來配置及畫出斜視圖的退縮軸線，也可以較小的比例來降低扭曲變形的出現。

等斜投影法（cavalier projection）

等斜投影法的名詞，是從過去畫防禦工事時使用的投影系統引申而來。在等斜視圖中，投影線和畫面呈45度角，因此可用和平行於畫面的線條相同的比例，來畫出退縮軸線。

雖然三條主軸線均用同樣的比例，可相當程度的簡化斜視圖的構造，但退縮軸線有時仍顯得太長。若要降低扭曲變形的出現，則可以同樣縮小的比例，通常為實際長度的2/3到3/4，來縮短退縮軸線的長度。

半斜投影法（cabinet projection）

半斜投影法的名詞，是來自於家具工業的使用。在半斜投影法中，斜視圖所表現的3-D物體，所有平行於畫面的線條均為實際比例，而退縮軸線則縮短為1/2的比例。半斜視圖最主要的圖像缺陷，即在於退縮軸線的長度有時會顯得太短。

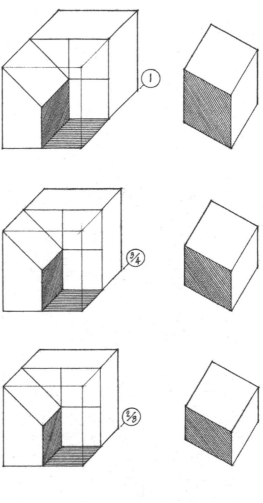

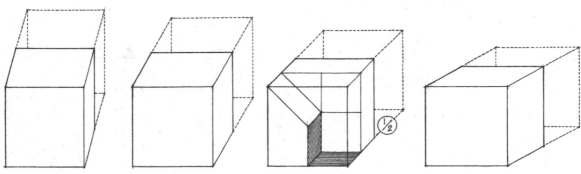

立面斜視圖
Elevation Obliques

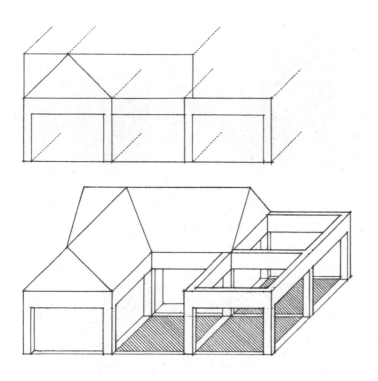

建築設計圖上的兩種主要斜視圖形式，即為立面斜視圖和平面斜視圖。前兩頁的大部分範例，均是立面斜視圖。

在立面斜視圖中，主要的直立面會平行於畫面，因此可顯示出實際的形狀和尺寸。故可直接從主要面的立面圖來畫出立面斜視圖，而此面應為主題中最長、最重要或最複雜的正面外觀。

畫立面斜視圖，應從立面圖上顯著的點，將退縮軸線依設定的角度投影於繪圖深處。若用三角板來畫草圖，通常可用30度角、45度角或60度角來畫退縮軸線；若徒手畫草圖，則毋需如此精確。但只要定出了退縮軸線的角度，就應從頭到尾都應用同樣的角度。

退縮軸線所用的角度，會改變退縮面的明顯尺寸和形狀。因此藉由角度的變化，橫向和直向的兩組退縮面，即會以不同比重被突顯出來。但無論如何，基本重心都應維持在平行於畫面的直立面上。

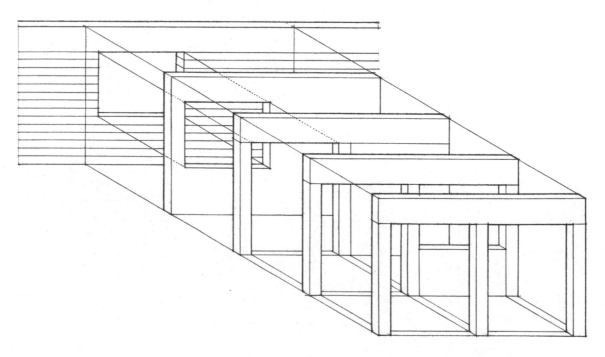

習作7.7

根據本頁描繪的多視圖，畫出兩系列的建築物立面斜視圖。首先，照原比例但改變它們的方向，先以和水平面呈30度角的方向，再以和水平面呈45度角的方向，最後以和水平面呈60度角的方向，來畫出平行於退縮軸線的線條。

第二系列，以和水平面呈45度角的方向，但改變它們的比例，先以$3/4$的比例，再以$2/3$的比例，最後以$1/2$的比例，來畫出平行於退縮軸線的線條。

試比較各種立面斜視圖的圖像效果。哪些立面斜視圖看起來太深？哪些看起來太淺？各立面斜視圖強調的是哪組退縮面？

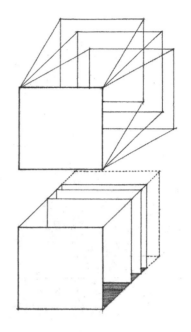

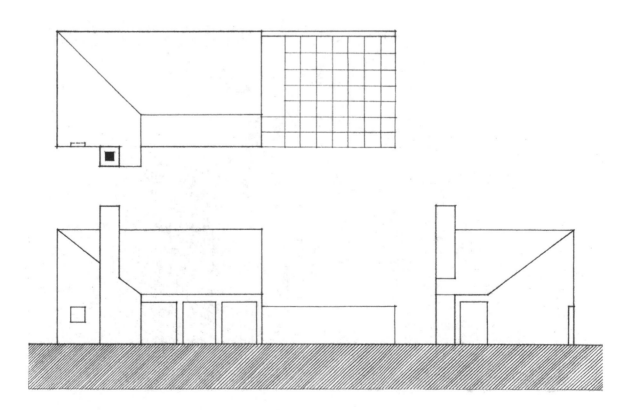

平面斜視圖
Plan Obliques

平面斜視圖的水平面或平面圖會平行於畫面，因此可顯示出實際的形狀和尺寸。通常旋轉平面圖，斜視圖的兩組直立面即可顯現出來。旋轉平面圖可產生更多可能的視圖，而兩組直立面也可受到不同程度的強調。然而，無論何者，平面斜視圖均比等角投影圖提供更高的觀點來觀看室內，而其根本重心也始終維持在水平的那組平面上。

若以三角板來畫草圖，可以30度角、45度角或60度角的方向繞著圖面的水平線來旋轉平面圖；若徒手畫草圖，則毋需如此精確。但只要決定了旋轉的角度，就應從頭到尾都應用相同的角度。應謹記，我們所使用的角度，會決定直立面的明顯尺寸和形狀。

只要平面圖被旋轉到預定角度時，即可在圖面上畫出如直立線的退縮軸線。可用和平面圖相同的比例來畫這些直立線，但若長面顯得誇張，則可將它們縮短。

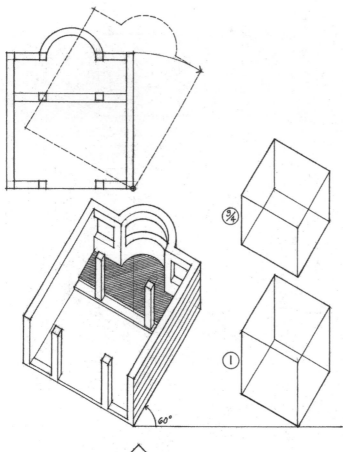

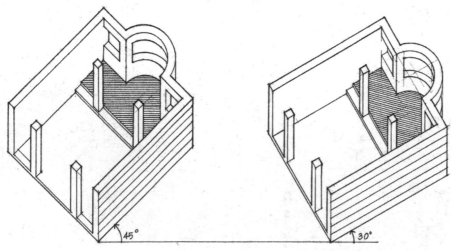

習作7.8

根據本頁描繪的多視圖，畫出兩組建築物的平面斜視圖。首先，照原比例但依順時針方向繞著點A，以30度角、45度角、60度角分別旋轉平面圖，來畫出平行於直立軸線的線條。

第二系列，以同樣方式來旋轉平面圖，但以3/4的比例來畫平行於直立軸線的線條。

試比較各種平面斜視圖的圖像效果。哪些平面斜視圖看起來太高？哪些看起來太矮？各平面斜視圖強調的是哪組直立面？

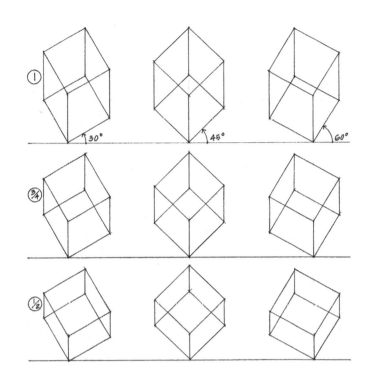

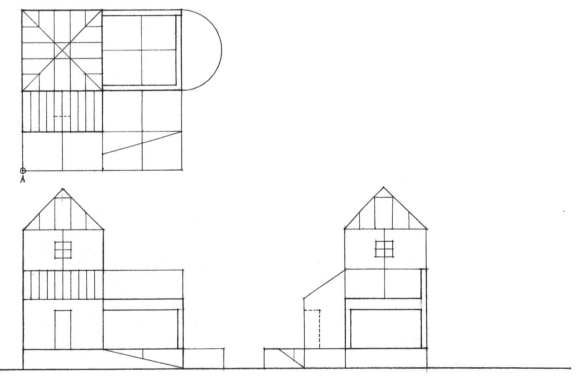

平行線立體視圖
Paraline Views

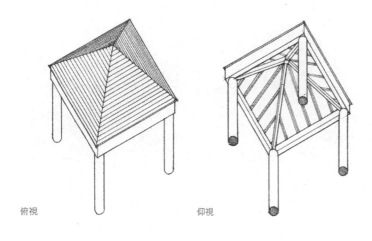

俯視　　　　　　　　　仰視

平行線立體視圖

儘管平行線立體圖都是以俯瞰或仰視的角度來呈現主題,仍有許多其他方式可畫出平行線立體視圖,而展露出設計的外部形體和結構以外的部分。這些技法使我們能夠看見空間構成的內部,或複雜構造的隱藏部分,分為假想圖、剖視圖和展開圖。

假想圖

假想圖(phantom view)可使繪圖的某個部分或多個部分透明化,而使內部資訊呈現出來,否則這些部分是被隱藏起來的。這種技法可有效地揭露內部空間和構造,而無須移除任何外圍的平面或元件,因此我們能夠同時觀看整個構成,以及它內部的結構和布局。

假想圖用假想線(phantom line)來代表某個部件的透明狀況、某個可動部件的可能位置、某個欠缺部件的相關位置,或某個重複的細部或特徵。假想線為較長線段連結雙短橫線或雙點的間斷線,但在實用上,也可為短橫線、點線或微細線組成的間斷線。在圖形描繪上,假想圖應包括透明部件的厚度或容積,以及任何可能存在於其外圍邊界內的細部。

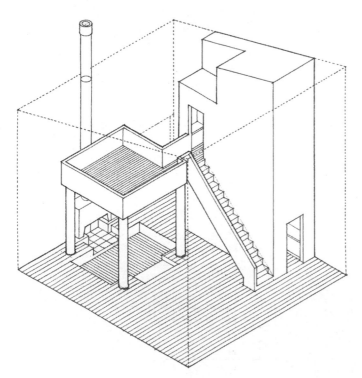

MLTW(Moore, Lyndon, Turnbull, Whitaker),
五號公寓,美國加州海洋農場,1963-65

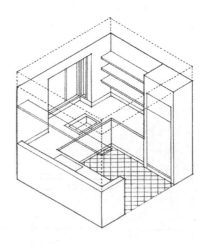

剖視圖

剖視圖（cutaway view）中含有被移除的
外部或外層，可展露室內空間或內部構造，亦
可有效地揭示內部和外部環境之間的關係。

畫剖視圖最簡單的方法，即是移除該構成或構
造的外部或外圍圖層。舉例來說，移除屋頂、
天化板或牆面，即使我們得以俯視室內空間；
而移除樓板則使我們可以仰視空間。

做法上，通過構造的中心位置來剖切，即可移
除較大的部分。若構造呈現出對稱的兩邊，則
可沿著軸線裁切，而指出被移除部分的軌跡或
平面斜視圖。同樣的，在放射狀對稱的構造
中，也可從中心切片，再移除1/4圓或類似的
派狀部分，而創造出剖視圖。

若要展露更複雜的構造，則可沿3-D的路徑剖
切。如此，切面的軌道應能釐清內部組成和布
局的性質，也應能藉由對比的線寬權重或色調
明度而表露無遺。

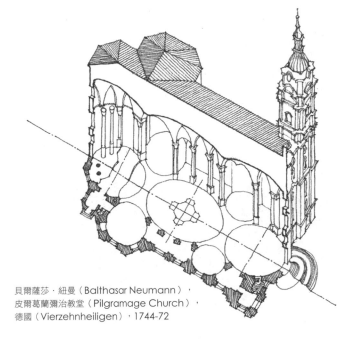

貝爾薩莎·紐曼（Balthasar Neumann），
皮爾葛蘭彌治教堂（Pilgramage Church），
德國（Vierzehnheiligen），1744-72

即使某部分在剖視圖中被移除，但若以短橫
線、點線或微細線來畫出它的外部邊界，那
麼，就仍然可以使它存在於繪圖中。而指出被
移除的外部形體，則可幫助觀者保有整體感。

雖然平行線立體圖是用於展示3-D關係的單視
圖，但系列性的平行線立體視圖仍能有效地解
釋在不同的時空中發生的程序和現象。由於平
行線立體圖可依序地展開接連進展的各個視
圖，故能說明零組件的組合順序或建築物的建
造程序。

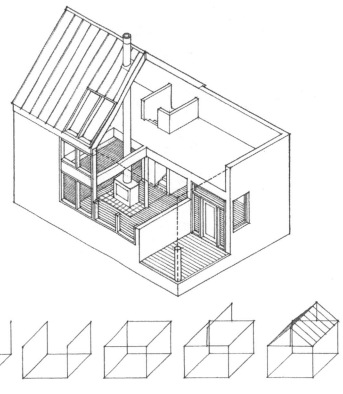

展開圖

若繪圖中被移除的部分並未消失,而是被移到空間中的新位置上,即形成所謂的展開圖(expanded view)或分解圖(exploded view)。展開圖可單獨展示建築物或零組件的個別元件,也可同時指出它們相互之間以及它們和整體之間的適當關係。當各部分的關係顯得最為清晰時,完成的展開圖看起來就會像是凍結在某個時間點的分解狀態。

各部分的拆解,應與它們組裝的次序和方向相符合。例如軸線的展開圖,應沿著軸線或垂直於軸線;而矩形的展開圖,則應沿著主軸線或平行於主軸線。無論何種狀況,均可用短橫線、點線或微細線,來指出各部分相互之間以及它們和整體之間的關係。

展開圖極適於描述建築物裝配的細部、層次或序列。若用較大的比例尺,展開圖能有效地圖解建築物間的縱向關聯,以及它們在空間中的水平連結。而透過位移來釐清空間關係和組織結構,展開圖即能同時合併假想圖和剖視圖的展示特性。

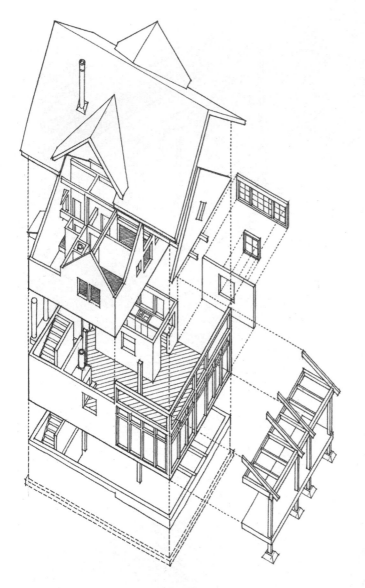

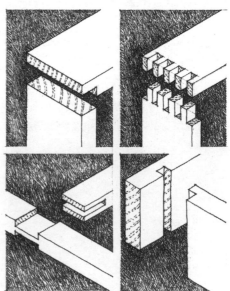

深度表現法

即使是平行線立體視圖中的簡單線條繪圖，也能誘發強烈的空間感。這不僅是因為重疊的景深因子，也是因為我們對平行四邊形的認知，即為佔據空間的矩形。藉由對比的線寬權重或色調明度，即能強化平行線立體圖的深度感知。

可用不同等級的線寬權重，來區別空間邊線、平面角線和表面線之間的差異。

1. 空間邊線是形體被中介空間把它和背景隔開的邊界線。

2. 平面角線是兩個或兩個以上可見平面的交線。

3. 表面線是表現出色彩、色調明度或材質產生突然對比的線條，但它們並不呈現出形體上的改變。

要區隔空間中的平面、釐清它們的不同方位，尤其是分辨水平面和直立面的差異，可用對比的色調明度、紋理或圖案。其中最應辨識的是，水平面和直立面之間的直角關係。在平行線立體視圖的水平面上塗出色調明度，不僅可建立出繪圖的視覺底部，也有助於定出直立面的形狀和方位。

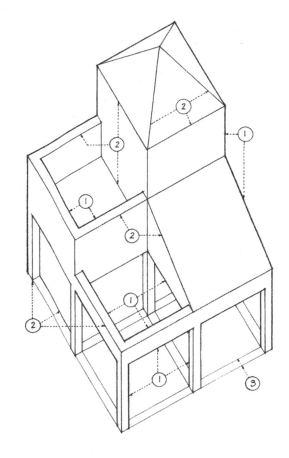

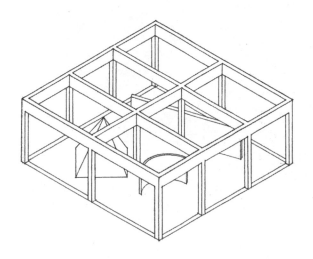

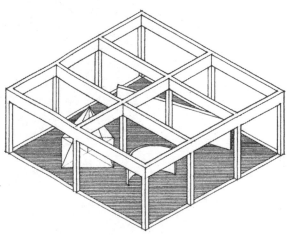

2D繪圖軟體、3D建模軟體和ＣＡＤ軟體
的群組和圖層功能，使我們能更容易地畫
出不同形式的平行線立體視圖。將3-D建
築的元件和組件拆成不同群組或圖層，即
可選擇性地掌控它們的位置、能見度和外
觀樣貌，如以下兩頁圖例所示。

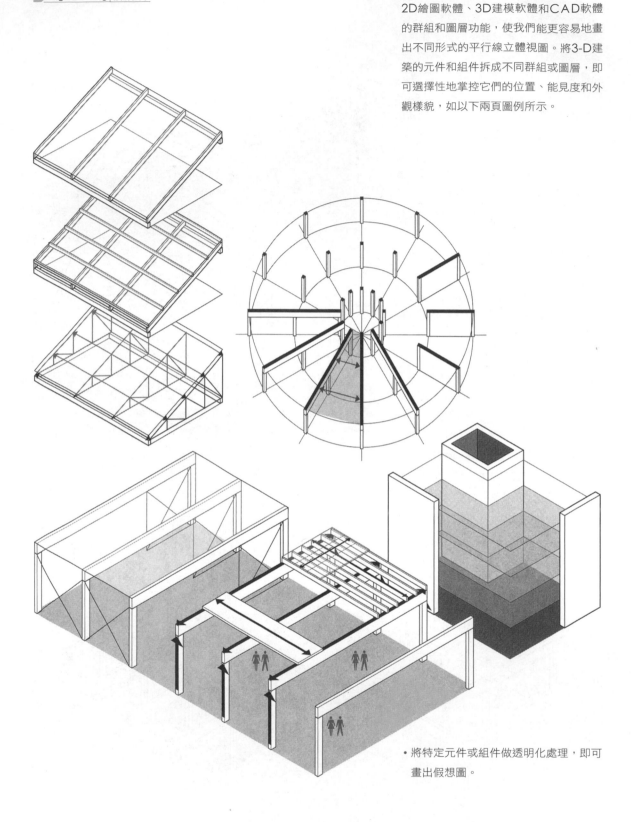

• 將特定元件或組件做透明化處理，即可
　畫出假想圖。

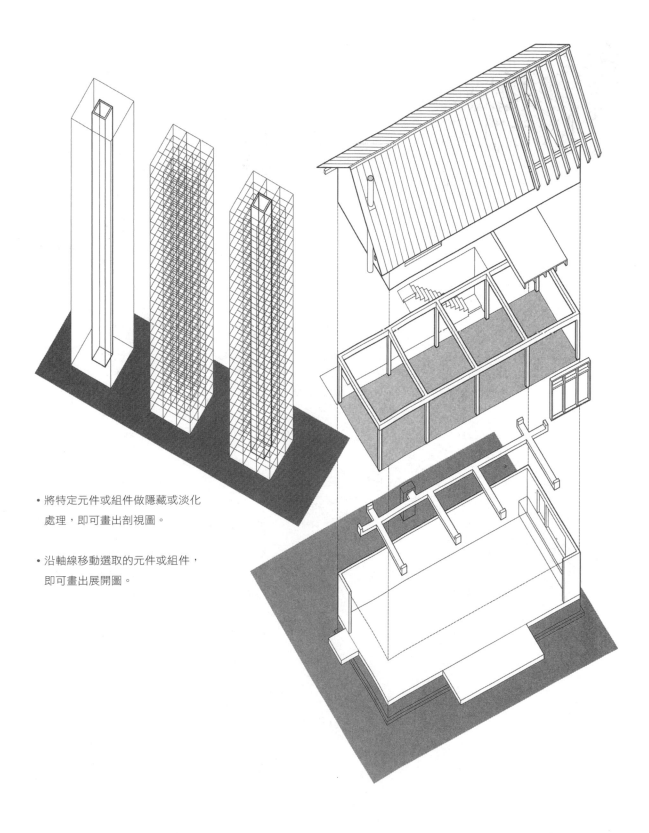

- 將特定元件或組件做隱藏或淡化
  處理，即可畫出剖視圖。

- 沿軸線移動選取的元件或組件，
  即可畫出展開圖。

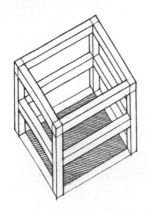

習作7.9

此處所例舉的平行線立體視圖，是日本建築師安藤忠雄（Tadao Ando）1975年在日本山形縣所設計的平林住宅區（Hirabayashi Residence）。先用相同的線寬權重來畫出平行線立體視圖，再用不同等級的線寬權重來區分空間邊線、平面角線和表面線。

線寬權重並不僅是有關密度而已，對比的線條厚度更可用來區分不同的線寬權重。

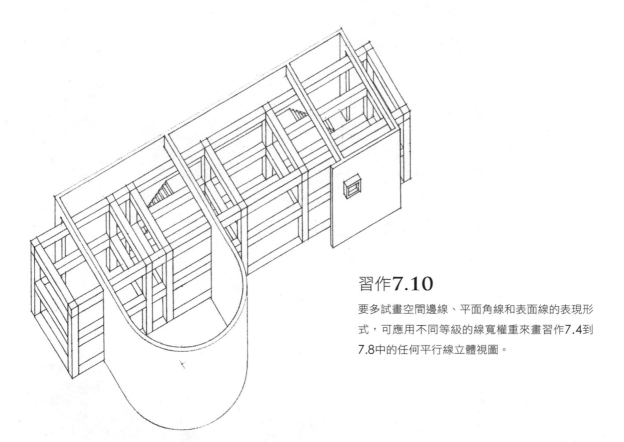

習作7.10

要多試畫空間邊線、平面角線和表面線的表現形式，可應用不同等級的線寬權重來畫習作7.4到7.8中的任何平行線立體視圖。

暗部和陰影

畫出平行線立體圖中的暗部和陰影，能促使我們
理解容積和量體3-D的質感，並能清楚表達它們
的空間關係。此外，呈現暗部和陰影所使用的色
調明度，也有助於區分直立面、水平面和斜面之
間的不同。有關暗部和陰影的基本概念和術語，
參照前述第六章。

將平行線立體視圖中光線、暗部線和陰影之間的
3-D關係畫出來是很容易的，因為它們在本質上
均是圖畫性的，而且能夠同時呈現出三條主要的
空間軸線。此外，平行的光線和方向角的方向，
在平行線立體圖中，也始終維持平行。

要畫暗部和陰影，必須先假定光線的來源和方
向。而決定光的方向，不論對於構圖和傳達來說
都是個問題。應謹記，陰影要能釐清而非混淆形
體的質感和它們的空間關係。光線的角度越低，
陰影越長；角度越陡，陰影越短。無論如何，最
後形成的陰影圖案，對於它所描繪的形體，都應
該要使顯露出來的比隱藏起來的多。

某些狀況下，限定亮部、暗部和陰影的實際條件
是有其必要性的。舉例來說，若要研究太陽輻射
與陰影樣式在熱量維護及能源保存上的影響，即
需要用特定時間和日期的實際太陽角，來畫出暗
部和陰影。

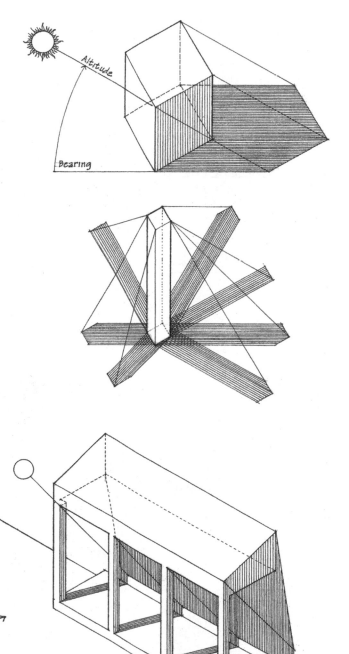

考量繪圖的便利性，因此光線方向角的方向常和畫面平行，而且常從觀者的左側或右側擴散出來。如此，光線的高度角在繪圖中會顯得真實，而方向角的方向則會維持水平。雖然陰影的深度應決定光線的高度角，但因使用標準等腰（45°/45°）和直角（30°/60°）三角板來畫草圖較為方便，因此我們常用30度角、45度角或60度角來畫高度角。

可畫方柱來辨識平行於平行線立體圖中主軸線的直立線或水平線，所投射出的陰影方向。先從直立暗部線頂點，畫出光線的方向，與其陰影在水平表面上相交，形成光線的方向角。此即方柱的容積對角線。然後，再畫出方柱平行於平行線立體圖中主軸線的餘邊。

任何方柱上部的水平邊線，都會在與它垂直的直立面上，以此面的對角線方向來投射陰影。而任何邊線在與它平行的直立面上投射陰影，也會和它的陰影平行。

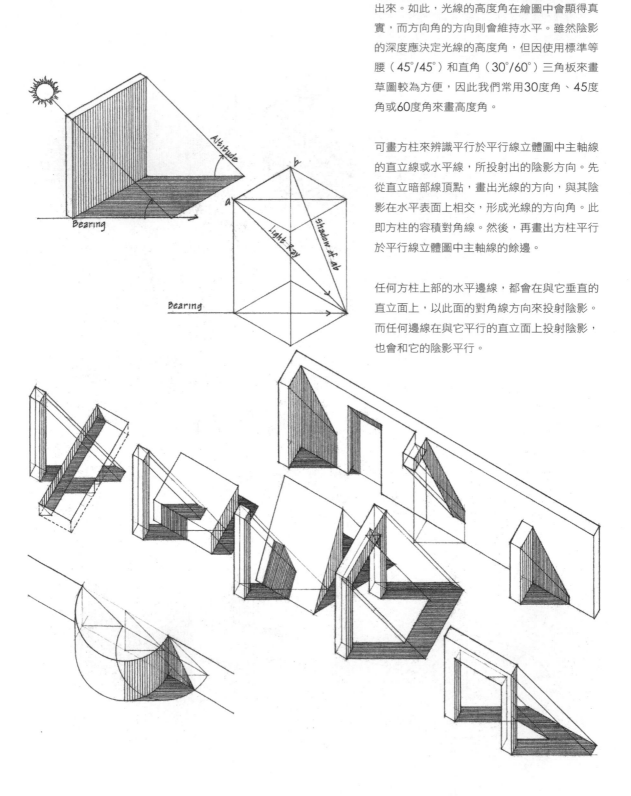

數位暗部和陰影

3D建模軟體能依任何季節時點而指定陽
光照射的方向,然後在平行線立體視圖和
透視視圖中,自動畫出暗部和陰影。此功
能特別適用於圖示設計的階段,可用來研
究建築物的形體或建築群在基地上的聚集
型態,也可用來評估它們在相鄰建築物或
戶外區域中形成陰影的作用。

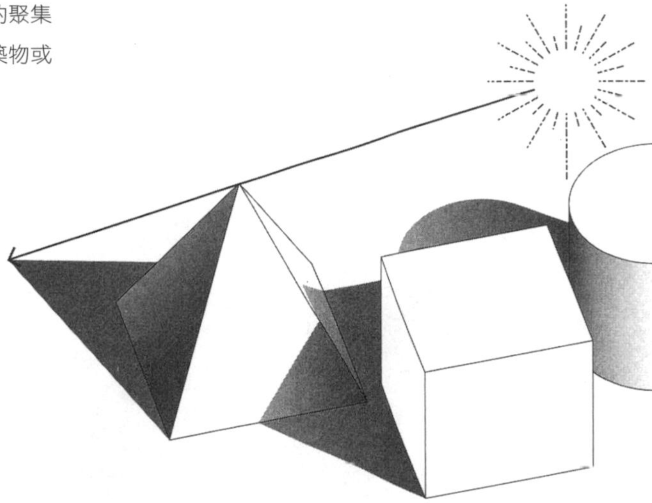

• 暮春清晨

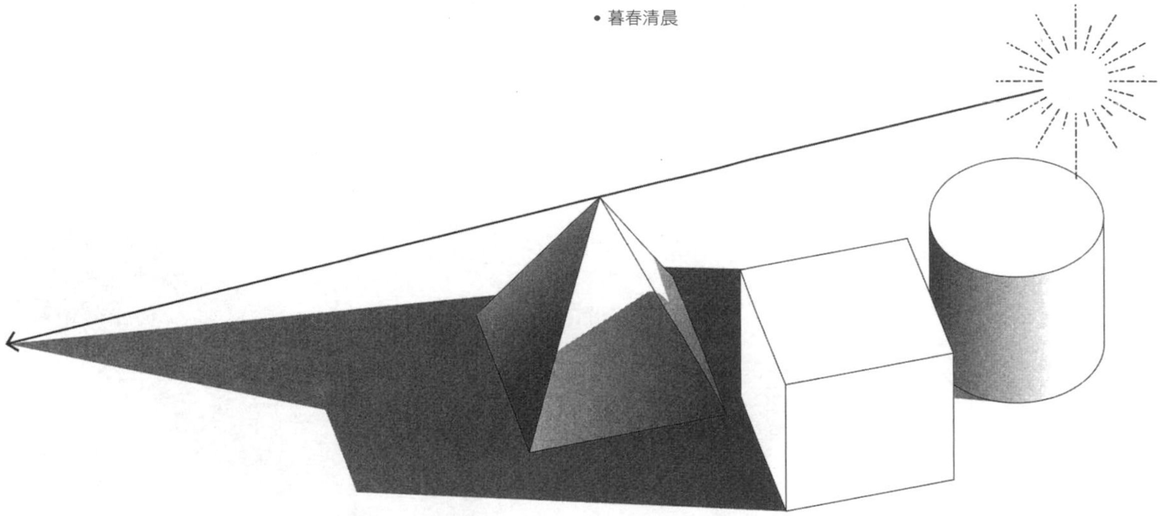

• 初春清晨

用來決定哪些面在暗部，以及陰影在3-D影像或景象上呈現什麼形狀的數位技術，稱為光線投射法。雖然光線投射法能加速和促進初期的設計習作，但並未考慮到光線被形體或空間的表面吸收、反射或折射的方式。有關數位打光法的比較，參見第358-59頁。

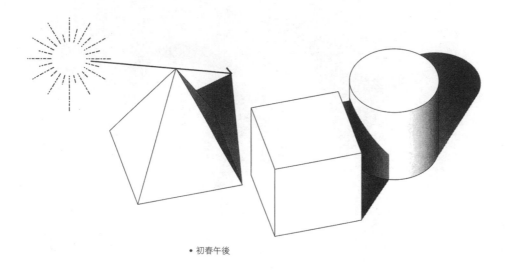

• 初春午後

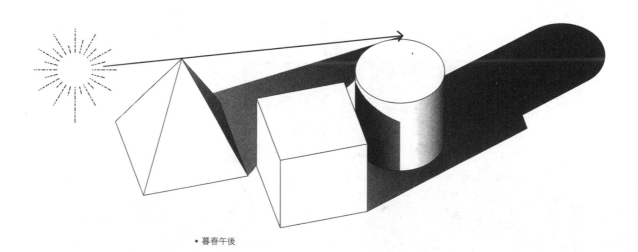

• 暮春午後

習作7.11

畫出下面平行線立體視圖所描繪結構的暗部和陰影。假定太陽平行光線的高度角為45度,而方向角的方向向右並平行於畫面。

習作7.12

假定習作7.4中所描繪結構的光線方向和上述習作相同,畫出它的暗部與陰影。

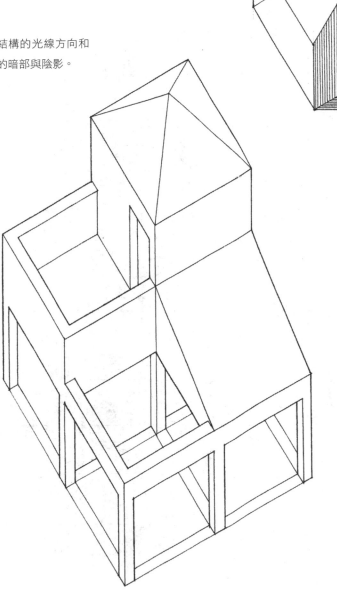

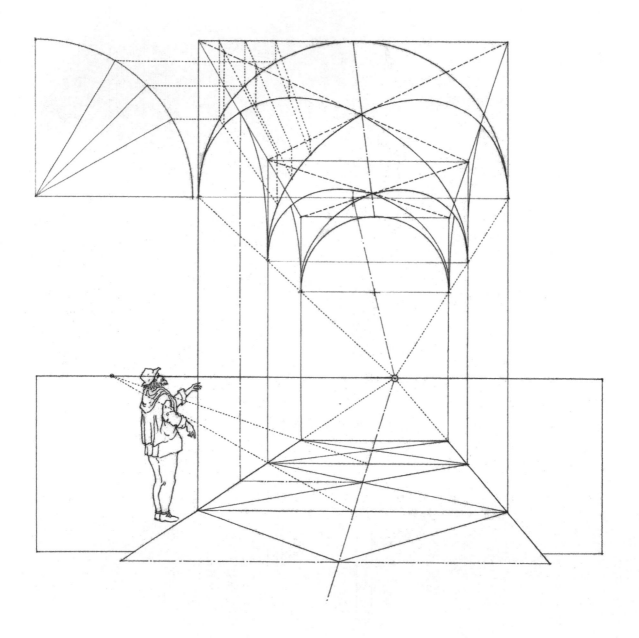

8

透視圖
Perspective Drawings

透視法正確地說來是指在平面上描繪容積和空間關係的任何圖形技法，例如尺寸透視和大氣透視；但最常聯想到的，卻是線性透視法（linear perspective）或線條透視法（artificial perspective）的繪圖系統。

線性透視法是利用退縮到繪圖深處時聚合的線條，在2-D的表面上描繪出3-D容積和空間關係的藝術和科學。多視圖和平行線立體圖為雙眼呈現客觀實體的機械性視圖，而線性透視圖則為心眼提供視覺實體的感應性視圖。它描繪出，觀者從空間中的特定利基看著特定方向時，物體和空間會顯現出怎樣的面貌。當我們因某種念頭或理由，而盯著平面圖或等角投影圖時，即已受邀從空間中某個定點來識讀線性透視圖。

線性透視法只對單眼見的景象有效，透視圖亦即是假設觀者用單眼觀看。但我們幾乎從未以此方式來看任何東西。即使頭部被固定在某個位置上，我們仍是透過雙眼來看，而它們則持續地滾動，不斷地環顧整個物體及我們周遭隨時都在變化的環境。透過這種不變的掃描，即建立了經過心處理及加工的經驗資料，而形塑出我們對於視覺世界的認知與理解。故而，線性透視法最多僅能近似於眼睛實際操作的複雜方式。

儘管如此，線性透視法仍提供了在圖像空間中正確地置入3-D物體的方法，並且圖解了它們在退縮到繪圖深處時形體尺寸縮小的程度。線性透視法的歧異性在於，它能提供空間的經驗法則視圖，但此獨特性卻也增加了透視圖的困難度。因此，妥善運用線性透視法的挑戰即在於，將我們對於東西本身具有的知識（亦即如何隱藏它的客觀實體），和像用單眼來看它所見的外在形貌（亦即如何認知它的視覺實體），兩者之間的衝突消除殆盡。

透視投影法
Perspective Projection

透視投影法是通過物體所有點，將在空間中某個定點聚合的眾多直線，投射到畫面上來畫出3-D物體的表現法。此定點即代表觀者的單眼。而視線的聚合，則使線性投影法明顯不同於另兩種主要的投影系統，亦即投影線均維持相互平行的正投影法和斜投影法。

透視要素

視點（SP）

即空間中的定點，代表觀者的單眼。

視平線

即任何從視點延伸到被看物體上各點的投影線。在物體上任何點的透視投影，即在視線通過該點和畫面相交的交點上。

視心軸線（CAV）

即決定觀者注視方向的視線。

視圓錐

即在線性透視法中，從視點向外輻射並和視心軸線呈30度角的視線，所形成的圓錐體，用以決定透視圖的界限內何者應被涵蓋在內。60度的視圓錐，被認為是正常的視野，能夠置入主題的主要樣貌；30度的視圓錐可降低相關圓形的扭曲；而90度的視圓錐則可包含所有的周邊元件。

應謹記，視圓錐是3-D的形體，即使它在正投影的平面圖和立面圖中看起來像三角形。因此，最靠近的前景只有小部分會落在視圓錐內；而在視圓錐往前延伸去蒐集視覺資料時，視野會變寬，因此中景和背景會變得更為廣闊。

實際上，人的視野比較像三角錐，而比較不像圓錐。多數人具有左右延伸180度但上下延伸僅140度的視野，此因部分視野被眉毛、鼻子和臉頰擋住了。

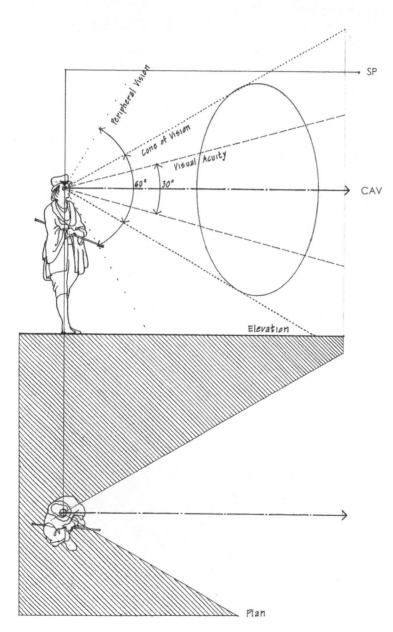

畫面（**PP**）

為假想的透明面，和圖面同時擴及於空間，3-D物體的影像即是投射於其上，故也稱做投影面。畫面會剖切視圓錐，並且永遠垂直於視心軸線。只要視心軸線是水平的，畫面必然是直立的。當我們往左或往右平移視線時，畫面會隨之移動；若往上或往下移動視線，則畫面會隨之傾斜。

透過窗戶往外看時，我們可將通過窗玻璃所見影像畫在玻璃表面上，此窗玻璃即相當於實體的畫面。而畫透視圖時，則可將透過假想畫面所見影像轉換到圖面上，此圖面即相當於實際的畫面。

視心點（**CV**）

即視心軸線和畫面在視平線上的交點。

視平線（**HL**）

即畫面和通過視點的水平面相交的交線。從基線到視平線的距離，和觀者眼睛的高度或地平面上方視點的高度，均是相等的。對正常視線水平的透視圖來說，視平線即是觀者眼睛在站立時的高度。若觀者坐在椅子上平視，則視平線隨之往下移動；若觀者從梯台或二樓的窗戶往外看，則視平線亦隨之往上移動。若從山頂來看，則視平線會往上升得更高。

即使視平線並非實際出現在透視圖中，我們仍應輕輕地橫過圖面而畫出視平線，來做為整張構圖的參考水平線。

地平面（**GP**）

即在線性透視法中可測得高度的參考水平面。地平面通常是指觀者所站立的表面，但並不限定於此。它也可以是船所航行的湖面，或建築物所坐落的地面。畫室內空間的透視圖時，它可以是樓板平面；素描靜物時，它甚至可以是桌面。

基線（**GL**）

即指地平面和畫面相交的水平交線。

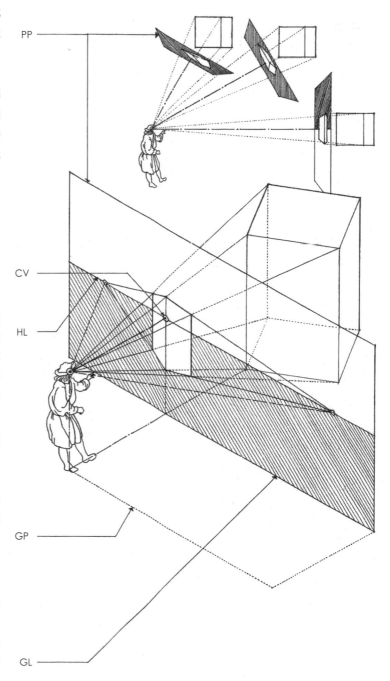

直接投影法

透視構造的直接投影法，至少需要使用兩種正視圖：即平面圖和側立面圖。側立面圖是垂直於畫面但旋轉90度而和畫面變成同平面的正視圖。物體、畫面和視點，在這兩種正視圖中均會呈現出來。

任何點的透視圖，均會落在從視點到該點的視線和畫面的交點上。要找到點的透視投影圖：

1. 在平面圖中，連接視點到該點的視線，直到它和畫面相交為止。
2. 在立面圖中，同上。
3. 通過平面圖上視線和畫面的交點，畫直立的構造線。
4. 通過立面圖上視線和畫面的交點，畫水平的構造線，直到它和直立的構造線相交為止。
5. 此交點即點的透視投影圖，該點位在畫面上。

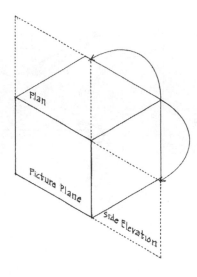

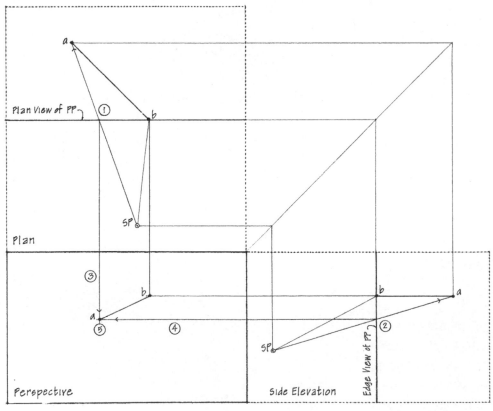

若點在畫面的後面，則可從該點連接視點畫線，直到它和畫面相交為止。若此點在畫面上，那麼只要縱向地畫出此點平面圖的位置，直到它和通過此點的側立面圖畫出的水平線相交為止。若此點在畫面的前面，則可從視點通過此點畫出視線，直到它和畫面相交為止。

要找到線條的透視投影圖，可先找出此線條兩端點的透視投影圖，再連接透視投影的兩點即可。若能以此方式找出點和線的透視投影圖，那麼也就能找到平面和容積的透視投影圖。

就理論來說，直接投影法並不需要用到消點；但若能建立及使用消點，就可大大地簡化線性透視圖，並可確保決定退縮線的方向時更為精確。

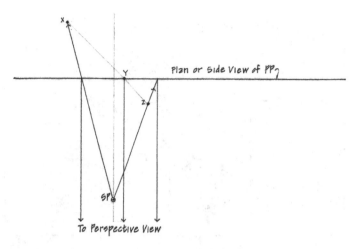

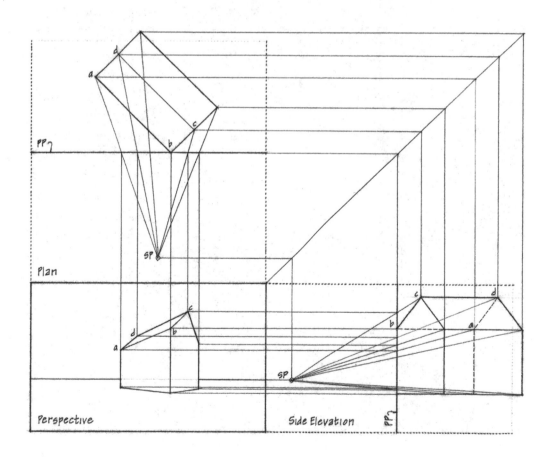

圖像效果
Pictorial Effects

線性透視法的視線聚合性質,創造了某些圖像效果。熟悉這些圖像效果,可幫助我們了解線條、平面和容積在線性透視法中呈現的方式,以及正確地將物體放置在透視圖空間中的方法。

聚合

線性透視法中的聚合,指出眾多平行線在退縮時會明顯地朝向共同的消點移動。當兩條平行線退縮到遠處,它們之間的空間就會顯得變小;若這些線條向無窮遠處延伸,則看起來就會像是相交在某個點上。此點對於該兩條特定的線條以及所有平行於這兩條線條的線條而言,即是消點。

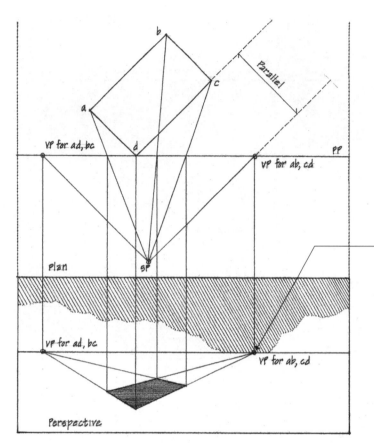

消點(VP)

即是在畫面上,線性透視圖中退縮的所有平行線聚合的點。對任何平行線來說,畫出平行於這些平行線的線條,它和畫面的交點即是消點。

聚合的首要規則是,各組平行線都有自己的消點。而每組平行線均僅包括那些相互平行的線條。舉例來說,若注視著某個立方體,即可看出它的邊包含三組主要的平行線,亦即兩組相互垂直但各自平行於X軸和Y軸的水平線,以及第三組平行於Z軸的直立線。

要畫出透視圖,就必須知道我們觀看和想像的景象中存在有多少組平行線,而各組平行線會何處聚合。下頁僅依據觀者的視心軸線和主題間的關係,來說明平行線的聚合原則。

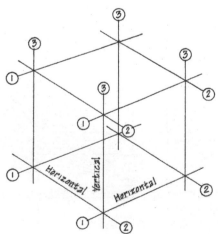

聚合原則

在線性透視圖中,可根據線條和畫面
之間的關係,將所有線條分類如下。

平行於畫面的線條

- 若和畫面平行,則平行線會保留它
  的走向,並不向消點聚合,但會依
  據和觀者之間的距離遠近而縮短。
  同樣的,和畫面平行的形狀也會保
  留它們原來的形狀,但會依據和觀
  者之間的距離遠近而縮小。

垂直於畫面的線條

- 若和畫面垂直,則平行線會在視平
  線上聚合於視心點。

傾斜於畫面的線條

若和畫面斜交,則平行線會在退縮時
朝向共同的消點聚合。

- 橫向斜線:若水平的平行線和畫面
  斜交,則消點會出現在視平線上。
- 斜向斜線:若平行線在退縮時向上
  升高,消點會出現在視平線上方;
  若在退縮時向下滑落,則消點會出
  現在視平線下方。

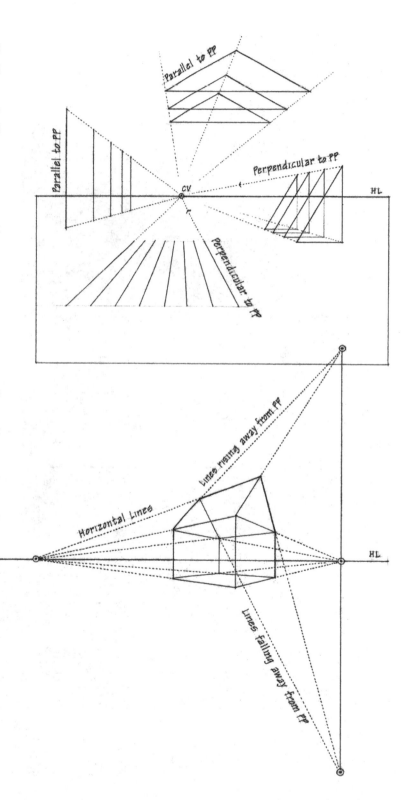

縮小

在正投影法和斜投影法中,投影線均維持相互平行。因此,不管被投影的元件和畫面之間的距離遠近,它們的尺寸都會維持不變。而在線性透視法中,聚合的投影線或視線,則會依據它和畫面之間的距離而改變線或面的明顯尺寸。

物體離畫面越遠,視線和物體之間的角度越窄,而這些視線和畫面的交點也就越接近。這些聚合的視線會因此而減低遠處物體的尺寸,使它們顯得比靠近畫面的同樣物體要小。

當物體持續退縮時,朝向物體的視線也會更靠近視平線。舉例來説,當我們俯視地面的磁磚圖案時,可以在前景看到較多的磁磚表面;而當相同尺寸的磁磚往後退縮時,則會在升高而接近視平線時,顯得較小較扁。

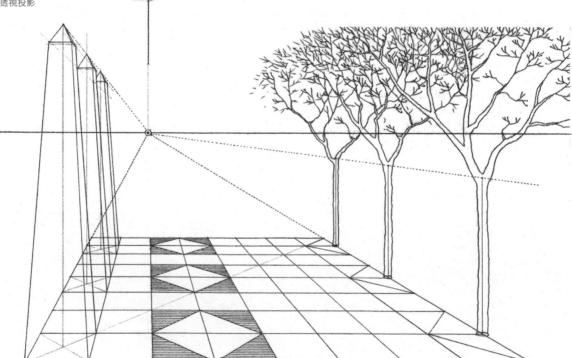

正投影

畫面（邊視圖）

透視投影

縮短

縮短是指物體轉離畫面時,所承受的明顯形體變化,通常視為該物體在深度的方向上尺寸或長度的收縮,目的是在空間中創造出虛擬的距離或延伸。

若物體的任何面均不平行於畫面,那麼在投影時就會顯出尺寸或長度的壓縮。在透視投影法以及正投影法和斜投影法中,收縮的量均視物體的面和畫面之間的角度而定。線或面轉離畫面的角度越大,能被看見的長度或深度就會越少。

在線性透視法中,深度的明顯收縮也是依據延伸到物體的視線和畫面之間的角度而定。物體距離視心點越遠,視線到物體之間的角度就越大,而視線和畫面的那些交點也就相距越遠。換句話說,當物體側向且平行於畫面地移動時,它的外觀尺寸就會增加。注意這和物體從觀者面前往後退縮時所發生的狀況是相反的。某種程度上,物體的尺寸會變得誇張,而形體則會扭曲變形。我們可用視圓錐來限制線性透視的視野,並控制這樣的扭曲變形。

當聚合、縮小和縮短影響了線和面的外觀形體時,它們也同時左右了透視圖中空間關係的壓縮。

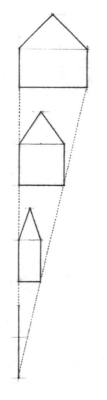

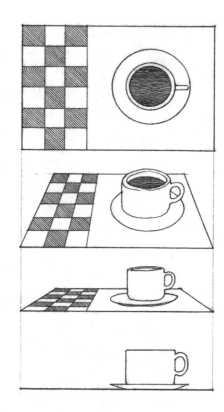

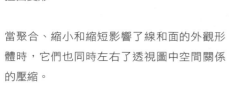

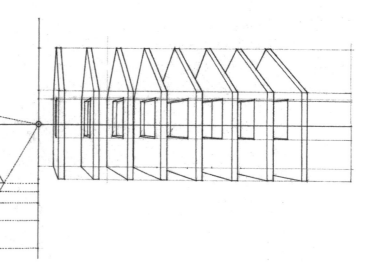

透視變項
Perspective Variables

觀者的觀點決定透視圖的圖像效果。當觀點改變時，例如觀者往上或往下、往左或往右、往前或往後地移動，則視野的廣度與重點也會跟著改變。要畫出理想的透視圖，應了解如何調整以下變項。

視點的高度

視點的高度決定物體是從它的上方、下方，或在它本身的高度內被觀看。首先假定基準的視心軸線，而後當視點，即觀者的眼睛，往上或往下移動時，視平線也會隨之往上或往下移動。任何在觀者眼睛高度的水平面看起來都是直線。我們可看見在觀者眼睛高度下方水平面的頂端，也可看見眼睛高度上方水平面的底部。

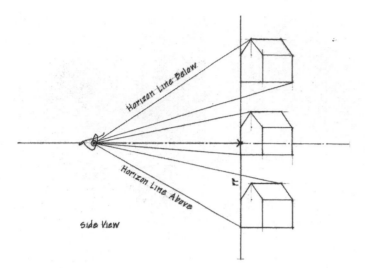

Side View

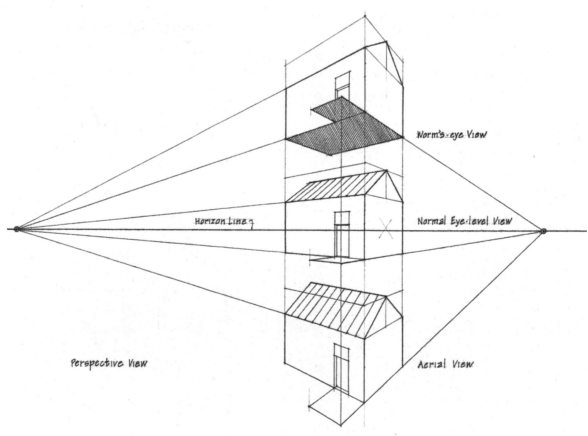

Worm's-eye View

Horizon Line

Normal Eye-level View

Perspective View

Aerial View

視點到物體的距離

視點到物體的距離，會影響透視圖中深度
縮短的比率。當觀者距離物體越來越遠
時，消點間隔變遠，水平線變得更平，而
透視深度則被壓縮。當觀者往前移動時，
消點間隔變近，水平線角度變得更尖銳，
而透視深度則被誇張。理論上來說，只有
在觀者的眼睛位於透視圖的假定視點時，
透視圖才會呈現出物體的實際圖像。

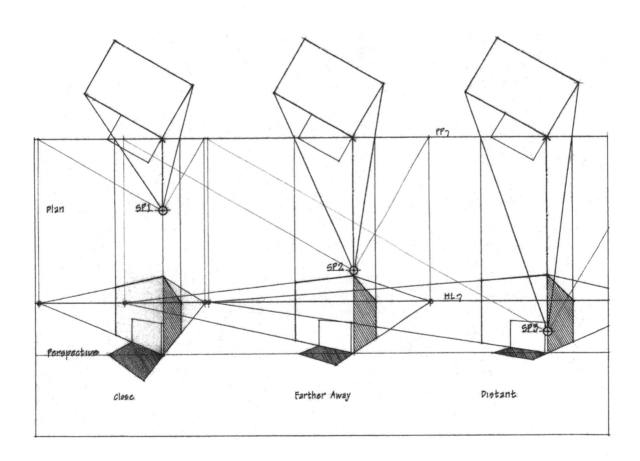

視圖的角度

視心軸線和物體的相對方位,決定物體的哪些面會被看見,以及在透視圖上它們會縮短到何種程度。平面越傾斜於畫面,在透視圖上縮短得越多;平面越前面,縮短得越少。當平面變成平行於畫面時,它的實際形狀就能被呈現出來。

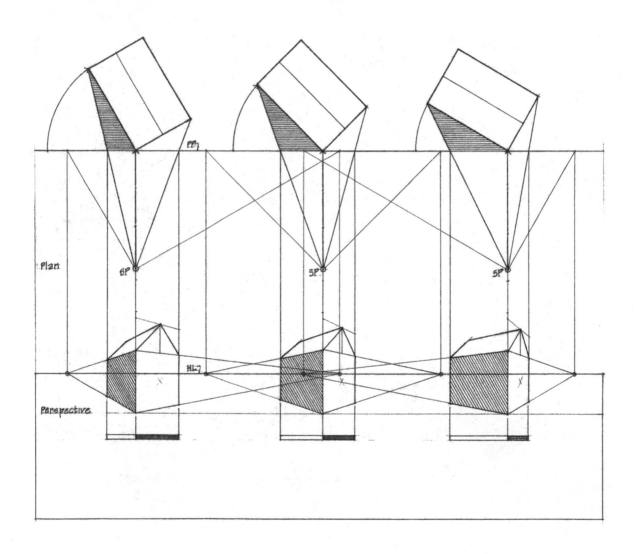

畫面的位置

畫面的位置僅會影響透視影像的尺寸。畫
面越靠近視點，透視影像越小；畫面離視
點越遠，影像越大。假設其他變項均維持
不變，那麼除了尺寸以外，透視影像的所
有其他方面都是相同的。

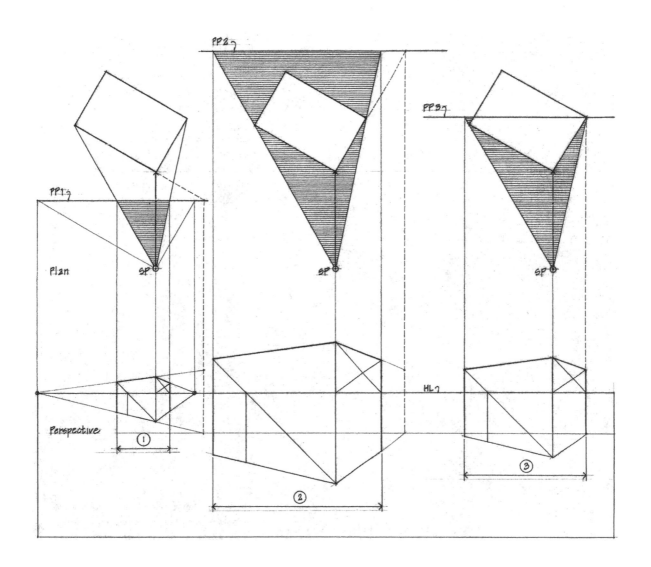

數位視圖

用徒手畫透視圖時，可利用設定視點和視角來推想及畫出合理的圖。而用3D電腦輔助設計軟體或建模軟體來畫透視圖的優點則在於，我們只要將畫3-D結構體所需的資料輸入進去，軟體就能操控這些透視變項，迅速地做出許多透視圖來幫助我們判斷。3D電腦輔助設計軟體或建模軟體依據透視法的數學原則，可輕易做出各種變形的透視圖。至於判斷透視影像傳遞出什麼內容，不管是徒手繪製或利用電腦協助完成，都仍是作者本身的責任。

以下兩頁圖例均是利用電腦畫出的透視圖，顯示不同的透視變項如何影響產出的影像。這些差異可能不大，但確實會影響我們對於空間比例尺的理解，以及我們對於空間關係的判斷。

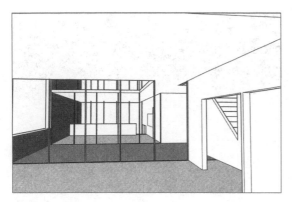

微仰視

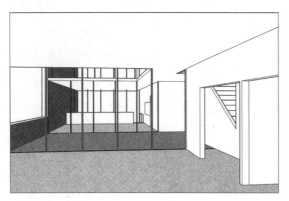

視準線

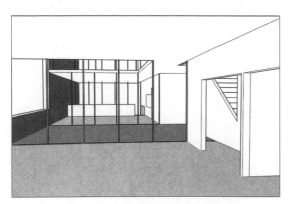

微俯視

- 一點透視法和兩點透視法均須假定視準線，如此則直立線仍會是直立的。若觀測者的視準線往上或往下傾斜，即使只有幾度，亦會隨即呈現出三點透視法的結果。

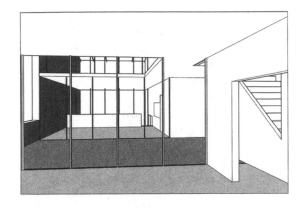

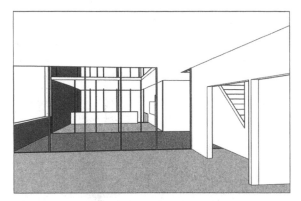

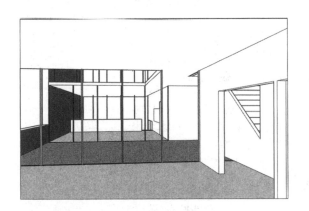

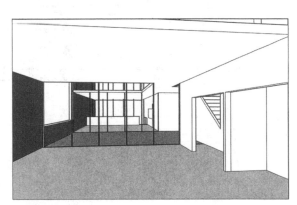

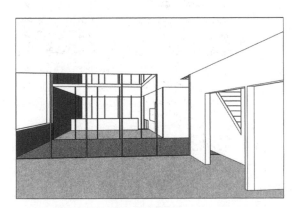

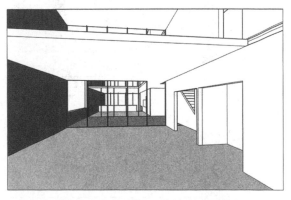

• 若要在單張透視圖中看見更多空間內容,通常可將觀測者的視點盡量後移。然而,仍應將觀測者的合理位置保持在要表現的空間內。

• 應將物體或景象的中央部分保持在視圖錐內,避免它們在透視圖上產生變形。在透視圖中若以擴大視角的方式來涵蓋空間的更多內容,很容易導致形體的變形及空間深度的誇張。

透視量度
Perspective Measurements

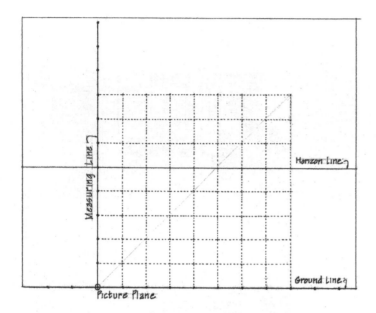

只有和畫面相符的線條和平面,才能以相同比例畫出來。線性透視圖中聚合的視線會減少遠處物體的尺寸,使它們比靠近畫面的相同物體看起來要小。聚合的視線也會增加畫面前物體的明顯尺寸。而因聚合和縮小的雙重效果,因此若要在線性透視圖中做測量並畫出量度,就比其他的繪圖系統更為困難。但仍有幾個方法,可用來決定透視圖的圖像空間中,物體的相對高度、寬度和深度。

高度和寬度測量法

在線性透視圖中,任何畫面上的線條,均是和畫面等比例地呈現出實際的方向和長度。因此,任何如此的線條,均可用來當做測線。

測線（**ML**）

即任何可在投影圖中用來測量實際長度的線條。雖然測線在畫面上可以是任何方位走向,但典型的是水平線或直立線,用來測量實際長度和寬度。基線即是常用的水平測線。

若能找出高度或寬度,就能橫向或縱向地轉換量度到畫面上,但這種轉換須平行於畫面。根據定義,平行線在透視圖中往後退縮時仍會維持等距,但會聚合,因此也可用兩條平行線來轉換縱向或橫向的量度到透視圖的深處。可以此方式縱向或橫向地轉換量度,但僅限於平行於畫面的平面。

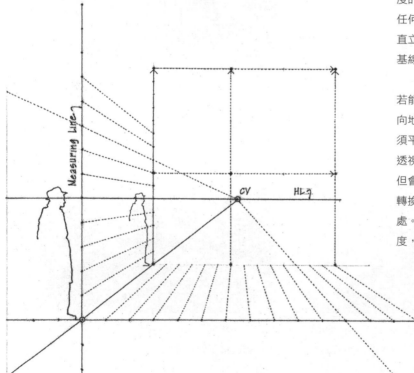

深度測量法

透視深度的測量更為困難，而且需要基於直接觀察或經驗，而做出某種程度的估量。透視構造的各種方法採用不同的方式來建立深度，然而只要能夠做出初步的深度估測，就能以和它等比例的方式，來做出後續其他深度的估量。

舉例來說，每次將地平面到視平線的距離減半，同時透視的深度就會加倍。已知地平面上方某個點和觀者的距離，那麼，即可按比例剖分地平面上方視平線的高度，然後建立該點退縮到透視圖深處的位置。

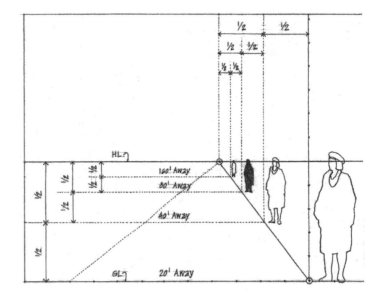

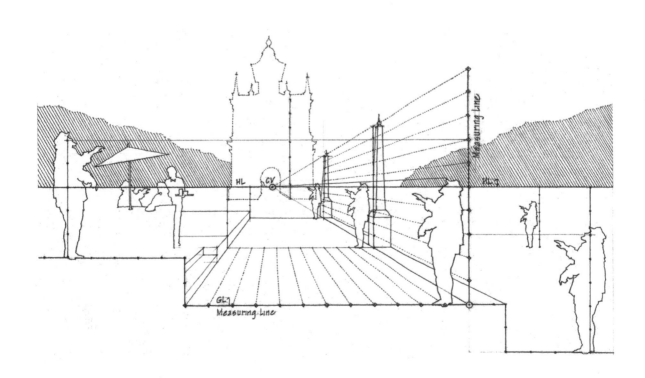

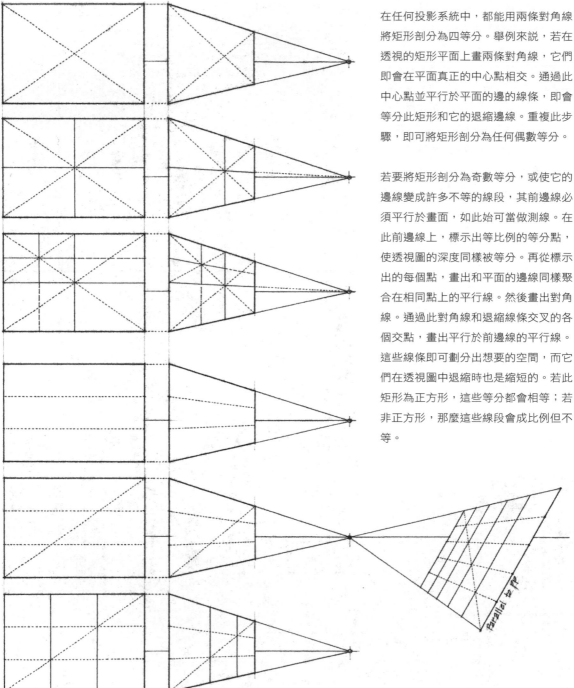

深度剖分法

在線性透視圖中剖分深度的量度,有兩種方法。

對角線法

在任何投影系統中,都能用兩條對角線將矩形剖分為四等分。舉例來說,若在透視的矩形平面上畫兩條對角線,它們即會在平面真正的中心點相交。通過此中心點並平行於平面的邊的線條,即會等分此矩形和它的退縮邊線。重複此步驟,即可將矩形剖分為任何偶數等分。

若要將矩形剖分為奇數等分,或使它的邊線變成許多不等的線段,其前邊線必須平行於畫面,如此始可當做測線。在此前邊線上,標示出等比例的等分點,使透視圖的深度同樣被等分。再從標示出的每個點,畫出和平面的邊線同樣聚合在相同點上的平行線。然後畫出對角線。通過此對角線和退縮線條交叉的各個交點,畫出平行於前邊線的平行線。這些線條即可劃分出想要的空間,而它們在透視圖中退縮時也是縮短的。若此矩形為正方形,這些等分都會相等;若非正方形,那麼這些線段會成比例但不等。

三角形法

因為任何平行於畫面的線條都能按比例被剖分，因此即可以此線條為測線，來剖分任何和它相交的線條為相等或不等的線段。首先，連結測線和鄰接線條的端點，來定出三角形。然後，按比例在測線上標示出所要的等分，再通過測線上各點來畫出線條，平行於連成此三角形的線條，並且聚合於相同的消點。這些線條即可將鄰接測線的線條，剖分為等比例的線段。

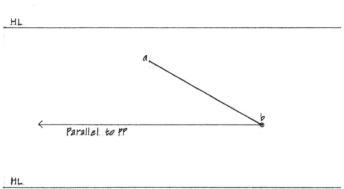

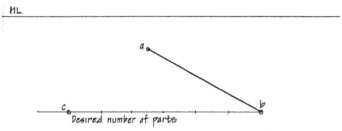

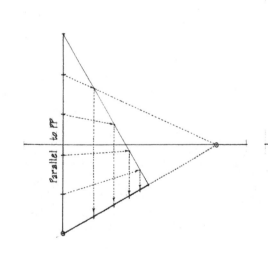

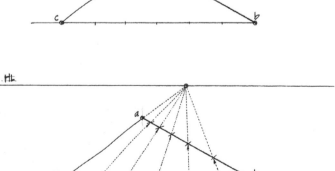

深度延長法

若矩形平面的前邊線平行於畫面，即可依透視法延長及複製深度。首先，找出矩形後邊線的中心點，然後從矩形前角通過此中心點延伸對角線，和矩形延伸的邊線相交。通過此交點畫平行於前邊線的線條。前兩條邊線的距離，和第二條邊線到第三條邊線的距離相等，但它們之間相等的空間在透視圖上則是縮小的。常需重複此步驟，來製造出透視圖的深處需要的相等空間數量。

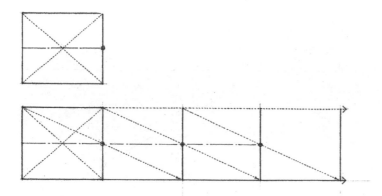

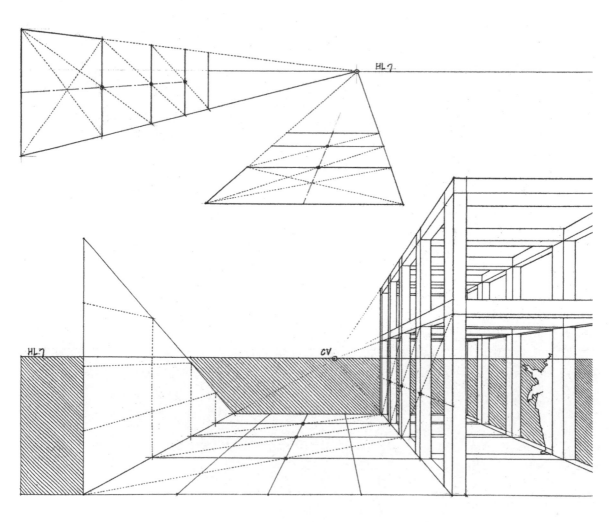

習作**8.1**

下面透視圖在空間中呈現出四個矩形的平面。假設各平面的前邊線均平行於畫面,畫出三張複製圖。首先,將各平面的深度剖分為四等分。

習作**8.2**

在第二張複製圖中,將各平面的深度剖分為五等分。

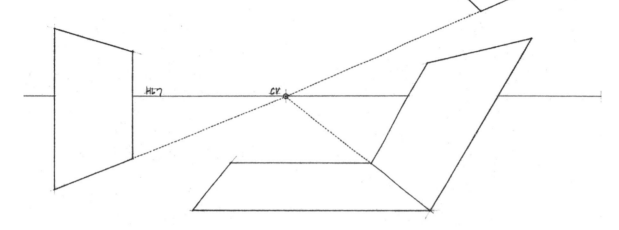

習作**8.3**

在第三張複製圖中,將各平面的深度加倍。

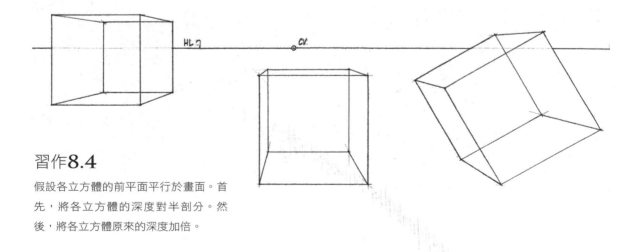

習作**8.4**

假設各立方體的前平面平行於畫面。首先,將各立方體的深度對半剖分。然後,將各立方體原來的深度加倍。

透視幾何
Perspective Geometry

若熟悉平行於物體三條主軸線的線條如何在線性透視法中聚合，就能以直線的幾何原理為基礎，來畫出斜線和圓形的透視圖。

斜線

所有平行於畫面的斜線均會保留它們的方位走向，但會依據它們和觀者之間的距離而縮小。然而，若垂直或傾斜於畫面，則斜線會在視平線上方或下方向消點聚合。

首先找到斜線端點的透視投影，然後將它們連接起來，即可畫出斜線的透視圖。最簡單的方法，即是將此斜線畫為直角三角形的斜邊。若可依正確的透視法來畫出三角形的各邊，就能連接這些端點而畫出斜線。

若要畫許多平行斜線，例如斜屋頂、斜坡道或梯道，那麼就須知道這些斜線在透視圖中聚合於何處。平行斜線並不是水平的，因此不會聚合於視平線上。若它們在退縮時向上升高，則消點會在視平線上方；若它們在退縮時往下滑落，則消點會在視平線下方。

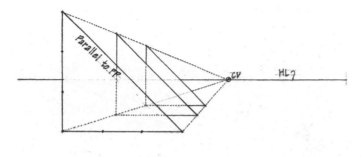

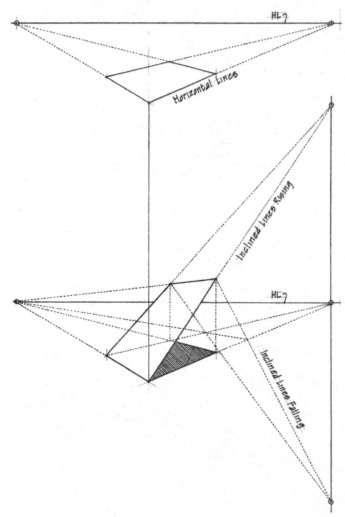

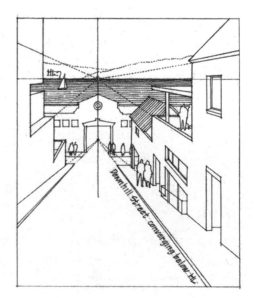

要找出任何平行斜線的消點：

- 找到斜線所在直立面上的水平線。
- 找出這條水平線在視平線上的消點。
- 通過水平線上的消點，畫出直立線；此即直立面上以及平行於此直立面的所有平面上所有平行線的消線（vanishing trace）。
- 延伸斜線和消線相交。此交點即該斜線和平行於此斜線的所有線條的消點。

消線（**VT**）

即平面上各組平行線在線性透視圖中聚合的線條。例如視平線，即是所有水平面的消線。

平行斜線越陡，其消點在消線上的位置就會越高或越低。若其中某組平行斜線往上升高，而相同直立面上的第二組平行斜線則以相同角度往下降落，則它們的消點在視平線上下的距離即會相等。

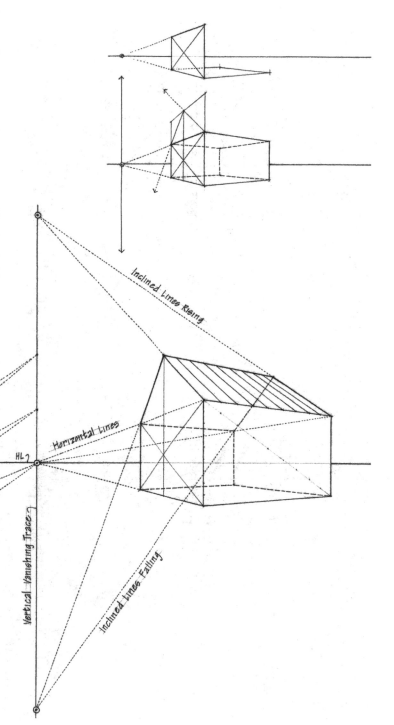

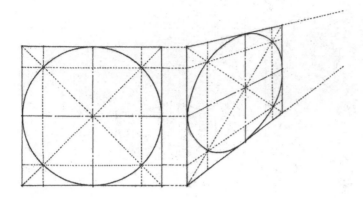

圓形

圓形是畫圓柱體、拱形體和其他圓形體的重要基礎。若圓形平行於畫面，則它的透視圖仍是圓形；但若圓形的平面平行於從視點輻射出去的投影線，則該圓形的透視圖即是直線。這在圓形的平面呈水平且和視點同高，或當圓形的平面為直立面且和視心軸線齊行時，最常發生。

不論何種狀況，圓形在透視圖上看起來均像橢圓形。要畫圓形的透視圖，可先畫出外切此圓形的正方形透視圖。然後畫出正方形的對角線，再用平行於正方形邊線或圓形切線的新增線條，指出圓形和對角線相交的交點。圓形越大，需要越多等分來確保橢圓形線的平滑。

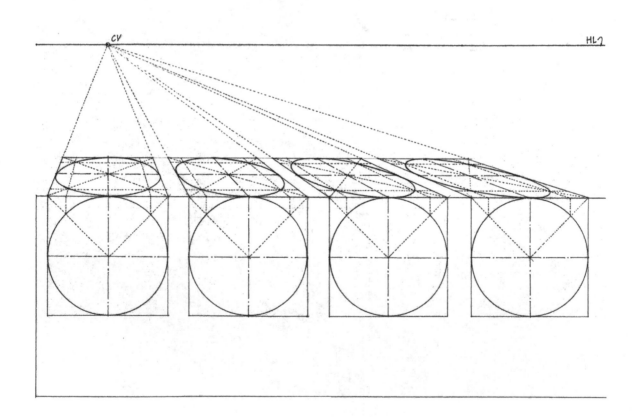

在設定透視圖的平面圖中,從視點到圓周
線上切點的視線,即定出此圓形在透視圖
上最寬的部分。此寬度,亦即代表圓形透
視圖的橢圓形的主軸線,並不等同於圓形
的實際直徑。就像矩形透視圖的前半會比
後半大,圓形透視圖上較近的半圓也會比
較遠的半圓完整。

我們常把東西看成我們相信它們呈現出來
的樣子,因此雖然圓形在透視圖上變成橢
圓形,我們仍把它當成圓形來看,因此會
誇大其次軸線的長度。此次軸線應垂直於
圓形的平面。檢視此橢圓形的主軸線和次
軸線之間的關係,有助於確保圓形在透視
圖上深度縮短的準確度。

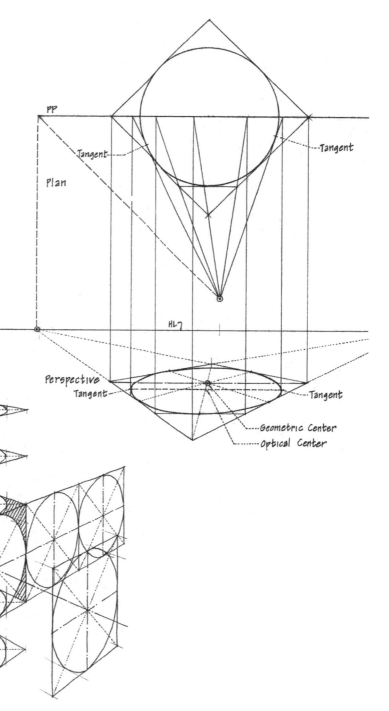

習作8.5

依下方的透視圖，應用透視幾何的
原則來畫出以下圖形：

- 從點A到點B攀升的斜坡。
- 從點C到點D爬升的梯道。
- 從點E到點F升高的棚頂。
- 從點G到點H升起的圓柱形塔。

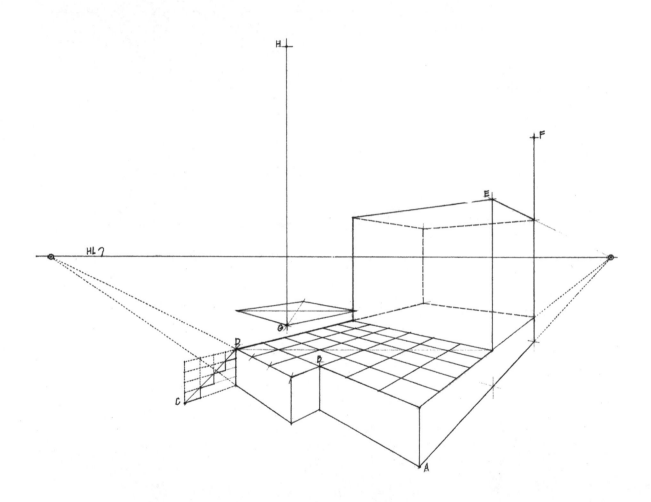

線性透視法
Types of Linear Perspective

在任何直線構成的物體上，如立方體，其中三組主要的平行線均各有消點。而以此三組主要線條為基礎，有三種線性透視法的形式：即一點、兩點和三點透視法。區隔各形式的僅是觀者和主題之間的相關視角，主題並未改變，改變的僅是我們的觀點，以及三組平行線依線性透視法聯合的方式。

一點透視法

若以垂直於立方體任何平面的視心軸線來看立方體，其直立線會平行於畫面並維持直立。而平行於畫面並垂直於視心軸線的水平線，則仍維持水平。但平行於視心軸線的線條，則會在視心點聚合。此點，即一點透視法中所指的一點。

兩點透視法

若我們移動觀點，而使立方體傾斜，但視心軸線維持水平，則直立線仍會維持直立。但這兩組水平線會和畫面斜交，且分別向左和向右聚合。此兩點，即兩點透視法中所指的兩點。

三點透視法

若舉起立方體的任何端點而使其離開地平面，或傾斜視心軸線而往下或往上地看此立方體，則三組平行線全都會和畫面斜交，並在三個不同的消點聚合。此三點，即三點透視法中所指的三點。

這三種透視法，均未暗示透視圖中僅有1個、兩個或三個消點。消點的實際數量，端視我們的觀點及被觀看的主題中包含多少組平行線而定。舉例來說，若仔細看右圖中的簡單山牆屋頂形體，即可看見五個潛在的消點，因其具有1組直立線、兩組水平線和兩組斜線。

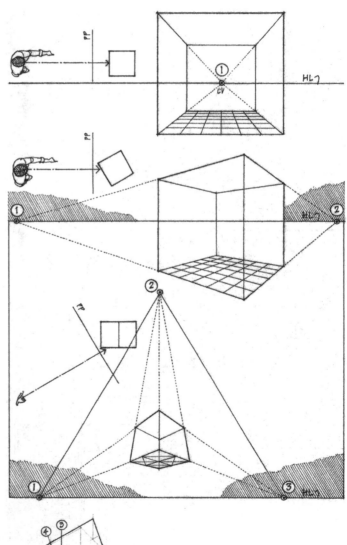

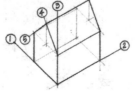

一點透視法
One-point Perspective

一點透視系統假定三條主軸線中的兩條，亦即直立軸線與水平軸線，會平行於畫面。而所有平行於這些軸線的線條也都平行於畫面，因此均保留其實際走向，不會向消點聚合。故一點透視法也稱做平行透視法（parallel perspective）。

第三條主軸線是水平軸線，則垂直於畫面，且平行於視心軸線。所有平行於此軸線的線條，都會在視平線上聚合於視心點。此即一點透視法所指的特定消點。主要的平行線在此視心消點聚合，即是一點透視法的顯著視覺特性。

若創造深度的退縮線和退縮面在透視圖中無法被看見，那麼一點透視法或許就無法有效地解釋直線所構成物體的3-D形體。但在描繪空間容積方面，一點透視系統仍是特別有效的，因為當中三個外圍界面的展示，提供了清楚的圍牆感覺。因此，設計師常用一點透視法來畫街景、幾何式庭園、中庭、柱廊，以及室內與內部空間等經驗視圖。此外，也可借視心消點來集中觀者的注意力，並且強調空間中軸線和對稱的布局。

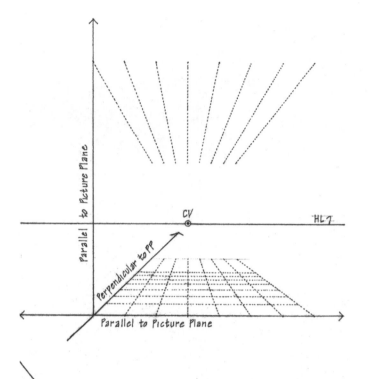

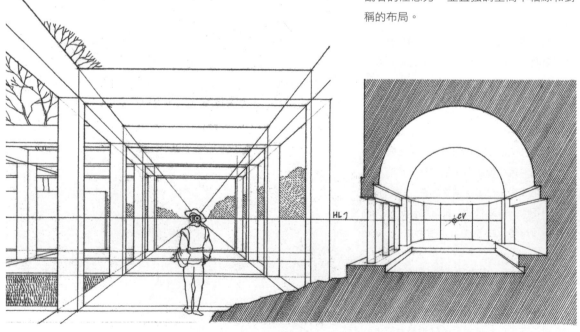

對角點法
Diagonal Point Method

用對角點法來畫一點透視圖，使我們能夠直接在透視圖中獲得精確的深度，而不需利用平面圖來投影。它僅需要單張立面圖或剖面圖，因此特別適於畫剖面透視圖。

對角點法是應用45度直角三角形的幾何原理和聚合的原則，來找出透視上的深度。已知45度角的直角三角形中，相互垂直的兩邊是等長的，因此若依比例畫出直角三角形的直邊，則其斜邊即會在垂直於直邊的橫邊上標示出相等的長度。

此技法是在畫面上或平行於畫面的平面上畫出直角三角形的橫邊，因此即可以此橫邊為測線。沿此橫邊測得長度，即等於所求的透視深度。然後通過此橫邊的任何端點，畫出與其垂直的直邊，在視心點聚合。再從第二個端點，畫出直角三角形的斜邊，聚合於所有和畫面呈45度角線條的消點。此對角線即可沿著等於橫邊透視長度的直邊，而標示出透視的深度。

設定透視圖

首先，畫出垂直於觀者視心軸線且相符於畫面的立面圖或剖面圖。立面圖或剖面圖的比例尺，即決定透視圖的尺寸。

• 畫出基線和視平線。此基線通常即是立面圖或剖面圖的基線。基線上方的視平線高度，相等於地平面上方觀者的眼睛高度。
• 在視平線上畫出觀者的視心點。

有關變化視點和主題之間的距離、升降視平線的高度，以及設置畫面的位置等，如何影響透視圖的圖像性，參見前述有關透視變項的討論。

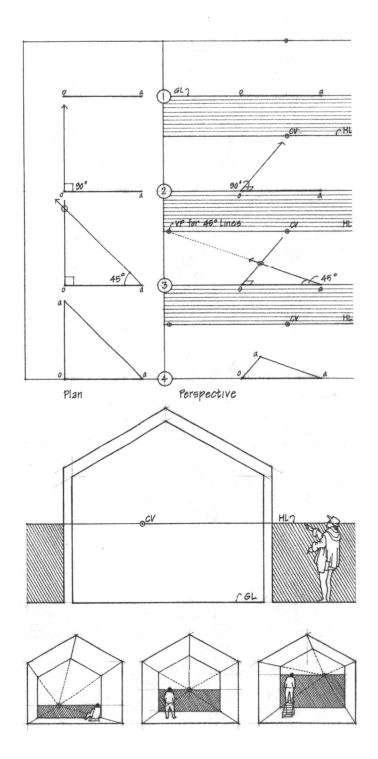

設定對角點

要應用對角點法，就必須找出和畫面呈45度角的平行線的消點。任兩條平行線的消點，即是通過視點且平行於該組平行線的視線和畫面的交點。因此，若通過設定透視圖的平面圖上的視點，畫45度線，它就會和畫面在所有45度對角線的消點上相交。此消點稱為對角點（diagonal point）或遠距點（distance point）。

和畫面呈45度角向左退縮的水平線，有對角點；而和畫面呈45度角向右退縮的水平線，也有對角點。這兩個對角點都在視平線上，和視心點等距離。依據直角三角形的幾何學原理，可知對角點到視心點的距離，也就等於觀者視點到畫面的距離。

若了解此幾何關係，就不需要在透視圖正上方設置用來設定透視圖的平面圖，而可以觀者和畫面的相等距離，為視平線上視心點和對角點的距離，而直接在透視圖上找到視平線上各對角點或兩對角點的位置。至於60度的視圓錐，從視心點到各對角點的距離，則應等於或大於立面圖或剖面圖的寬度。

舉例來說，若觀者站在距離畫面20英尺遠處，則在視平線上的對角點，即是距離視心點左側或右側20英尺遠處。此距離是以和畫面相同的比例尺測得，即定出所有45度角線條退縮到左側或右側的消點。

若將對角點移向視心點，相當於觀者走近畫面，並看見更多空間的退縮面。若將對角點由視心點向外移，則觀者也會從畫面向外移，而空間的退縮面深度也會縮得更短。

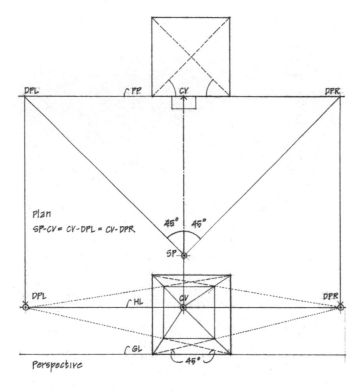

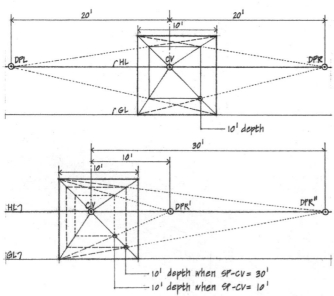

測量深度

使用對角點來測量深度的基本步驟為：

1. 從視心點到立面圖或剖面圖的各個角點畫線，這些線條即是主題的退縮水平邊線。這些邊線均平行於視心軸線，且在視心點聚合。

2. 在畫面上畫出水平的測線。此測線通常即是基線，但若基線極靠近視平線，則應把測線畫在基線下方或視平線上方。如此，畫三角形來測量深度時，可使兩線相交的角度更寬，也可確保深度更準確。

3. 畫垂直於畫面且聚合於視心點的底線。此底線可用來測量透視深度，通常是主要邊牆的底部或頂部，但也可以是任何垂直於畫面且聚合於視心點的線條。

4. 沿著水平的測線，以畫面的相同比例尺來測量距離，使其等於所求的透視深度。用左側的對角點，測得0點右側在畫面後方的深度，並測得0點左側在畫面前方的點。

5. 將這些量度轉換到和聚合於對角點的線條相互垂直的底線上。這些對角線和垂直的底線，會在和測線的退縮深度相等的透視深度線上相交。

6. 若在透視圖中畫出主要的透視深度線，即可將它們水平或垂直地轉換，直到它們和向視心點退縮的線條或平面相交。

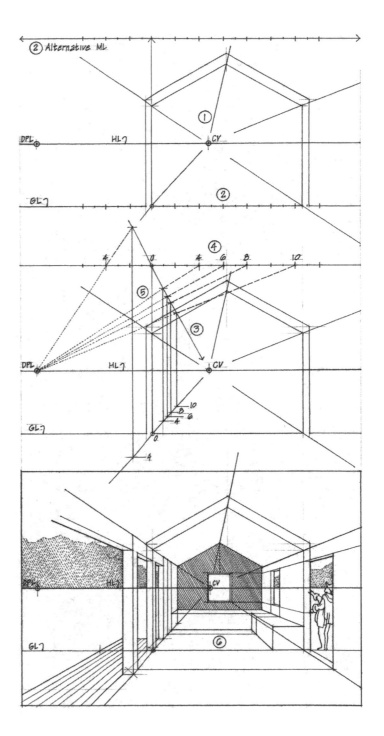

倍數對角點畫法

地面、樓板、天花板和任何其他水平面上的兩組45度線的對角點，均在視平線上。而邊牆或任何垂直於畫面的其他直立面上的兩組45度線的對角點，則在通過視心點所畫的垂直消線上。這四個對角點均和視心點等距離，並且就在以視心點為圓心的圓形圓周線上。雖然僅用單對角點即可測量透視深度，但知道還有其他三個對角點的存在，對於透視圖的實際架構會更有彈性。

小數對角點畫法

若某個對角點離視心點太遠而用不到，則可用小數對角點來設定深度。此技法是基於相似三角形的對應邊會成比例的幾何學原理。

要設定小數對角點，可將視心點到任何對角點的實際距離，用除數2或4來除。對於平行於畫面的每單位寬度，用$1/2$對角點即可測得兩單位的深度，用$1/4$對角點則可測得四單位的深度。

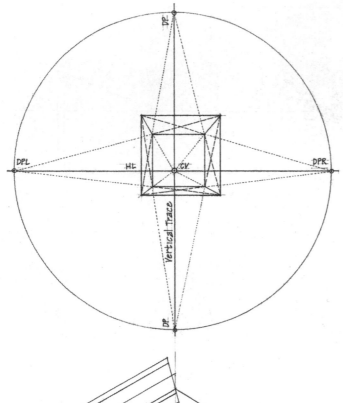

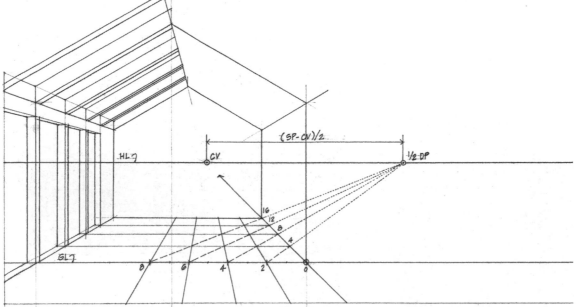

習作**8.6**

假設觀者站在10英尺立方的立方體正面
15英尺處,並假定此正面為畫面。找出線
性透視法中的下列各點:

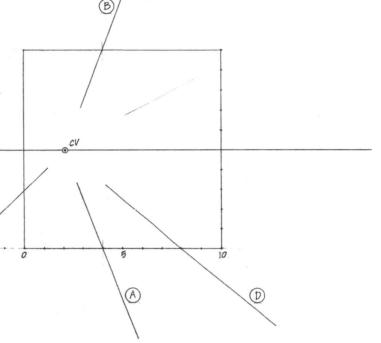

- 線A在畫面後6英尺的點。將此點縱向
  地轉畫到線B。
- 線C在畫面前4英尺的點。
- 在地平面上方3英尺的點,在線D正上
  方,而在畫面後5英尺。

習作**8.7**

假設觀者站在畫面前15英尺處,往前看
16英尺寬、12英尺高、30英尺遠的牆
面。畫此空間的一點透視圖。在此透視圖
內:

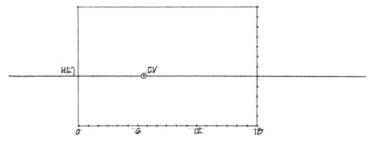

- 在後牆及單側邊牆上,畫3英尺×7英尺
  的門廊。牆面均是8英寸厚。
- 在對側邊牆上,位於畫面後6英尺處,
  畫3英尺高窗台的4英尺×4英尺窗戶。
  再在相同邊牆上,位於畫面前2英尺
  處,畫同尺寸的窗戶。
- 在樓板平面上,畫6英尺×6英尺×1英
  尺的平台。
- 在此平台正上方,通過1英尺厚的屋頂
  結構,剖切6英尺×6英尺的天窗。

一點透視網格圖法
One-point Perspective Grid

透視網格圖是3-D座標系統的透視圖。點線平均分布的3-D網絡圖，使我們能正確地畫出室內室外空間的形體和向度，並能調整空間中物體的位置和尺寸。在商業的應用上，有好幾種變化比例尺和觀點的形式，我們也可依據下列步驟，來畫出一點透視網格圖：

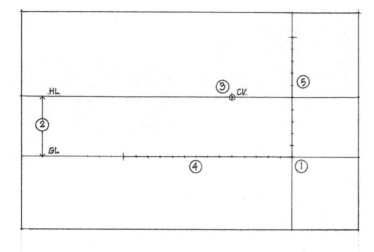

1. 決定畫面的比例尺，同時要考慮空間的向度和所求透視圖的尺寸。

2. 以和畫面相同的比例尺，畫出基線和觀者眼睛高度的視平線。

3. 找出靠近視平線中央的視心點。

4. 沿著基線，標出按比例等距增加的量度。每單位量度基本上是1英尺；依繪圖的比例尺和透視圖要求的細部數量，可用略小或略大的量度間距。

5. 沿著通過基線左側或右側的端點所畫的垂直測線，重複上步驟。

6. 從基線上測得的各點，通過視心點在地平面上畫出透視深度線。

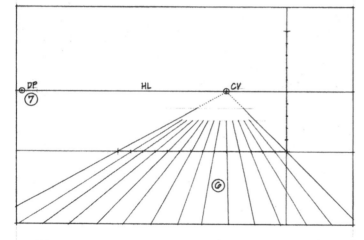

7. 以和視點到畫面的距離相等的距離，畫出視心點左側或右側的對角點。若此距離未知，則從視心點到對角點的距離，應等於或大於空間的寬度。

8. 從對角點，通過測得的基線兩端點畫對角線。

9. 在這些對角線和聚合於視心點的線條相交的交點上，畫水平線。此即地平面或樓板平面上的正方形透視網格圖。

10. 可視需求轉換這些深度，沿著單側或雙側的退縮牆面，以及在天花板平面或頂板平面上，畫出相似的透視網格圖。

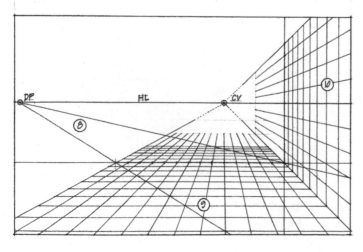

習作8.8

在8.5英寸×11英寸的高級描圖紙或半透明皮紙上，畫一點透視網格圖。假設畫面為1/2"=1'-0"的比例尺，而視平線在基線上方5英尺或6英尺處。完成後，此透視網格圖即可依任何比例尺縮放及影印。將描圖紙疊放在此透視網格圖上，即可利用此透視結構，更簡易地徒手速寫室內室外空間的透視圖。

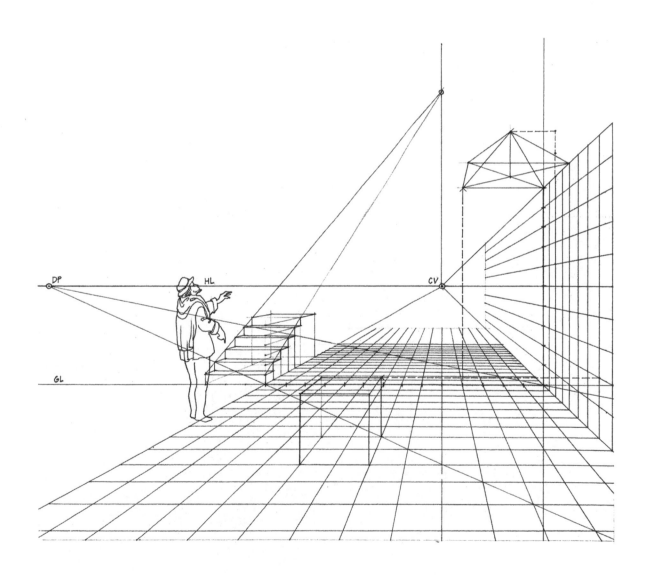

剖面透視圖
Section Perspectives

剖面透視圖結合了剖面圖的比例屬性及透視圖的圖像深度,因此,能夠圖解設計的結構樣貌及結構形成的空間質感。可先用以現成的比例尺所畫的建築剖面圖為基礎,來畫剖面透視圖。假設此剖面圖切面相當於透視圖的畫面,那麼它就可用做透視圖上直立和水平量度的現成參考值。

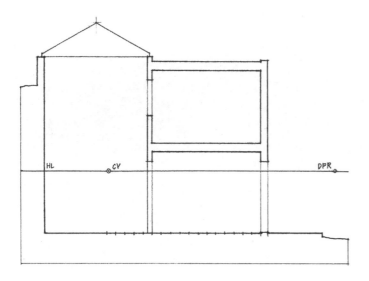

- 畫出視平線並選定視心點。視平線的高度和視心點的位置,會影響完成圖的重點,以及我們往上、往下、向左和向右所見到的內容。
- 在視平線上,找出對角線或45度線左側和右側的消點。依據經驗法則,從視心點到對角點的距離,至少應等於建築剖面圖的寬度或高度中較大的量度。
- 使用對角點法來畫出一點透視圖。

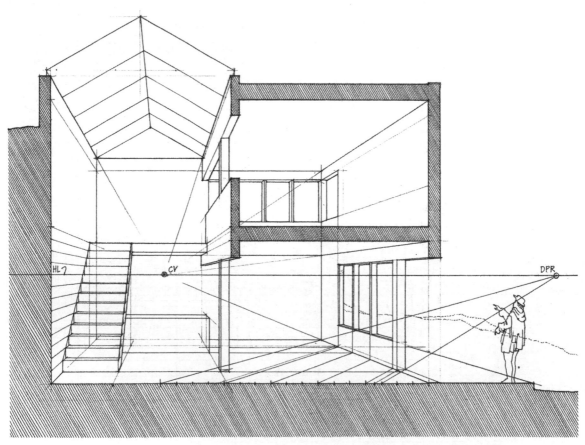

習作8.9

下圖為比例尺1/4"=1'-0"的簡要建築剖面圖。已知視平線、視心點和左側對角點，將此剖面圖轉換為剖面透視圖。

- 假設此空間的後牆，位在畫面後方24英尺處，而畫面即相當於剖面圖的直立切面。在此空間中，在地平面上畫出3英尺平方的網格圖。
- 在此空間的不同深度位置，畫出三個人物。
- 下圖顯示三個上升到平台的梯級。以這些梯級為樣版，沿著右側的邊牆，從平台到基地高層平面的夾層之間，畫出梯道。
- 在左側的邊牆上，畫出含有落地窗的窗牆，而落地窗外側即屋簷下的門廊。從中心以3英尺的間距來間隔窗間柱。
- 屋頂結構由3×10英尺的裸椽構成，從中心以3英尺的間距來間隔這些屋椽。假定建築物的方位，並在屋頂平面上切開天窗，使日光能夠進到空間中。

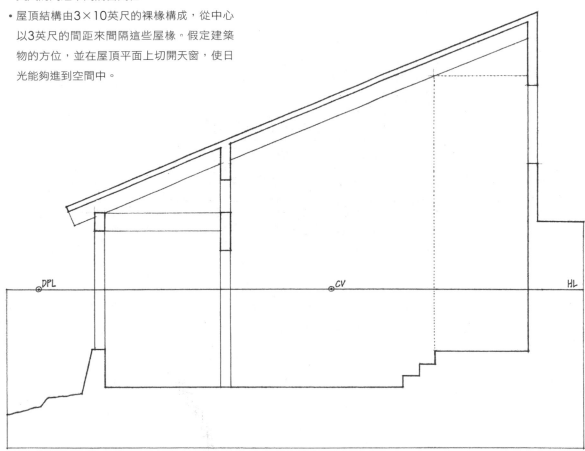

平面透視圖
Plan Perspectives

要將2-D的樓層平面圖轉變為3-D的視圖，可畫平面透視圖，即如俯視室內或室外空間的一點透視圖。

假設觀者的視心軸線是直立的，而畫面是相當於通過空間中牆面頂部的水平面。

- 在樓層平面圖的中央設定視心點。
- 通過視心點，畫出平行於任何牆面的視平線。
- 使用對角點法來畫出一點透視圖。觀者和畫面之間的距離，至少應和平面圖的全寬度相等。

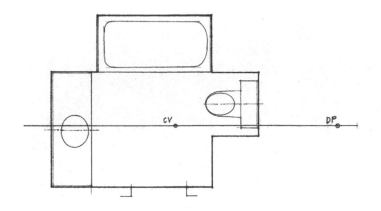

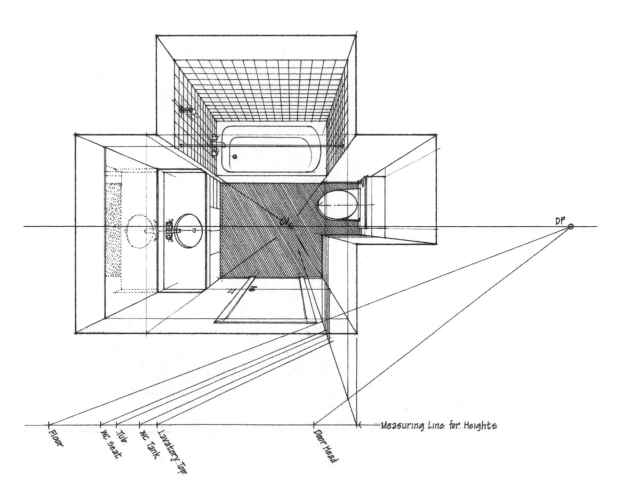

兩點透視法
Two-point Perspective

兩點透視系統假定觀者的視心軸線是水平的，而畫面是直立的，因此直立的主軸線會平行於畫面，而所有平行於這條主軸線的線條則會維持直立，並且在透視圖中互相平行。而兩條水平的主軸線會和畫面斜交，因此所有平行於這兩條主軸線的線條，均會在視平線上的左右兩消點上聚合。這兩點，即是兩點透視法中所指的兩個點。

兩點透視法的圖像效果，會隨觀者視角的不同而變化。兩條水平主軸線到畫面的方位走向，則決定這兩組主要直立面能顯現多少資訊，以及它們在透視圖上縮短到什麼程度。平面越斜向畫面，在透視圖上就縮短得越多；平面越前面，就縮短得越少。

兩點透視法或許是三種線性透視法中最被廣泛使用的形式。和一點透視法不同的是，兩點透視法既不對稱也不穩定。但用兩點透視法來圖示空間中各種尺寸物體3-D的形體，包括小到椅子、大到建築物，都特別有效。

而在描繪空間的容積上，例如室內的空間或室外的中庭或街道，當兩點透視法的視角接近一點透視法的視角時，用兩點透視法最為有效。任何呈現出空間容積中三個邊界面的

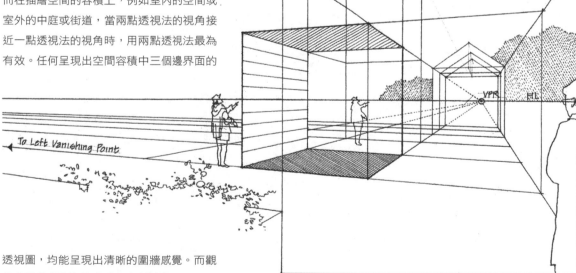

透視圖，均能呈現出清晰的圍牆感覺。而觀者也因此成為空間中不可分割的部分，而不僅是從外部向內看的旁觀者。

通用法
Common Method

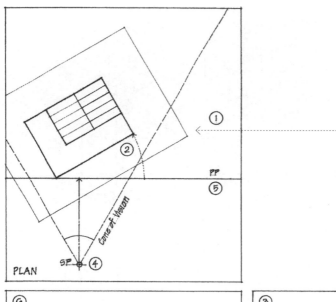

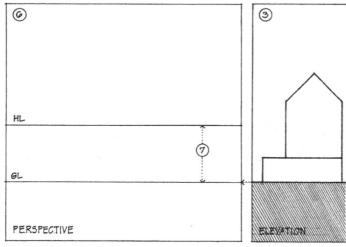

PLAN

HL

GL

PERSPECTIVE

③

ELEVATION

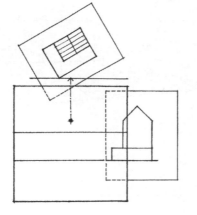

畫兩點透視圖的通用法也被稱做常用法，需使用兩種正視圖：即平面圖和立面圖。平面圖和立面圖的比例尺，即為透視圖中畫面的比例尺。

設定透視圖

1. 將平面圖直接置於要畫透視圖的空間上方。
2. 使平面圖和畫面夾成特定的角度。由於製圖時使用三角板，因此此角度通常即為30度角、45度角或60度角。但理論上，實際的角度會依據各組主要直立面的重要性不同而有不同。
3. 在畫透視圖的區域側邊，放置立面圖。
4. 在平面圖中畫出視點。檢視並確保主題的主要部分會落在60度的視圓錐內，同時視心軸線為注意力的焦點。避免將主題的主要直立面和任何從視點輻射出來的視線對齊。
5. 在平面圖中畫出畫面，使它平行於視心軸線。通常畫面的位置會通過主題的顯著直立邊，因此此邊線即可用做透視圖的測線。應謹記畫面的位置會影響透視影像的尺寸。
6. 將描圖紙貼在要畫透視圖的位置上。
7. 在透視圖中，畫出基線和視平線。透視圖的基線通常即是立面圖或剖面圖的基線。在基線上方的視平線高度，應等於觀者在地平面上方的眼睛高度。

雖然可將平面圖、立面圖和透視圖略微分隔展示來説明得更清楚，但也可將它們排列得更緊密來適應較小的工作空間，亦即將平面圖和立面圖挪近透視圖或挪到透視圖下面，但同時應小心地維持三視圖之間適當的左右和上下關係。

有關變化視點和主題之間的距離、升降視平線的高度，以及設置畫面的位置等，如何影響透視圖的圖像性，參見前述有關透視變項的討論。

畫出消點

任兩條平行線的消點，即是通過視點且平行於這兩條平行線的視線和畫面的交點。

1. 因此，在用來設定透視圖的平面圖上，通過視點且平行於各主要直立面的平面圖方向，畫出兩條視線，直到它們和畫面相交為止。注意直立面在平面圖中是被看做線條的。
2. 從這些交點，投射直立構造線，向下和透視圖中的視平線相交。這兩點即是各主要直立面上水平線的消點。
3. 所有直線構成的物體，都有兩組主要的直立面，因此在這些平面上的水平線，在視平線上就會有兩個消點。這兩個點，即是兩點透視法中的兩個主要消點。

畫出測線

在畫面上的任何線條，均會以畫面的比例尺來呈現出實際長度。因此，可以這樣的任何線條來當做測線。雖然測線在畫面中有各種可能的方位走向，但通常是直立或水平的，因此可用來測量實際高度和寬度。

4. 直立的測線，即是位在任何主要直立面和畫面會合或相交之處。
5. 若主要直立面全部都在畫面後方，則將它往前延伸，使它和畫面會合。
6. 將直立測線從平面圖往下投影到透視圖上。

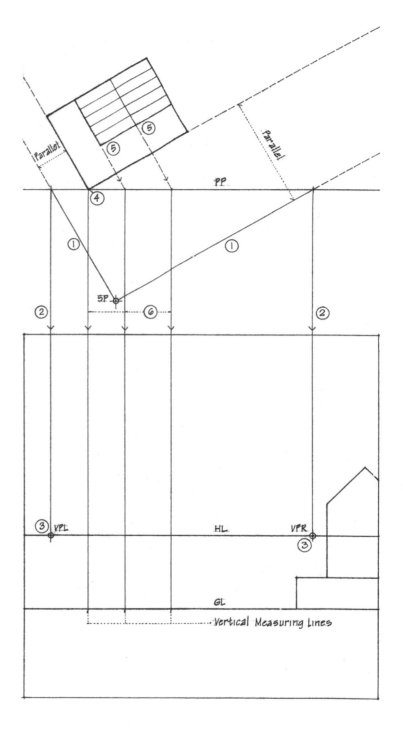

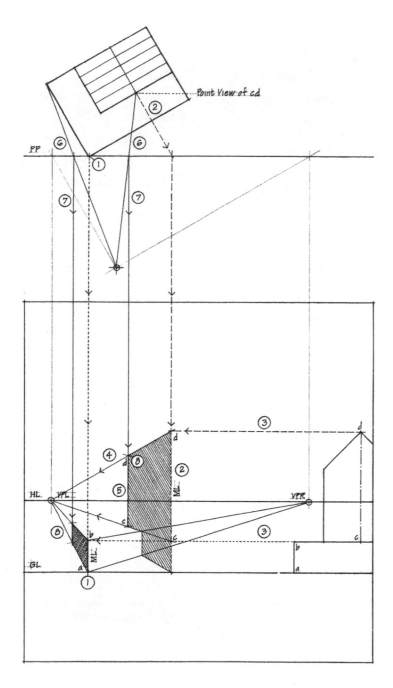

Point View of cd

畫出高度

1. 畫面上直立線或邊線的高度，均依比例尺而維持實際長度。因此這些線條即可用做測線。

2. 要決定畫面前方或後方的直立線或邊線的透視高度，首先要在線條所在的直立面上畫出測線。

3. 水平地將實際高度從立面圖轉換到透視圖的直立測線上。

4. 用聚合於直立面上水平線消點的線條，沿著直立面將實際高度向前或向後地投影到透視圖上。然後依此，沿著視平線上朝向兩個主要消點中任意消點的水平路徑，將測線上的實際高度轉換到透視圖上。

5. 由於這條線和直立面的底部均是水平線且互相平行，因此它們之間的垂直距離在它們在透視圖上退縮時仍是不變的。

6. 要找出直立線或邊線的透視圖位置，即從視點到這條線在平面圖上的點視圖，畫出視線，直到它和畫面相交為止。而要畫出畫面前方的直立線，則延伸視線，直到它和畫面相交為止。

7. 通過視線和平面圖中畫面的交點，畫直立構造線，和透視圖上的直立面相交。

8. 此交線即可表現出直立線或邊線的透視高度和位置。

若已知透視圖中直立線的底部和地平面的交點，即可以另兩種方式來求得透視高度：

1. 從直立測線的底部，通過要求高度的線條的透視位置，畫線，並將它延長到和視平線相交。
2. 從視平線上的交點，到直立測線的要求高度，往回畫第二條線。
3. 由於這兩條構造線均在視平線上聚合，因此均是水平線且互相平行，並且在直立測線和透視圖深處的直立線上，標示出相等的長度。

第二種決定直立線透視高度的方法，涉及地平面上方的視平線高度。若已知此高度，即可將它當做直立量尺，來測量透視深處的任何直立線。

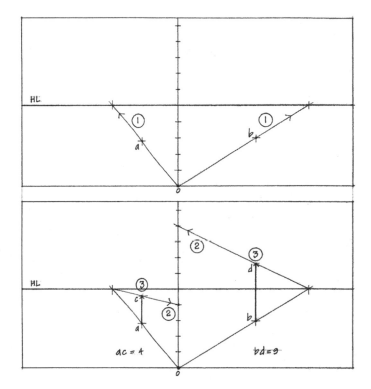

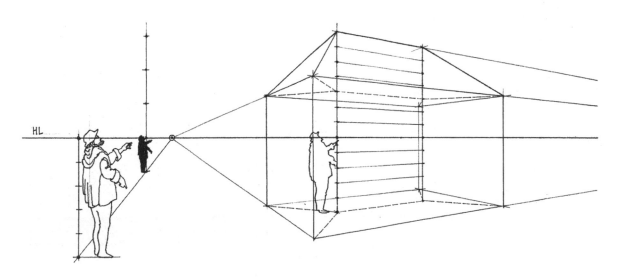

完成透視圖

若能找到主要直立線的透視長度和位置，就能依據聚合原則畫出的線條而畫出平面和容積。通常，畫時要從點到線到面到容積，並且應先畫主題的主要形體透視圖，再畫次要形體的透視圖。

若在垂直於畫面的平面上，即可沿著平行邊線在視心點聚合的想像平面，往前或往後地轉換高度和寬度到透視圖深處。若在平行於畫面的平面上，則亦可垂直地、水平地或對角線地轉換深度。

有關斜線和圓形，參見透視幾何部分所條列的原則。

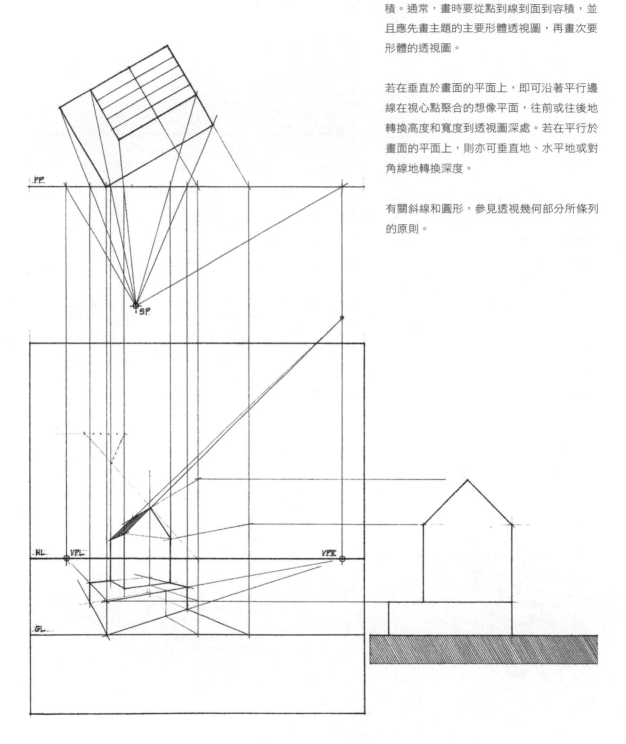

習作**8.10**

畫出此透視圖設定圖顯示結構的兩點
透視圖。

習作**8.11**

須將平面圖中的畫面往回移多遠,才
能將透視圖的影像加倍?

習作**8.12**

將視平線的高度加倍,然後重新畫出
結構的兩點透視圖。

習作**8.13**

將結構到視點的距離加倍,然後再重
新畫出結構的兩點透視圖。

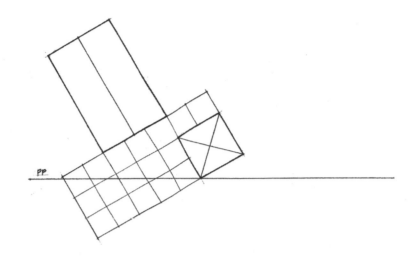

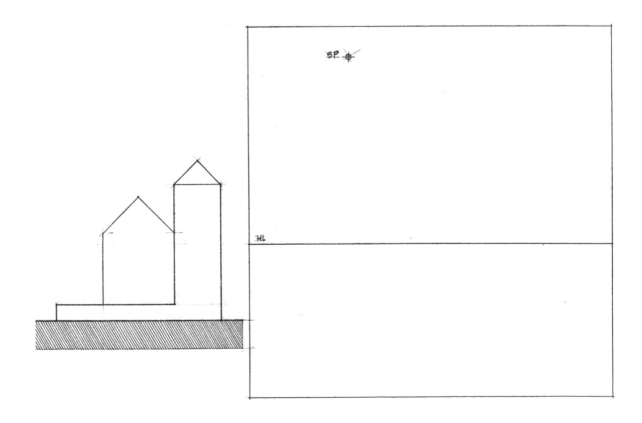

透視平面圖法
Perspective Plan Method

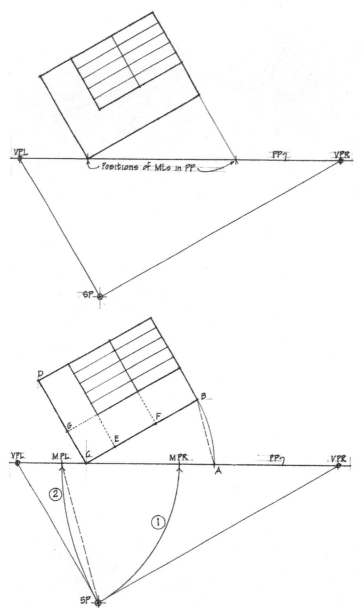

用透視平面圖法，即可依據透視圖畫面上做出的全部量度，畫出完整的透視圖，而不需要直接使用正投影的平面圖或立面圖。

畫出平面解析圖

依據通用法所條列的步驟，畫出設定透視圖的平面解析圖。用平面解析圖，即可找出畫面、視點、各組主要水平線的消點，以及直立測線的位置。

畫出測點

也可用平面解析圖來找到測點的位置。測點即是平行線的消點，用來轉換畫面上測線的實際尺度，到透視圖的線條上。一點透視圖的對角點，即是這種測點。

兩點透視法則是用兩個測點來轉換畫面上水平測線的尺度，到主題的水平線透視圖上。要在平面解析圖上決定這些測點的位置：

1. 以左消點為圓心，通過視點畫弧線，和畫面相交，此交點即右測點的位置。
2. 以右消點為圓心，通過視點畫弧線，和畫面相交，此交點即左測點的位置。

注意弦SP-MPL平行於弦AB，故點MPL即是弦AB及所有平行於弦AB之線條的消點。用這組平行線，即可沿著畫面上的基線，轉換實際尺度到主題上底線BC的透視圖上。

畫出透視平面圖

在主題的樓板平面或其他水平面上，可畫出透視平面圖。但若此平面距離視平線太近，透視平面圖的深度就會縮得太短，而無法準確地定出線條的交點。但在轉換畫面上測線的實際尺度到透視圖的線條上時，必須能夠辨識出這些交點。因此，我們通常會在透視圖的視平線上方或下方某段距離處，畫透視平面圖。

依據下列程序，畫透視平面圖：

1. 在透視圖上畫視平線，並找出平面解析圖中消點、測點和測線的位置。可以透視圖尺寸需求的任何比例尺來找到這些點，而無須用和平面解析圖相同的比例尺。

2. 在透視圖的視平線下方或上方任何距離處，畫出輔助基線。

3. 將主測線的位置往下投影到輔助基線上，此點即可做為0點，而從0點即可在輔助基線上定出平面圖量度。平面圖的左側量度應置於0點的左側，右側量度則置於0點的右側。

4. 從0點，畫透視圖的底線，使它們聚合於左側和右側的主消點上。

5. 用畫到右測點的線條，將輔助基線上的量度轉換到透視圖上的左側底線上。再用左測點來轉換量度到右側底線上。若可轉換平面圖量度到左側底線或右側底線，就能夠根據聚合原則而完成透視平面圖。

小數測點畫法

若基線上的量度，延伸到透視圖的界限之外，即可使用小數測點。要找出小數測點，可先將消點到測點的正常距離，以除數2或4來除。$\frac{1}{2}$的測點需將基線上的正常量度單位對半剖分；$\frac{1}{4}$的測點則需在基線上用$\frac{1}{4}$的尺度。

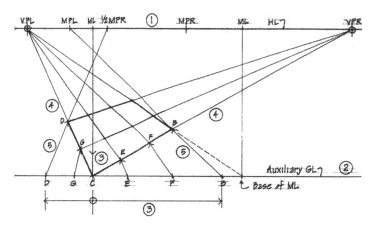

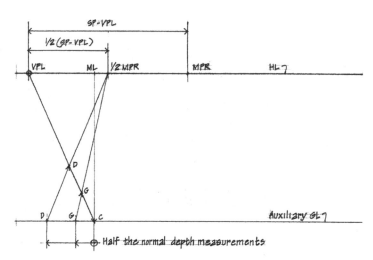

畫出透視圖

完成透視平面圖後,即可開始畫透視圖。

1. 畫出透視圖上的實際基線。從基線到視平線的距離,應等於觀者在地平面上方的眼睛高度。
2. 從透視平面圖投射直立線,找出透視圖上點和直立線的水平間距。
3. 在透視圖的直立測線上畫出元件的實際高度。
4. 根據透視圖通用法中所描述的程序,將這些實際高度轉換到它們的正確透視位置上。雖然毋需立面圖,但它能使透視圖的繪製變得更為容易。

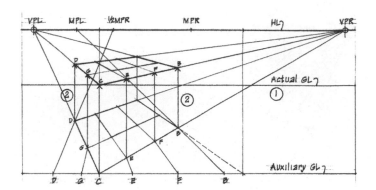

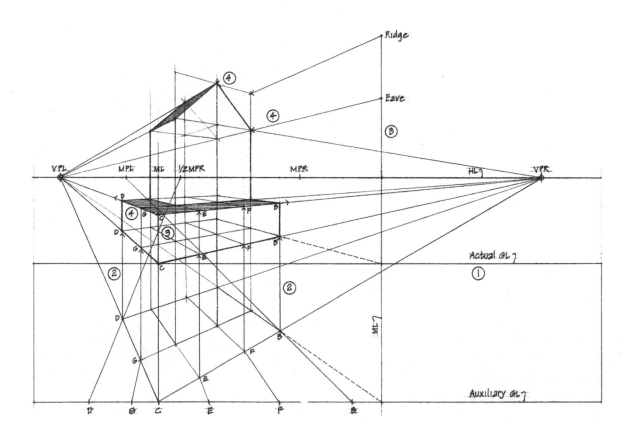

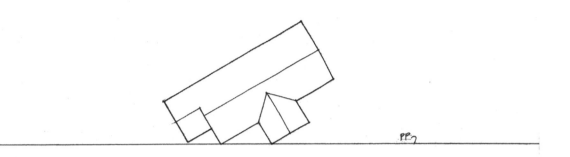

習作**8.14**

用透視平面圖法，並以兩倍於此透視
圖設定圖的比例尺，畫出此結構的兩
點透視圖。

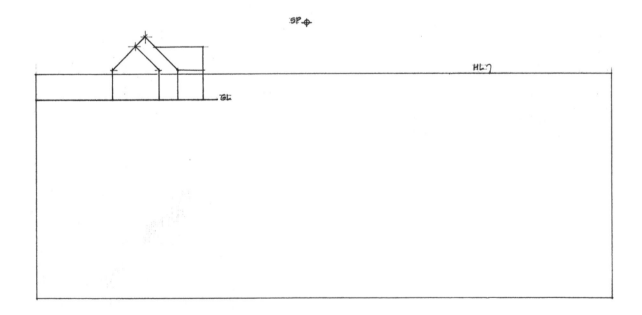

兩點透視網格圖法
Two-point Perspective Grid

透視網格圖為3-D座標系統的透視圖。點線平均分布的3-D網絡圖,使我們能正確地畫出室內室外空間的形體和向度,並能調整空間中物體的位置和尺寸。

在商業的應用上,有好幾種變化比例尺和觀點的形式。我們也可應用透視平面圖法,來畫出兩點透視網格圖。

1. 用透視平面圖法中所描繪的平面解析圖來決定視圖的角度。
2. 找出畫面的位置、視點、左右消點、左右測點,以及主要直立測線的位置。

在透視視圖中:

3. 以任何方便的比例尺畫出視平線和基線。沿著基線,標出按比例等距增加的量度。每單位量度基本上是1英尺;依繪圖的比例尺和透視圖要求的細部數量,可用略小或略大的量度間距。

4. 沿著主要的直立測線,重複上步驟。
5. 通過左右消點到直立測線和基線的交點,畫底線。
6. 用畫到右測點的線條,將基線上的量度單位轉換到透視圖的左側底線上;再用畫到左測點的線條,將基線上的量度轉換到右側底線上。

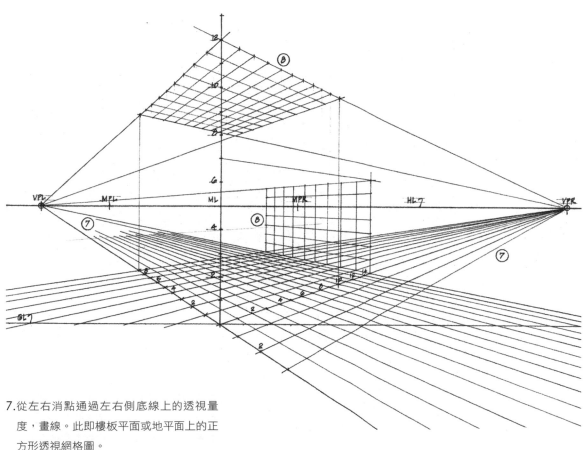

7. 從左右消點通過左右側底線上的透視量
度，畫線。此即樓板平面或地平面上的正
方形透視網格圖。

8. 可視需求轉換這些透視量度，沿著退縮邊
牆，以及在天花板平面或頂板平面上，畫
出相似的透視網格圖。

將描圖紙置於透視網格圖上，徒手或用器繪製透視圖。應將透視網格圖視為定義空間中透明平面的點線網絡，而非包圍空間的實心、不透明的牆面。此正方形網格圖不僅使我們能夠在3-D空間中找出點的位置，也能夠調整物體的透視寬度、高度和深度，並能夠導出適當的線條透視圖。

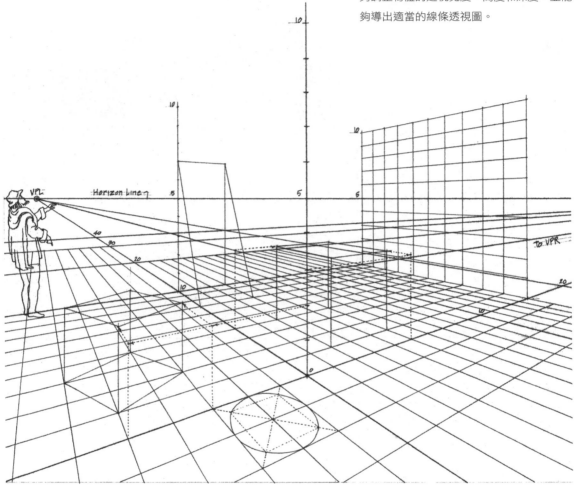

要畫空間中的物體，可先將平面圖或藍圖疊於樓板平面或地平面的網格圖上，然後用直立網格圖或地平面上方視平線的已知高度，將各個角點升高到它們的透視高度。接著畫出物體的上邊線，並用聚合原則和網格線來指出上邊線的方向，即可完成此物體的透視圖。也可用網格線來畫出斜線或曲線。

習作**8.15**

在高級描圖紙或半透明皮紙上，畫兩點
透視網格圖。假定畫面為$^3/_8$"=1'-0"的比
例尺，而視平線在基線上方5英尺或6英
尺處。完成後，此透視網格圖即可依任
何比例尺縮放及影印。

畫好透視網格圖後，應儲存再用於畫相
似尺寸和比例尺的室內外空間透視圖。
每單位量度可為1英尺、4英尺、100
碼，或甚至1英里。旋轉和倒轉透視網格
圖，即同時變化觀點。故可使用同樣的
透視網格圖，來畫房間的室內透視圖、
中庭的室外透視圖，以及城市區塊或街
坊的空照透視圖。

本頁例舉的這些透視圖，即是使用前三
頁發展的透視網格圖。各圖例均已選定
觀者的高度來描繪特定的觀點，並已改
變透視網格圖的比例尺來對應主題的比
例尺。

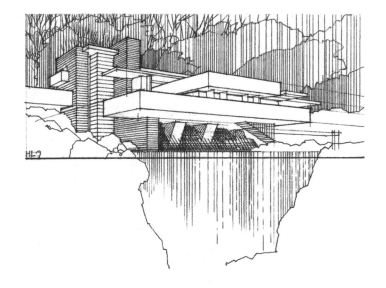

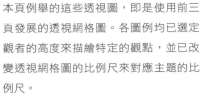

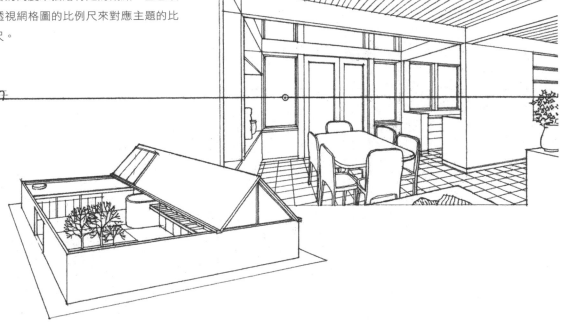

三點投影法
Three-point Perspective

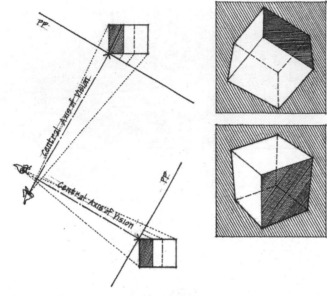

在一點透視法和兩點透視法中，觀者的視心軸線是水平的，而畫面是直立的。三點透視系統則假定，若非物體傾斜於畫面，即是觀者的視心軸線往上或往下傾斜。而後者，因為畫面永遠垂直於視心軸線，因此畫面也是傾斜的。由於三條主軸線均傾斜於畫面，因此所有平行於此三條主軸線的線條，也就會在三個不同的消點聚合。這三個點，即是三點透視法中所指出的三點。

這些平行直立線的聚合，是三點透視法中最顯著的視覺特質。雖未被廣泛使用，但三點透視系統可有效地描繪出，仰視高樓建築物或從兩層樓高的陽台俯看中庭時，所看見的景象。

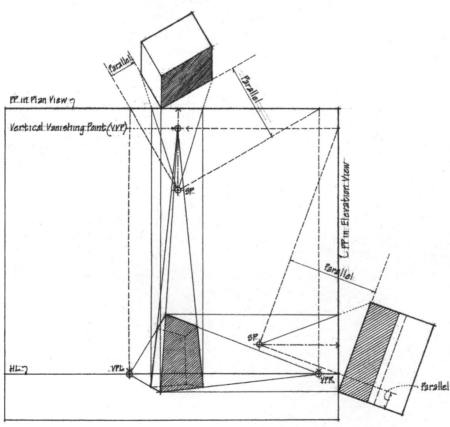

三點透視網格圖法
Three-point Perspective Grid

可用三角形的三個頂點為消點,畫出立方體的三點透視圖。三角形的水平邊連接水平線聚合的左右消點,而直立線聚合的第三個消點,則視我們的觀點不同而位在視平線上方或下方。

使用等邊三角形,可假定立方體的面和畫面呈等角。將遠離視平線的直立線消點往外延伸,即可改變我們的觀點和透視的效果。

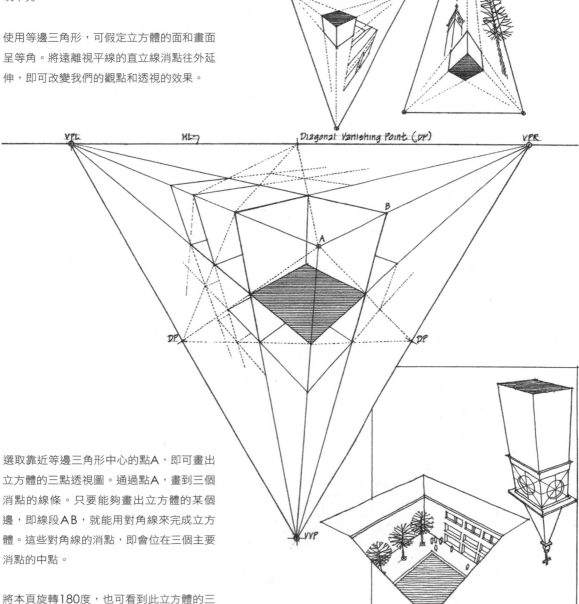

選取靠近等邊三角形中心的點A,即可畫出立方體的三點透視圖。通過點A,畫到三個消點的線條。只要能夠畫出立方體的某個邊,即線段AB,就能用對角線來完成立方體。這些對角線的消點,即會位在三個主要消點的中點。

將本頁旋轉180度,也可看到此立方體的三點透視圖,但此例採取的是仰視的角度。

暗部和陰影
Shade and Shadows

在線性透視圖中，除代表慣用光線或實際光線的下滑線和畫面斜交時會聚合以外，暗部和陰影的投射法和它們在平行線立體圖中的構造均是相似的。在我們背後的光源，會照亮我們看見的表面，並且投射出遠離我們的陰影；而在我們面前的光源，則會投射出靠近我們的陰影，並且強調後面及暗部的表面。低的光線角度會拉長陰影，而高的光源則會縮短陰影。

要決定光線的消點，可先畫出透視圖中直立暗部線的三角形陰影面，其中直角三角形的斜邊建立光線的方向，而底部則說明方向角的方向線。由於光線的方向角方向線是由水平線描繪而成，因此它們的消點必定會出現在視平線上。

通過光線方向角方向線的消點，延伸直角三角形的斜邊，直到它和直立消線相交。所有其他的平行光線也都會在此交點上聚合。此消點代表光線的來源，當光源在觀者前面時，它會在視平線上方；而當光源在觀者後面時，它則會在視平線下方。

因直立邊線會依光線的方向在地平面上投射陰影，故陰影和光線的方向角方向線會在相同的消點上聚合。

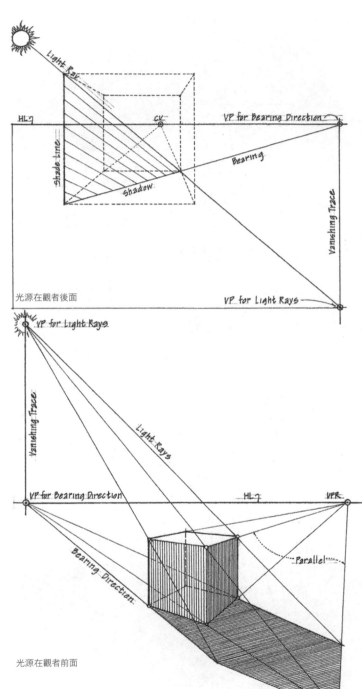

光源在觀者後面

光源在觀者前面

而因水平邊線和地平面平行，因此陰影亦和它本身平行，而由該邊線所投射的陰影則和投射邊在相同的點上聚合。

當光線從觀者的右側或左側發源且和畫面平行時，它們在透視圖上會維持平行，並以實際的仰角在地平面上方呈現出來。而它們的方向角方向線則彼此平行，且和視平線平行，並以水平線表現出來。

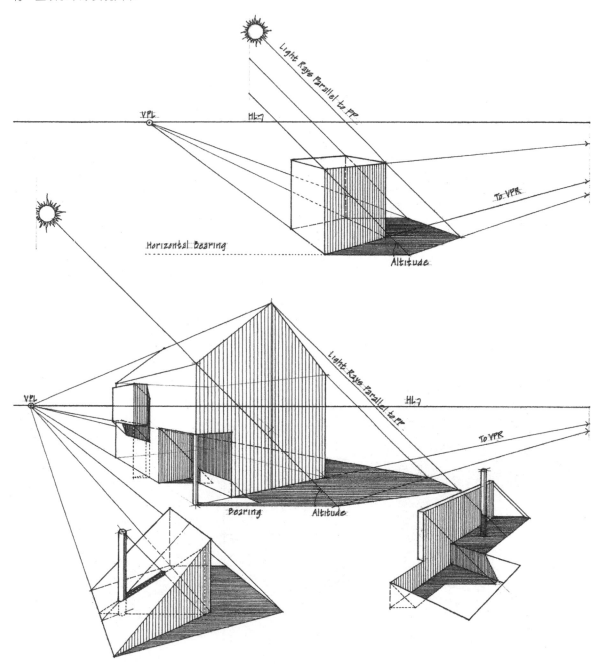

已知陰影面ABC，以兩點透視法畫
出此結構的暗部和陰影。

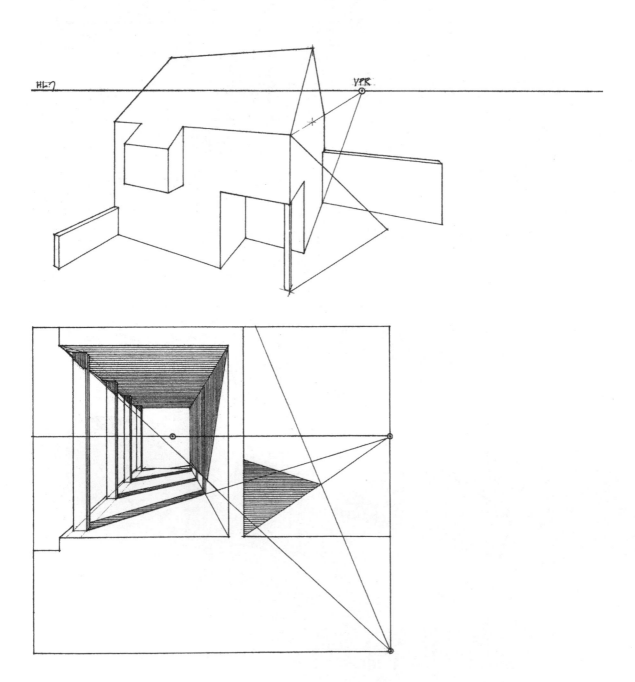

反射
Reflections

反射的現象會發生於水體的水平面、玻璃的鏡射面和樓板的光亮面，任何反射的面均會呈現出被反射物體的反轉或鏡射複本。所有在反射面前面或上方的東西，都會以垂直於反射面的方向而出現在它的背面或下方。而物體出現在反射面背面或下方的距離，就等於它們在此表面前面或上方的距離。

任何平行於三組主要平行線中任意組的反射面，均會延續主題的透視系統。因此，反射的三組主要線條，均會和主題的線條出現在相同的透視圖中，且會維持平行並在它們對應的消點聚合。

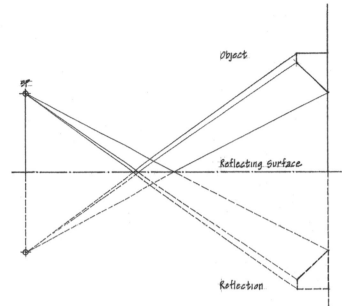

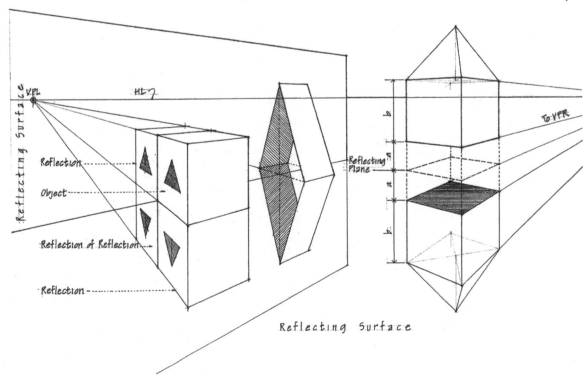

若直接坐落於反射面正上方，則被反射的影像即會是原始影像的直接反轉複本。因此，在反射的透視圖中，被反射的影像也會延續已建立原始影像之線條的相同透視系統。若被反射的物體距離反射面某段距離，則此反射即可揭露出該物體通常被隱藏起來的樣貌。首先，反射出物體到反射面的距離，然後畫出物體的鏡像。反射面所在的平面應出現在物體和它的反射影像之間。

而不平行於反射面的斜線，在此反射中則會以相等但相反的角度傾斜。

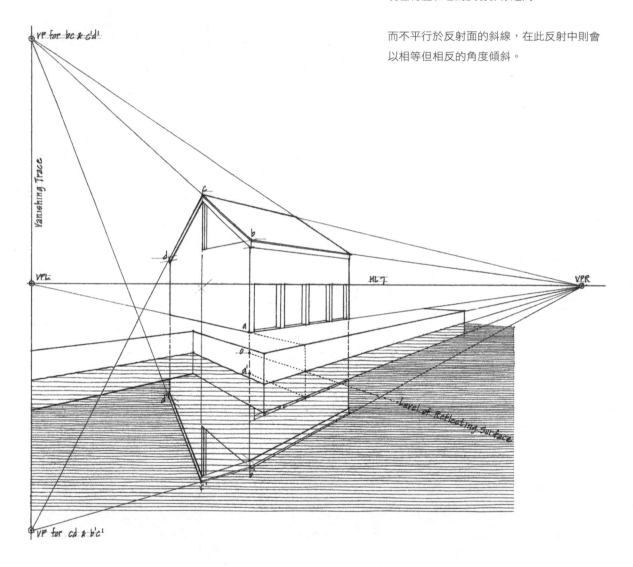

要畫主要平面中有鏡射面的室內空間透視圖時，可以上述方式來延伸透視系統。視線會以相等於入射角的角度，從鏡射面反射出來，因此每個反射均會以垂直於鏡射面的方向，使空間的明顯向度加倍，而反射的再反射，則可將空間的明顯尺寸放大四倍。

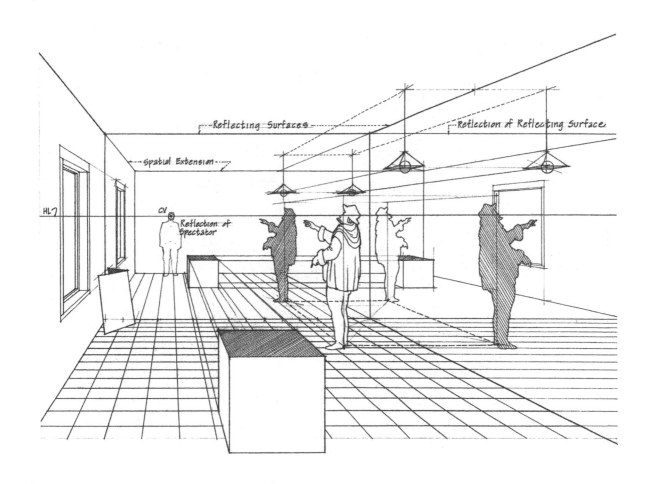

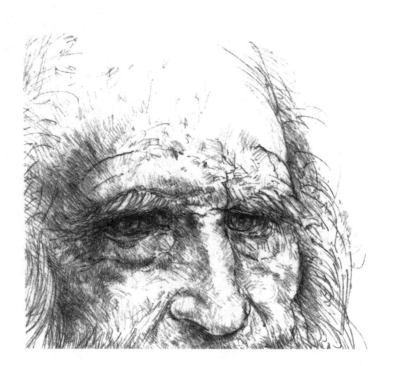

想像繪圖法
Drawing from the Imagination

想像，即是形塑出五感未能感知之事物的心理圖像。因此，它指的是在聯想影像的暗示下，將儲存於記憶中的影像複製出來的力量，亦即複製的想像力；抑或是在針對明確目標或促成問題解決而創造的新影像上，將過去的經驗重組起來的能力，亦即創造的想像力。在設計上，我們可用創造的想像力來呈現各種可能性、計畫未來，以及推測行動的結果。而繪圖，即是為了擷取及呈現出在心眼之外尚未存在的構想。

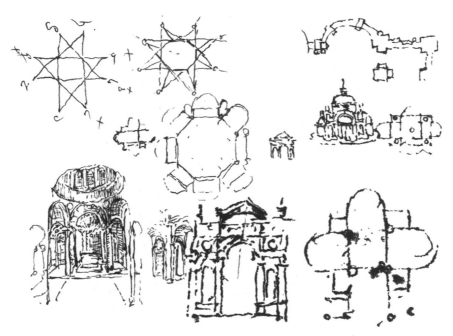

李奧納多‧達文西（Leonardo da Vinci）的習作片斷

「繪圖，是某種找到自己的方式來看待事物的方法，也是某種
比雕塑更快的，體驗某些試做和意圖的方式。」

—— 亨利・摩爾（Henry Moore）

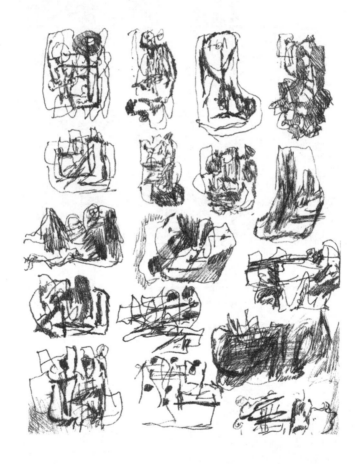

9
推想圖
Speculative Drawing

推想，即是進行思考或反省。在設計上，我們推想的是未來。在思考未來會有怎樣的可能時，繪圖讓我們的構想產生實質的存在，因此能被看見、評估和實踐。來自這些想法的繪圖，不論執行得快或慢、粗糙或謹慎，都須具有推測的性質。我們無法預先精準地確定最後的產出會是什麼。在紙上慢慢顯像的影像會逐漸地呈現出它自己的生命，並且在它來回地漫遊於心和紙之間時，引導出概念探索的方向。

推想圖
Speculative Drawing

在設計流程中的構思和發想階段，繪圖具有獨特的推測性質。看著繪圖逐步的進行時，創意會湧現出來，而繪圖則可改變我們的認知，並暗示我們還未醞釀出來的其他可能性。紙上初步形成的影像，使我們能夠探索繪圖進行的路徑，而這在繪圖開始之前是無法預見的，卻會在繪圖的進展過程中產生創意出來。而畫出來後，每張繪圖就都能描繪出各別的實體，使它們能被看見、評估，以及修飾或轉變。即使最後某張繪圖被摒除了，它仍對心眼持續產生刺激，並使接下來的構想得以形成。

因此，推想圖在精神和目的上，均不同於我們用來向他者精確呈現和傳達某個完整成形設計的明確示意圖。雖然這類探索性繪圖的技法和完成度，可能會隨著問題的性質和個別的作業方式而有所不同，但繪圖的模式則都是不設限、非形式化及個人的。雖然並非用做公開展示用，但這些繪圖仍能在個人創作歷程中提供重要的內在索引。

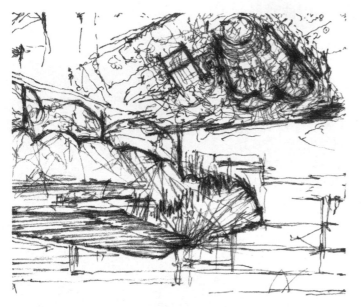

阿瓦·奧圖（Alvar Aalto），音樂廳與議會堂（Concert and Convention Hall）的設計研究摹本，芬蘭赫爾辛基，1967-71

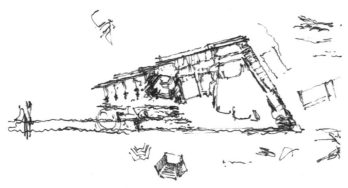

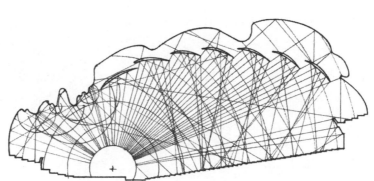

阿瓦·奧圖（Alvar Aalto），音樂廳與議會堂，芬蘭赫爾辛基，1967-71，音樂廳聲學研究

創造性
A Creative Process

推想圖即是某種創造的歷程。想像力能在心眼中，觸發某種閃現而無向度的影像概念。然而該創意的繪圖，尚未完全地成熟和完整。存在於心中的影像，很少是已完整地完成了最後的細部，而只待轉換到圖紙上的。在我們探測它表現的創意，並尋找存在心眼中的影像和畫在圖紙上的影像之間的調和性時，它則隨著時間發展成形，並且經歷許多的轉變。

若盲目地畫，就像按照處方般地照著做，那麼就會將自己框限在既有的影像中，而錯失畫的過程中可能發現的新機會。雖然我們需要某個前置影像來開始繪圖，但若我們並不理解逐步形成的影像在畫的時候是我們能夠互動和調整的，該影像也可能會成為障礙。若能夠接受繪圖的探索性質，就能讓設計歷程充滿機會、靈感和創造力。

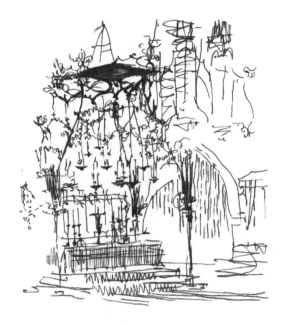

高第（Antonio Gaudi），馬羅卡教堂（Cathedral of Mallorca）
未完成龕室的素描摹本

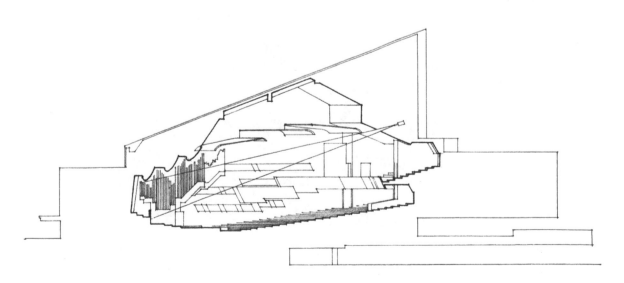

阿瓦‧奧圖（Alvar Aalto），音樂廳與議會堂，芬蘭赫爾辛基，1967-71，音樂廳內部剖面圖

紙上思考性
Thinking on Paper

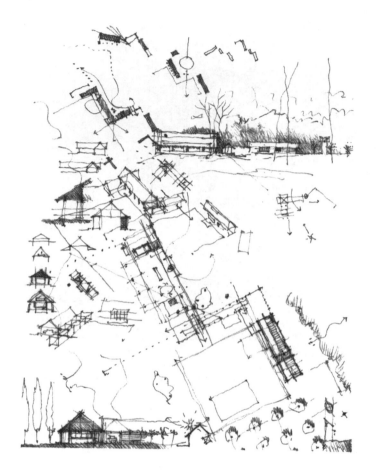

視覺性的思考是言語思考在培養洞察力、看見可能性和發現新事物上不可或缺的補充要件。繪圖的時候，我們也是以視覺的形式來思考。繪圖使心能夠以圖形的形式來操作，並非有意識地想要產出藝術作品。即如認知能以言語表達，創意也能應用視覺的形式來加以研究、分析和焠鍊。

在思考設計問題時，創意就會自然地湧上心頭。但這樣的創意常常並非是言語的。在創意發展的過程中，不可避免地會以尚未清楚或完全成形的影像形式，而使某個可能產出躍然眼前。但我們很難將這樣的創意保存在記憶中夠久，而使它足以被釐清、評估和發展。為了夠迅速地將創意表現在紙上，而使它能夠跟上思考的速度，可靠解析圖和構想草圖。這些用以衍生的繪圖，可系統地說明各種可能性。

繪圖越小，它形成的概念就越寬廣。先用小型草圖，即可藉以探討各種可能性。有時很快地就能得到結果，但更常見的是，需要用很多繪圖來展現我們追求的最好選擇或方向。這類繪圖促使我們能夠流暢和靈活地關注各種可能的策略，而不會太快得出結論。這類繪圖，因具推測性，也因詮釋而異，故可幫助我們避開較細密的繪圖常導致設計過程倉促結束的抑制性。

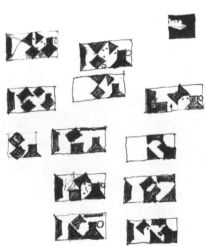

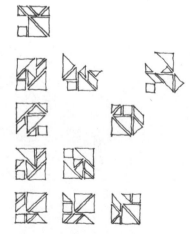

路易斯‧康（Louis Kahn），偉恩堡美術館（Fort Wayne Fine Arts Center）的平面構成摹本，美國印第安那州偉恩堡，1961-64

各種七巧板組合圖

習作9.1

保持鉛筆和紙面的接觸，畫六條直線來連結下圖的全部16個點。這個簡單的難題，圖示了問題解決過程的反覆試誤性質，也説明了完成此過程時結合鉛筆與圖紙的需要。

習作9.2

右側立方體包含3×3×3的小立方體陣列。可找出多少方法，將此立方體分成三個不同的形狀，而每個形狀都包含九個小立方體？

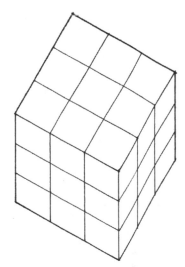

習作9.3

右側圓形、三角形和正方形的洞，均貫穿了實心塊體。圓形的直徑、三角形的高和底，以及正方形的各邊，尺度均是相等的。試畫出任何3-D的物體，恰好能夠符合並完全地穿過這三個洞。能在不畫出任何可能性的情況下，想像出解決方案嗎？

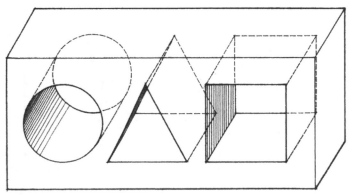

模糊容忍性
Tolerating Ambiguity

設計流程通往未知的版圖。而要追求那些未知，必須擁有猜疑的心、擱置判斷的耐性，以及容忍模糊的能力。可惜的是，接受模糊，我們就會失去因為熟悉而帶來的舒適感。然而，若只處理清楚定義和熟悉的內容，卻會排除任何致力於創造時所需要的思考塑性和適應性。容忍模糊，使我們能夠接受在統整思緒的過程中，所產生的不確定性、失序和矛盾。

模糊的奧妙和挑戰，也被應用在想像繪圖法。不同於觀察繪圖法能使我們呈現出，透過長時間的注視而變得具體可見的主題；推想圖則是不受限的，充滿了不確定性。若不知道想像的過程會導致什麼結果，如何能把腦中的設計創意畫出來？此答案的關鍵，就在於了解繪圖在設計過程中，是用來刺激和延伸人的思考，而不僅是呈現出設計的結果而已。

首先畫的幾條線必須是試驗性的，僅表現出開始尋找創意或概念即可。當設計和繪圖程序同步進展時，繪圖不完整和模糊不明確的狀態就會具有暗示性，並且因多樣的詮釋而產生差異。我們必須開放繪圖所能呈現的所有可能性，因為在設計過程中被繪製出來的每張繪圖，不論其所呈現的創意被接受或否決，都會幫助我們更深入地了解問題的核心。再者，將創意畫在紙上，不僅能夠引出新的創意，同時也能夠促進先前許多創意的交互激盪。

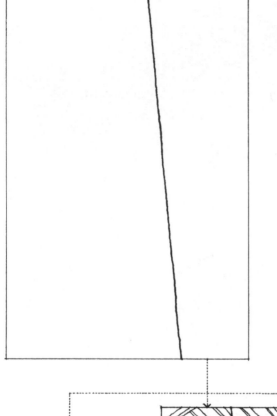

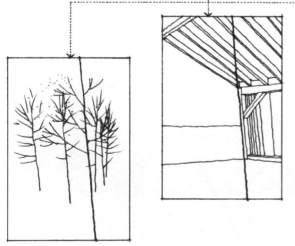

對於既有線條的可能詮釋和反應方式。

習作**9.4**

右側的兩種線條圖案，均可做為接著發展
3-D影像的基礎。例如，它們可能暗示兩
面牆和樓板相交的方式。還有哪些其他方
式可以解釋和延伸這兩個圖案？

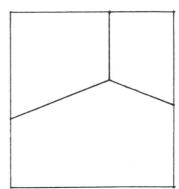

習作**9.5**

在右側矩形面的中央，畫波浪線。然後在
這條波浪線的上方和下方，畫平行線，使
它們在某些點上越來越接近，而因此創造
出集中的區域。在繪圖發展時，它的初始
影像向你的心眼暗示或召回了什麼？

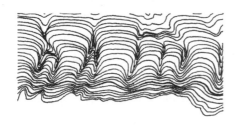

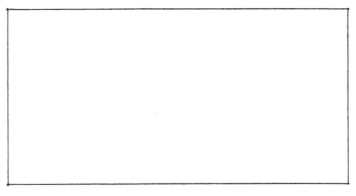

習作**9.6**

從下面的透視圖中向右看，想像可能會看
到什麼。先用較小的圖框來探討幾種不同
的情境，然後再從中選取，在下圖右側較
大的圖框中將之發展為透視圖。

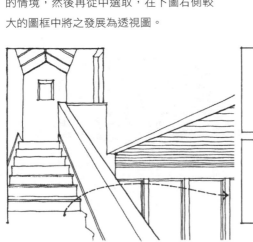

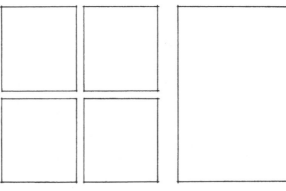

直覺性
Relying on Intuition

「……『若不知道最後的結果會如何，我要如何設計？』常聽見這樣的抱怨。『若已知道最後的結果，何需設計？』這是我的回答。當我們並不信任某個形體是我們打算創作的某個東西時，最能敏銳地感受到對於某個前置影像的需要。擁有這樣的影像並沒有什麼不對，但它並不是先決條件，甚至還可能是阻礙。當我們和其他人對話時，我們也不需要知道對話會有怎樣的結局。也許對話時我們對於話題已有較好的理解；但事實上，我們也可能早已改變主意。當我們對於『做自己的事』感到不安，並且感覺必須控制形體時，我們就無法放鬆下來而信賴整個繪圖的流程。若能夠了解到，如何和形體對話，不管喜不喜歡，都總是受到個人的人格特質影響時，就再也不會聽到抱怨了。」

──約翰‧哈布拉肯（John Habraken）
《複雜性控制》（The Control of Complexity. Places/Vol.4, No.2）

在尋找可能性及列舉選項時，可借直覺來引導我們。然而直覺的基礎，是建立在見聞廣博的經驗上。我們無法畫出並不存在於我們之中的東西；故而必須了解在繪圖中，我們正在畫的東西是什麼。舉例來説，對於某個我們並不了解結構的形體來説，要具説服力地畫出來是很難的；然而，試圖把它畫出來，則能夠促使我們對它產生了解，並引導我們直覺地在其中找尋創意。

畫頭幾條線是最難的。我們常常害怕下筆，總要等到創意在腦中完全成形。面對空白的圖紙，首先要畫什麼？或許可從某個特殊的形體或環境中的特殊樣貌著手，也可從概念或構造中較廣泛的影像開始勾畫。但無論何者，從何處開始，並不如從何處結束那麼重要。

在設計流程的早期階段中，若過於小心翼翼地畫，可能會造成猶豫不決，而干擾我們對於問題的思考。而在繪圖的創作上花費的時間和精力，也會抑制我們探索其他可能性的意願。應了解，推想圖是試誤的過程，其中最重要的步驟是在紙上畫下頭幾條線，無論它們可能是多試驗性的線條都無妨。若想要在繪圖流程中往前移動，就必須信任我們的直覺。

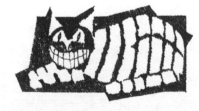

某日，愛莉絲走到了岔路，看見樹上咧嘴笑著的柴郡（Cheshire）貓。
『我該走哪條路？』愛莉絲問。
牠用問題來回應她的問題：『你想去哪裡？』
『我不知道。』愛莉絲回答。
『那麼，』貓説：『走哪條路都沒關係。』」

──路易斯‧卡羅爾（Lewis Carroll）
《愛莉絲夢遊仙境》（Alice in Wonderland）

流暢性
Developing Fluency

創造過程能有流暢度，就能產生寬廣的可能性和創意。而繪圖流程能有流暢性，則是為了能夠直覺地，用鋼筆或鉛筆在圖紙上，輕鬆而優雅地反映我們的構想。我們必須要能夠跟上想法的速度，它們恐怕是稍縱即逝的。

寫出想法是項簡單，甚至毫不費力的任務；而要在繪圖上發展出同樣的流暢性，則必須透過規律的練習，直到把線條畫在紙上，能夠變成觀看或想像的自動反射、自然反應。雖然速度促使我們畫得快些，但亂無章法的速度卻有反效果。在繪圖成為視覺思考的自覺要素之前，我們首先必須要能夠緩慢地、從容地、精確地畫。

腦中流動的創意，並不總是被牽引和控制的，要抓住其中某個短暫的片刻，就需要快速的繪圖模式。因此，繪圖的流暢性，即需要使用最少繪圖

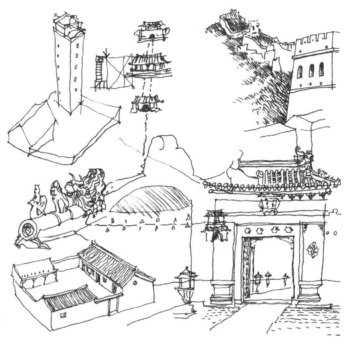

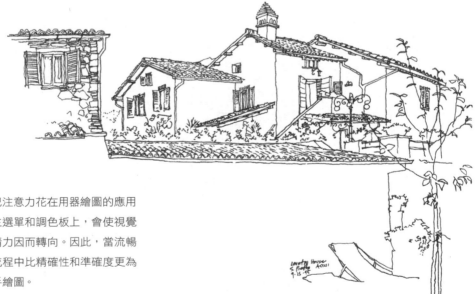

工具的徒手畫法。把注意力花在用器繪圖的應用力學或數位軟體的主選單和調色板上，會使視覺思考流程的時間和精力因而轉向。因此，當流暢性和靈活度在繪圖流程中比精確性和準確度更為重要時，就應該徒手繪圖。

和流暢性有關的是效率。繪圖的效率和因此而加快的繪圖速度，和知道要畫什麼和不畫什麼、什麼是必要的而什麼是附帶的，是相伴而生的。這樣的知識亦來自於練習和經驗。

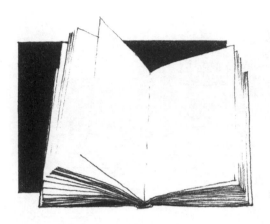

習作9.7

要有效地發展繪圖的流暢性和規律地增進繪圖的技巧,即是隨時帶著素描本,每天畫個半小時到1小時。可能每週選定不同的建築元件,如窗戶、門廊、牆面和屋頂輪廓;或者,聚焦於特殊質感,如材質紋理、陰影圖案或不同材質彼此連結和交會的方式。最重要的是,要畫你感興趣的主題事物。

習作9.8

僅用快速的鉛筆筆觸,試著去攫取在相鄰圖框中這些影像的精華。

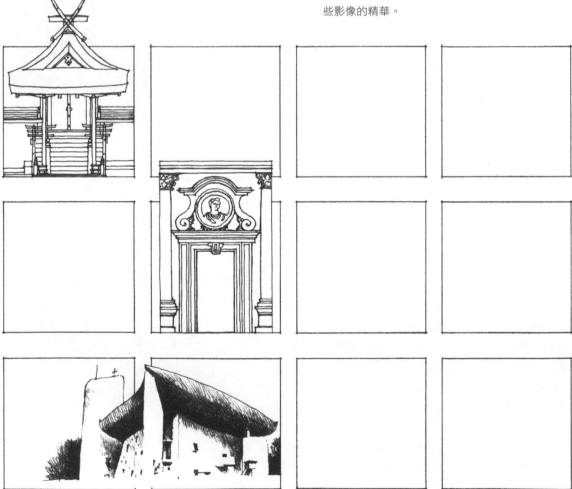

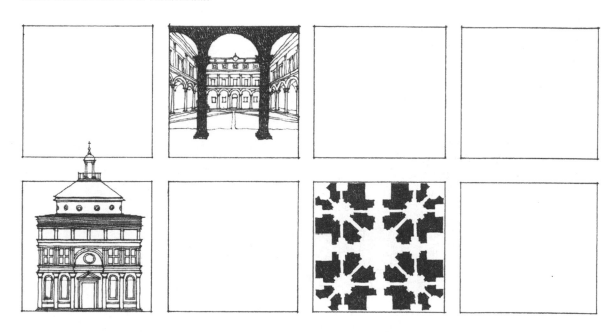

習作**9.9**

在這些影像中,你能找到哪些簡單的幾何形狀?
用鋼筆或鉛筆畫出這些基本結構的輪廓。

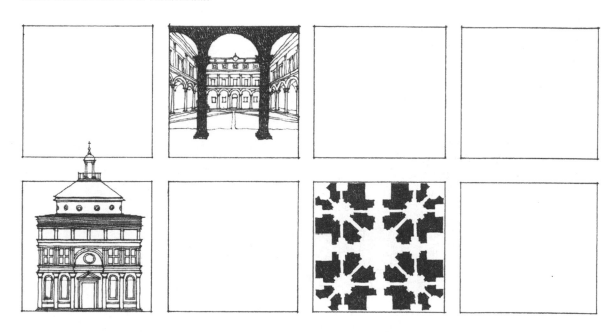

習作**9.10**

試探討,你能簡化這些影像到什麼程度,而仍能
維持它們的可辨識度。

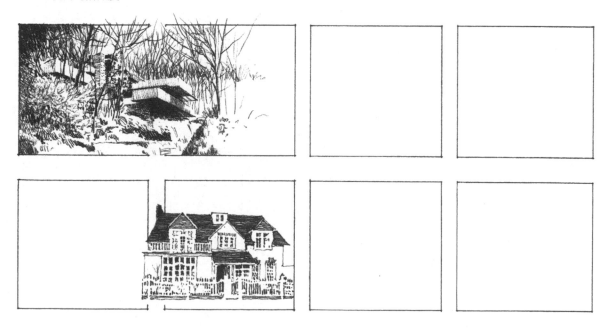

偶發性
Taking Advantage of Chance

在任何創造過程中，我們都必須準備好利用意料外的事物。繪圖使我們能夠探索那些在過程未開始之前無法被預見，但在過程中能夠產生創意的途徑。若我們將自己從作者的位置移除，而從客觀的觀察角度來看我們的繪圖，它們即能呈現出還未被醞釀出來的可能性。這些即是內在視覺的偶發產出。當我們注視著某件繪圖時，想法會自然地湧上心頭，就像某個視覺創意會觸發其他的創意，某件繪圖也會帶出接連更多的繪圖。即使並不為直接目的，推想圖仍可用做未來的參考，並能激發新的觀看方式。透過系列的繪圖，我們能夠看見意外的關聯性、創造連結性，或召回其他的圖案。

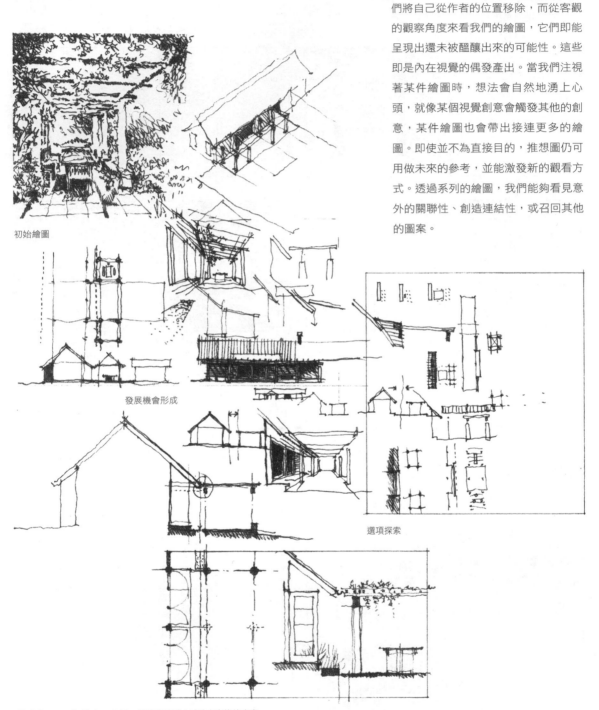

初始繪圖

發展機會形成

選項探索

靈感（serendipity）：名詞，偶然發現稱心或珍奇事物的本事。

疊圖法

圖層是用來分析和合成的圖形模式,能使我們很快且很靈活地看見圖案以及研究其中關係。就像藉由編輯及重寫草稿,可潤飾書寫的想法;我們也能在單獨的圖紙上畫出重疊圖層的繪圖。首先,應試探地、輕輕地畫出影像的基底或結構線;然後,就像在形狀、比例和構圖上做視覺判斷地,依許多分離的步驟,重複畫在慢慢浮現的影像上。此過程可以包括既概略又精細的工作,因為心在關注整體的同時,也會更密切地集中審視某些區域。

繪圖的修改,也可透過透明紙張的外在層疊而完成。描圖紙使我們能夠重複畫在別的繪圖上,同時保留特定元件而修飾其他元件。在各別的透明重疊上,可以畫出元件圖案、聯合形體和群組,以及相互關係。而不同的圖層,則可以包含各自獨立但彼此關聯的繪圖流程。我們可以更精細地研究某些區域,同時更著重於某些樣貌或特徵。如此我們即能在共同的地(背景)中,探討各種可能性。

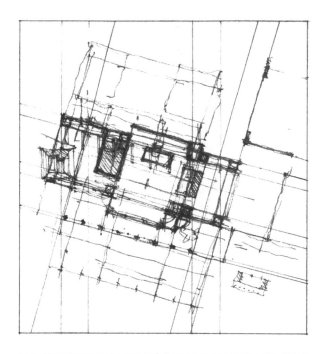

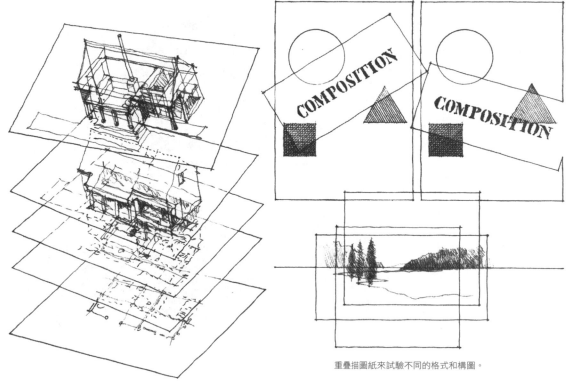

重疊描圖紙來試驗不同的格式和構圖。

重組法

透過繪圖這樣的方法，我們能夠看見現實中沒有可能性的事物。畫時，我們可以改變資訊的安排，例如將資訊從它周邊的正常關係中釋放出來，以新的方式重新組合；也可以根據相似性和差異性，拆解、分類和群組資訊。我們可以改變既存的關係，然後研究新群組的效果。

在探討各種設計的可能性時，移除、重置或重組形體、空間或構圖的元件，均是有益的。這樣的過程，就如同雕除某個部件再將它重新貼在不同的位置上。它涉及延伸某個元件或形體而和其他元件或形體相交，或是新增完全不同的元件或排序系統。

記錄在紙上後，我們就能將這些可能的選項加以擴散，用以比較、重新安排和處理，就像拼貼作品。然後即可評估這些創意，進而發展它們；或者摒除它們，而重新考慮舊的創意，或合併新的創意到後續的進程。

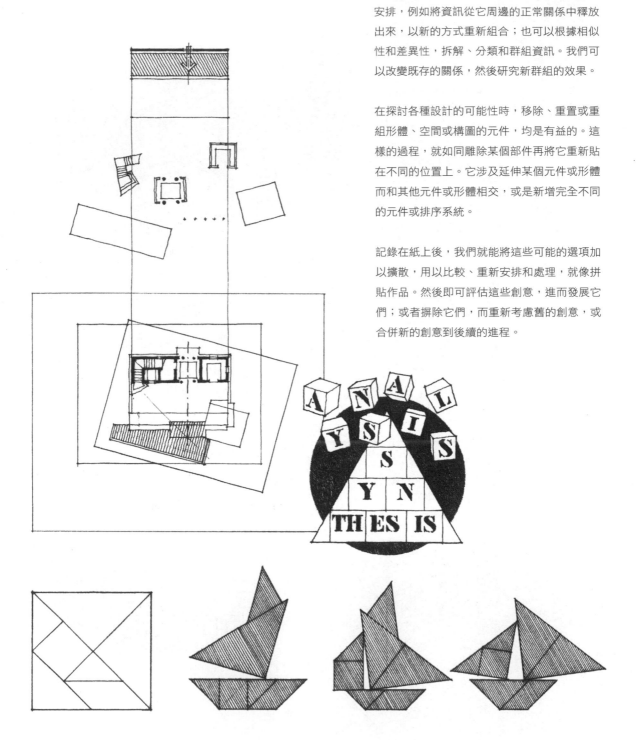

習作**9.11**

用系列繪圖來圖示説明下列做法。首先，將右側立方體切片或刻除某個部分，然後從立方體移除此部分，最後再以下列三種不同方法：亦即在某個點相接、沿著某個邊鄰接，以及面對面地連接，而將此部分重新貼回立方體。

習作**9.12**

組成俄羅斯方塊（Soma Cube）的右側七個形體，除直線排列以外，能以三或四個立方體而呈現出所有的排列組合方式。用系列的繪圖，來探討合併這些形體的不同方式。能發展出來的最緊密群組是哪種？最高的穩定結構是哪種？包圍空間最大容積的連鎖排列是哪種？

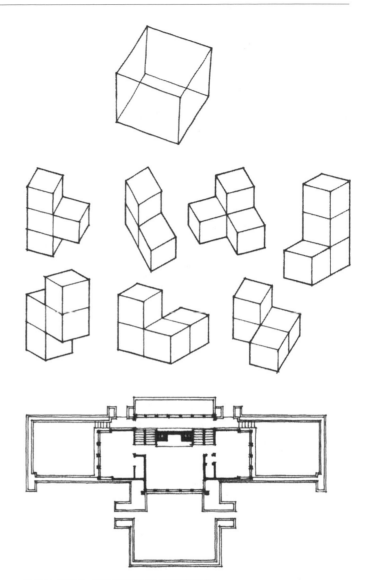

習作**9.13**

將哈地住宅（Hardy House）和賈布森住宅（Jobson House）的平面圖，轉畫到各別描圖紙上。重疊這兩張平面圖，並研究重新組裝這兩張平面圖的元件和它們之間關係的不同方法。重疊第三張描圖紙，用繪圖來探討：這兩張平面圖中首要的平面圖如何主導兩圖的組合，但併入第二張平面圖的部件？或者，全新的構圖如何結合兩張原始平面圖的部件？再者，也可用任何其他具有銳利對比或共有某些特質的平面圖組合方式，來重複此習作。

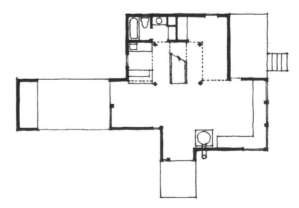

法蘭克・洛依德・萊特（Frank Lloyd Wright），
哈地住宅（Hardy House），美國威斯康辛州拉辛市，1905

MLTW，賈布森住宅（Jobson House），
美國加州巴羅・科羅拉多峽谷（Palo Colorado Canyon），1960

轉形法

繪圖僅是將我們的想像轉譯出來而已。當我們將影像畫在紙上時，心眼即濾出趣味或重點。較重要的點往往會浮現於圖面上，而較不重要的則會在繪圖流程中被摒棄。當繪圖記錄我們的思想後，它們就會變成用來研究、詳細描述及激發新想法的獨立物體。

繪圖以有形的形式來呈現創意，因此它們可以被釐清、評估及執行。每件繪圖都從起始影像經歷許多的轉形，然後逐步形成。只要畫出來了，圖形影像就有了外在的存在，而脫離了它們的創造過程。它們就像催化劑，回頭向心發生作用，同時對我們腦中的創意激起更深的研究和發展。

在探討某個創意及追求各個已浮現之可能性的過程中，我們可發展出系列繪圖，從中加以相鄰並列，使它們成為各種可能性，而能夠比較和評估。我們能將它們以新的方式合併，也可將它們轉變為新的創意。這種轉形的原則，能使某個概念因特定的某些指令而經歷許多各別的操作和排列。為迫使思考能有所改變，可將熟悉的轉變為陌生的，或將陌生的轉變為熟悉的。

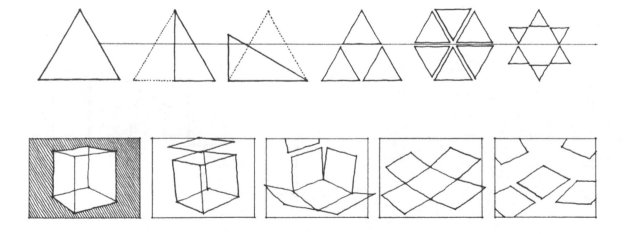

習作9.14

透過系列繪圖，逐步地將左側的影像轉變為右側的影像。

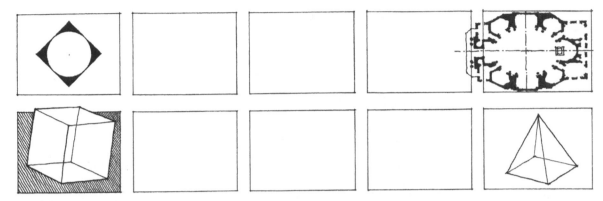

習作9.15

在連結左右兩側影像的繪圖序列中，創造出深度和移動的錯覺。

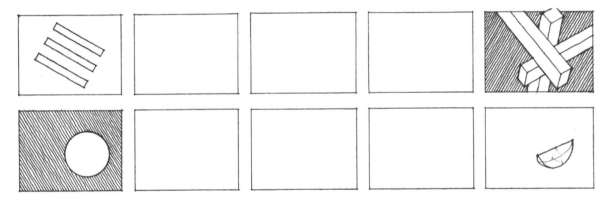

習作9.16

基於左側畫框中的影像，即興創作出連續性繪圖。

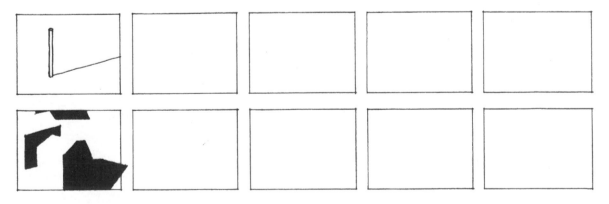

靈活度
Being Flexible

能夠靈活，即是表示在新的可能性產生時，能夠探索多樣的方法。畫的方法會影響無意識的思考方向，也會影響視覺思想的形成和表現，故而靈活就有其必要性。若僅知道某種繪圖方法就足以令我們滿足，往往會不必要地限制住我們的思考。而要能夠以不同的方式來看問題，就需要能夠畫出不同的視圖。我們必須熟悉且流暢地應用不同的繪圖媒材、技巧和慣用法，並且僅將它們當做繪圖時，因適合於手邊任務而被選用的器材。

靈活的繪圖途徑，即是搜尋的開始，它常牽涉試誤。若願意問「若果……，會如何？」，那麼就能夠產生值得往下發展的可能性。因此，若能保持靈活的態度，就能使我們在繪圖流程中偶然出現靈感時能夠予以善用。雖然任何創作在開始時，流暢性和靈活度都很重要，但它們必須依合理的判斷和選擇而產生綜效。我們必須能夠產生選項，但不至於遮蔽了目標。

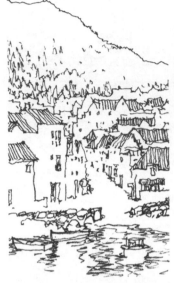
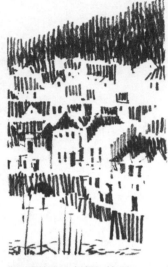
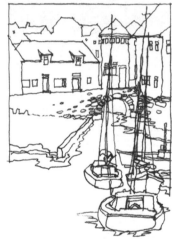
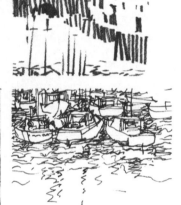
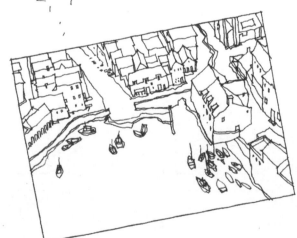

習作9.17

首先用鋼筆和此處所示的技法，來完成右側繪圖。接著，選擇不同的媒材和技法，重畫此景象。變換媒材會如何影響最後形成的影像？

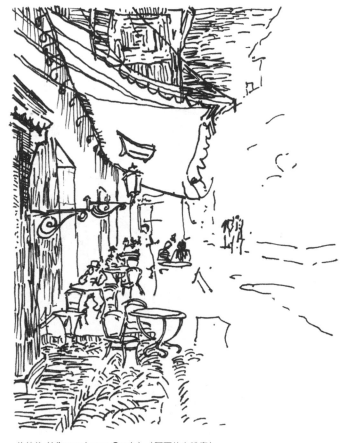

仿梵谷（Vincent van Gogh）〈阿爾的咖啡廳〉

習作9.18

在各別的紙上，依據兩個不同的觀點，畫出下面出自杜斯妥也夫斯基（Fyodor Dostoyevsky）的《罪與罰》（Crime and Punishment）中某個段落所描述的景象。首先用軟式鉛筆，然後用鋼筆畫第二件繪圖。

「老婦稍稍停了會兒，彷彿有些猶豫；接著她靠著邊走了幾步，然後，指著房門，邊讓她的客人走到前頭邊說著：
『往裡走，先生。』
年輕人走進去的這個小房間，牆上貼著黃色的紙，窗上掛著天竹葵花樣的細棉布窗簾，此刻正被落日明晃晃地照亮了起來。
『那麼，往後這陽光也會如此地明亮吧！』這個想法彷彿不經意地閃進了雷斯可尼可夫（Raskolnikov）心中。然後，他很快地掃視了整個房間，盡可能地注意並記住了房間裡的排列陳設。然而這個房間並沒有什麼特別的。家具，都很老舊，是黃木做的，包括有著巨大彎木椅背的沙發、沙發前面擺著的橢圓形桌、兩扇窗子中間放著的化妝鏡台、幾張沿著牆壁排著的椅子，以及兩、三幅黃色畫框裡的拙劣印刷品，畫著手裡停著鳥兒的德國少女。這也就是全部了。而角落裡的油燈，正在小聖像前面燃燒著。全都很乾淨；地板和家具擦得很亮；每樣東西都發著光。」

轉移觀點法

具有創造力的想像，指的是從新角度來看舊問題。依賴習慣和慣例，會阻礙設計流程中的創意流動。若能以不同的方式來觀看，就比較能夠在不常見、例外和似是而非的影像之中，看到隱藏的機會。而要以新方式來觀看，則需要敏銳的視覺力與洞察力，足以看出繪圖表現新可能性的靈活度。

若要全新地觀看，可從鏡子中觀看繪圖、上下顛倒地觀看繪圖，或往後站地研究影像的視覺精華，亦即它的基本元件、圖案和關係。甚至，也可透過其他人的眼睛來觀看。要促成視覺上的轉變，有時也可利用不同的媒材、不同的紙張、不同的技法或不同的繪圖系統。

繪圖藉由提供不同的觀點，而刺激我們的思考。多視圖、平行線立體圖和透視圖系統，均涵蓋設計傳達的視覺語言，我們不僅必須要能夠以此語言來書寫，還要能夠識讀。這分了解，應該要徹底全面到足以使我們在繪圖時，能夠輕鬆地、來回地轉換不同的繪圖系統。我們應該要能將多視圖的平面性，轉換為3-D的平行線立體圖。而觀看多視圖時，我們也應該要能夠想像並畫出，我們站在平面圖中特定的位置時，能夠看到的景象。

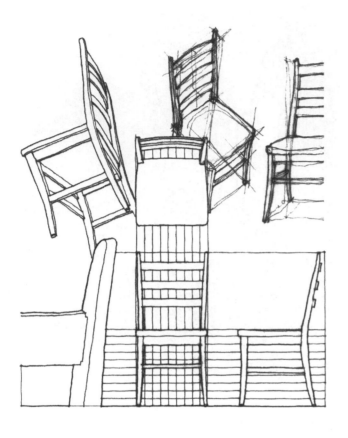

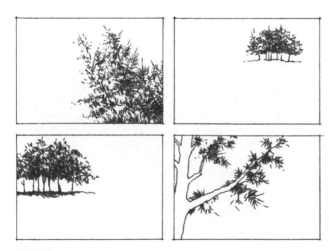

變化觀點。

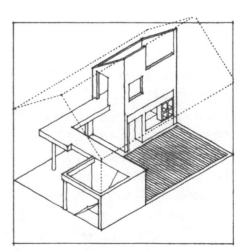

觀看內部。

旋轉法

在心中翻轉創意，使我們能夠從不同的觀點來觀看及研究它。同樣的，若可以想像出物體在空間中會如何旋轉，或我們繞著它移動時它會如何呈現，我們就能從它所有的邊線來探討它的許多面向。而且若能夠像在心中翻轉地在紙上處理設計創意，那麼我們就能夠更完整地探討設計創意的多重向度。

畫物體在空間中旋轉的方式時，想像簡單幾何元件的旋轉，遠比想像由許多部分組成的完整構造要容易得多。因此，要開始旋轉的想像，可先找出將形體或構造綁合起來的排序裝置，不管它是軸線、多邊形或幾何體，接著再分析那些控制各部件和整體產生關聯的原則。

然後，想像並畫出，此排序裝置在空間中旋轉及移到新的位置上時，可能呈現的方式。到達新的位置後，再依各部件和整體的適當關係和方位走向，來重建這些部件。建立此影像時，應以調整線來畫出物體或構造的結構。檢視比例和關係的準確性以後，再在骨架上添加厚度、深度和細部，來完成繪圖。

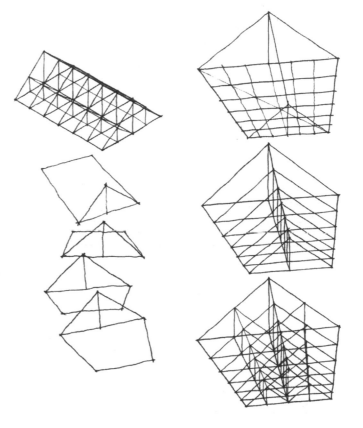

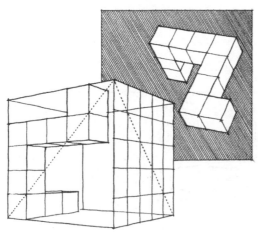

從部分來看整體……以及從整體來看部分。

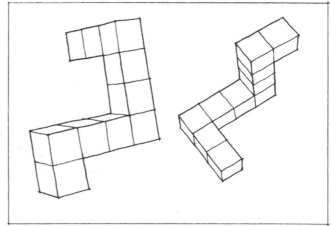

在心中翻轉創意。

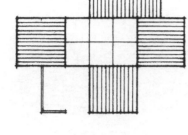

習作9.19

畫出左側多視圖所描繪結構的等角透視圖和
平面斜視圖。再從相反的觀點,畫出相同結
構的透視圖。試比較各繪圖形式,在構成上
各顯露和隱藏了什麼內容。

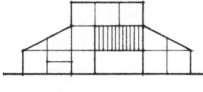

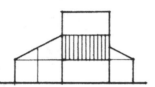

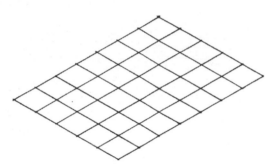

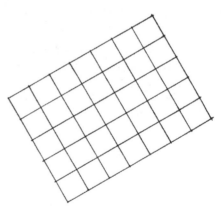

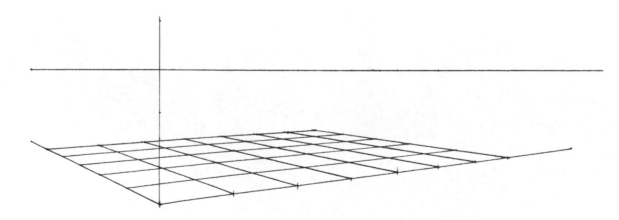

習作9.20

想像下面的骰子在空間中自由地移動。畫出它
從A旋轉到D前,在中間的位置B和C的樣子。

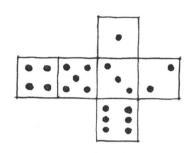

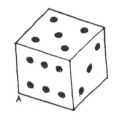

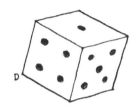

習作9.21

想像下面的構造在空間中自由地移動。畫出它
從A旋轉到D前,在中間的位置B和C的樣子。

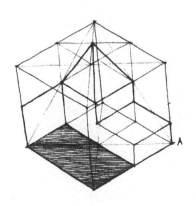

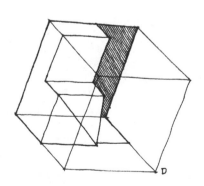

變更比例尺法

從整體到特定的部件，從廣泛、優先的問題討論到局部的問題解析，設計的漸進規劃、修潤和成形均應彼此相符。而圖形的技法也應相應地推展，從以寬筆觸來畫構想草圖，到以更精準的器具來畫含有具體創意和解決方案的更確實繪圖。

我們可藉由不同比例尺和不同抽象程度的繪圖，來刺激設計思考。而因繪圖的比例尺不同，也使我們能夠專注某些樣貌或特徵，以及同樣的，必須忽略某些樣貌或特徵。例如，材質的問題在小比例尺上毋需辯駁，部分因為我們無法以該比例尺來表現材質；但在大比例尺的繪圖上，這問題就會放大了。除非材質的問題在繪圖上得到解決，否則這樣的繪圖就其內容而言就會顯得過大。在設計流程中改變繪圖的比例尺，使我們能夠蒸餾出創意的精華，並延伸創意而包含材質和細部的議題。

設計議題和比例尺的相互依存性，不只是認知上的問題，也是技藝上的問題。繪圖材質的選擇，視繪圖的比例尺而定，也決定繪圖的表現度或抽象度。例如，用細字鋼筆來畫，能夠畫小圖，也能夠畫出細部；而用粗字麥克筆來畫，則能夠覆蓋較大的地（背景），並且能夠研究圖案和組織結構這類較廣泛的議題。

路易斯・康（Louis Kahn），孟加拉首都建築群，
孟加拉達卡（Dacca），1962
早期的平面圖素描、穿過梯廊的剖面圖，以及混合牆面結構的局部圖。

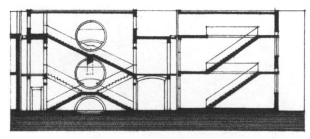

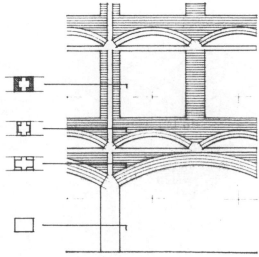

習作**9.22**

將下圖柱頭的比例尺,在下列各個後續的圖框中依序減半。各繪圖可消減多少細部而不犧牲柱頭的特色?

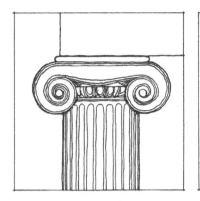   

習作**9.23**

選取某個建築元件,例如窗戶、門廊、雕飾中楣。從30英尺、15英尺,以及最後5英尺的距離,畫此元件。在各個後續的視圖中,增加比例尺和細部的數量。

習作**9.24**

再以別的建築元件來重複上述習作。此次反轉繪圖的程序,首先從5英尺遠處,然後15英尺遠處,最後30英尺遠處,畫此元件。在各個後續的視圖中,減少比例尺和細部的數量。

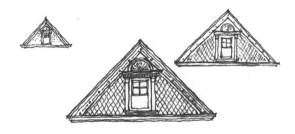

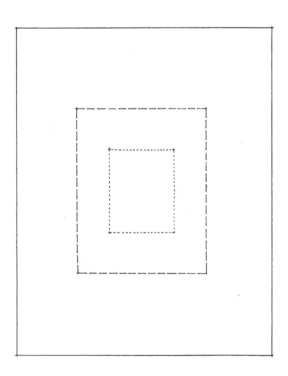

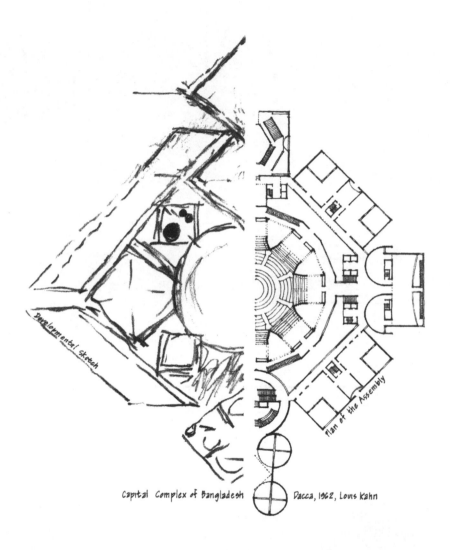

Capital Complex of Bangladesh — Dacca, 1962, Louis Kahn

路易斯・康（Louis Kahn），孟加拉首都建築群，孟加拉達卡（Dacca），1962

10
解析圖
Diagramming

沒有任何繪圖是它試圖再現的東西；所有繪圖都是認知
實體或想像概念某種程度的抽象表現。在設計圖中，不
同的繪圖即採用了不同的抽象程度。其中極端的示意
圖，即竭盡可能地意圖模擬設計企劃案中的未來實體；
而相反極端的解析圖，卻相反的能夠不以圖像形式而描
繪出東西的樣貌。

解析圖是指能夠解釋或釐清某個東西各部件、布局或作
用的任何繪圖，它最重要的特質即是能夠藉由消減的過
程，而簡化複雜概念為基本元件和關係。許多不同領域
都有專家使用解析圖來促進思考，如數學家、物理學
家，甚至音樂家及舞蹈家也都用他們自己的符號和譜記
等抽象語言，來處理專業的複雜性。而設計師也用解析
圖來刺激並釐清他們的視覺思考。

雖然每個設計流程最後都必須解決問題，但初步階段仍
應獨立思考各種不同的可能性。設計涉及選擇；若沒有
選項，就沒有選擇可做。解析圖定焦於概括性而非特殊
性，鼓勵探索各種可能選項，而避免草率地得出解決方
案。因此，畫解析圖即是以某種合宜的方式來思考，對
於已知的設計問題，如何著手而激發出各種不同的選
項。它們的抽象性使我們能夠分析並了解某個計畫元件
的核心素質、考量它們之間可能的關係，以及尋找這些
部分得以組織成為統合整體的方式。

解析圖樣式
Types of Diagrams

在整個設計流程中，設計師使用許多解析圖樣式來激發、釐清和檢測設計創意。

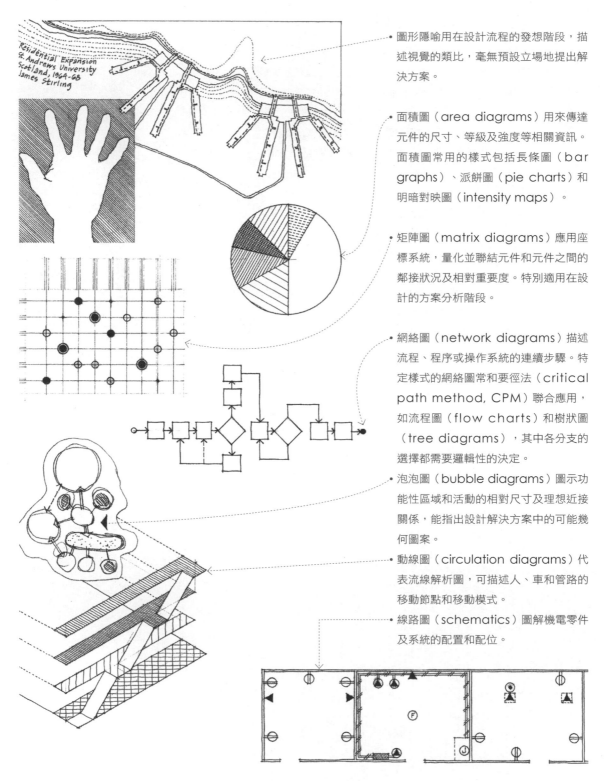

・圖形隱喻用在設計流程的發想階段，描述視覺的類比，毫無預設立場地提出解決方案。

・面積圖（area diagrams）用來傳達元件的尺寸、等級及強度等相關資訊。面積圖常用的樣式包括長條圖（bar graphs）、派餅圖（pie charts）和明暗對映圖（intensity maps）。

・矩陣圖（matrix diagrams）應用座標系統，量化並聯結元件和元件之間的鄰接狀況及相對重要度。特別適用在設計的方案分析階段。

・網絡圖（network diagrams）描述流程、程序或操作系統的連續步驟。特定樣式的網絡圖常和要徑法（critical path method, CPM）聯合應用，如流程圖（flow charts）和樹狀圖（tree diagrams），其中各分支的選擇都需要邏輯性的決定。

・泡泡圖（bubble diagrams）圖示功能性區域和活動的相對尺寸及理想近接關係，能指出設計解決方案中的可能幾何圖案。

・動線圖（circulation diagrams）代表流線解析圖，可描述人、車和管路的移動節點和移動模式。

・線路圖（schematics）圖解機電零件及系統的配置和配位。

分析性
Analytical Diagrams

分析性的解析圖可檢驗及解釋整體各部分的
布局與關聯，常應用於設計上，例如基地解
析圖（site analyses）探討設計的座點和
方位如何回應環境及情境的影響；計畫解析
圖（program analyses）研究設計結構
如何呼應計畫的訴求；而形體解析圖
（formal analyses）則檢驗結構圖案、
空間容積和外牆元件之間如何相互對應。

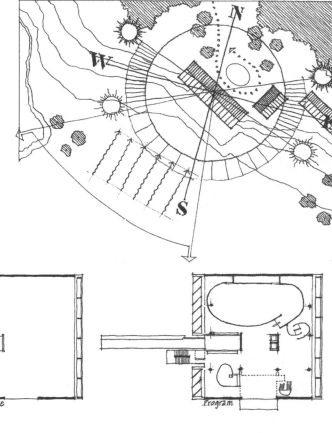

勒柯布季耶，紡織公會會館（Millowners' Association），
印度亞美德城（Ahmedabad），1954

我們可用任何繪圖系統來定義解析圖的觀
點。若解析圖單獨研究某個議題或組合關
係，2-D 的格式通常就夠了；但若要著手探
討設計的複合空間和關聯屬性，3-D 的繪圖
系統就變得必要了。對於研究設計的容積量
體和空間向度來說，特別有用的載體即是剖
視圖、展開圖及假想圖。

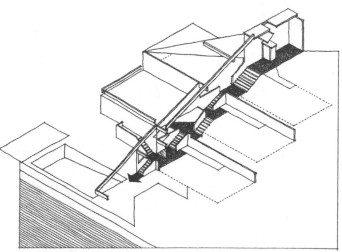

彼得‧葛拉克（Peter L. Gluck），布克思戴弗住宅（Bookstaver House），
美國佛蒙特州（Westminster），1972

解析圖要素
Diagramming Elements

能夠迅速有效地使用解析圖來研究、分析和做出設計決定，歸功於記號和符號的使用。這些抽象圖形能夠呈現出形體中更複雜的實體、作用或創意，比具象的影像更適合於編輯、處理和轉換。使用記號和符號，使我們能夠在設計流程中對即時而推測性的想法做出反應。

符號

符號是寫實的圖形，代表聯合、相似或慣用的其他東西，而它主要的意義則是來自於它所在的結構。這些具象的符號，即是它們所代表東西的簡化圖像。為求普遍通用且具意義，它們必須廣義，並且體現它們所代表東西的結構特徵。再者，高度抽象的形狀雖可廣泛地應用，但通常會需要內文或圖說來解釋它們的意義；因此當符號變得越來越抽象而失去與實物的視覺性連結時，就變成記號了。

記號

記號是寫實的符號、圖形或標記，具約定俗成的意義，為它所表現的單字、片語或用法的縮寫形式。記號並不反映出它的指示對象的任何視覺特質，我們僅能透過慣用法或共同協定來理解。

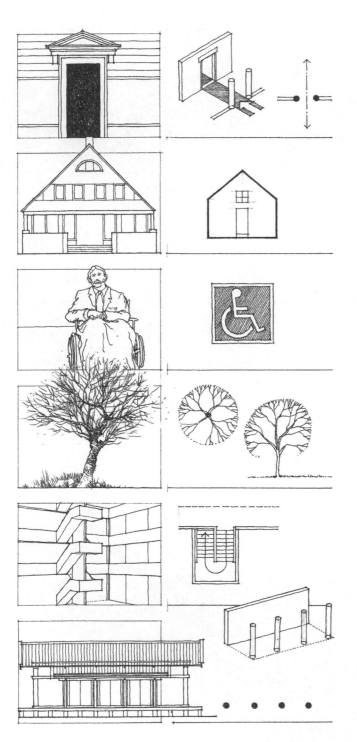

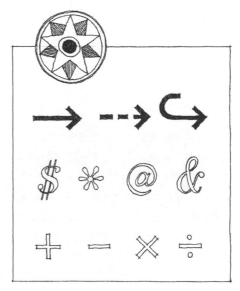

符號和記號並不像文字那麼適合用來表達隱約的歧異或細微的差別，但它們能夠快速有效地傳達元件的特性，以及作用或程序的性質。這樣的抽象視覺，往往能夠傳達得比單靠文字更為快捷。但即使如此，我們仍常併用解釋性的文本來標明解析圖的符號，即使僅是關鍵字或圖例的縮寫。

而藉著改變下列特質，則可修飾符號和記號的圖形表示和意涵：

- 符號和記號的相對尺寸，可描述元件的量化樣貌，並建立元件之間的階層等級。
- 網格或其他幾何排序工具，可調整解析圖範圍內實體或主題的定位與配置。
- 相對接近性可指出實體間的關係強度。緊密相近的元件會比相距較遠的元件傳達出更強烈的相互關係。
- 形狀、尺寸或色調明度的相似或對比，可建立被選取物體或創意的類別。減少元件和變項的數量，有助於維持適當而易於操控的抽象度。

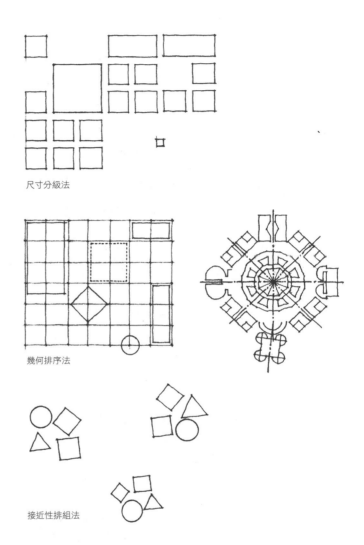

尺寸分級法

幾何排序法

接近性排組法

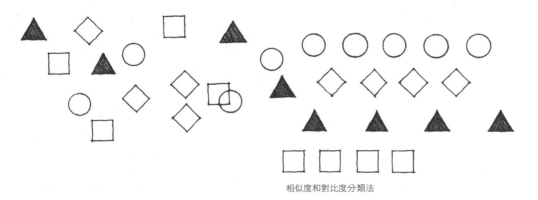

相似度和對比度分類法

關係解析圖
Diagramming Relationships

要使解析圖中各元件的關係更為清晰可見，可應用接近性、連續性和相似性的群組原則。若要進而釐清及強調實體間特定的連結形式或交互作用的性質，則可利用各種不同的線條和箭頭。而變動這些連結元件的寬度、長度、連續性和色調明度，也能描述連結的等級、程度和強度變化。

線條

解析圖運用線條的組織力來定義區域的邊界、說明元件的互相依存，以及架構形體的關係和空間的關係。在釐清解析圖的組織特性和關聯樣貌上，線條使抽象概念和圖像概念均能夠被看見和理解。

箭頭

箭頭屬於特殊樣式的連結線：楔形的端點意味著元件到元件的單向或雙向移動，可指出影響或作用的方向，也可代表流程的階段。要釐清差異性，則可用不同樣式的箭頭來區隔關係的形式以及強度或重要性的變化。

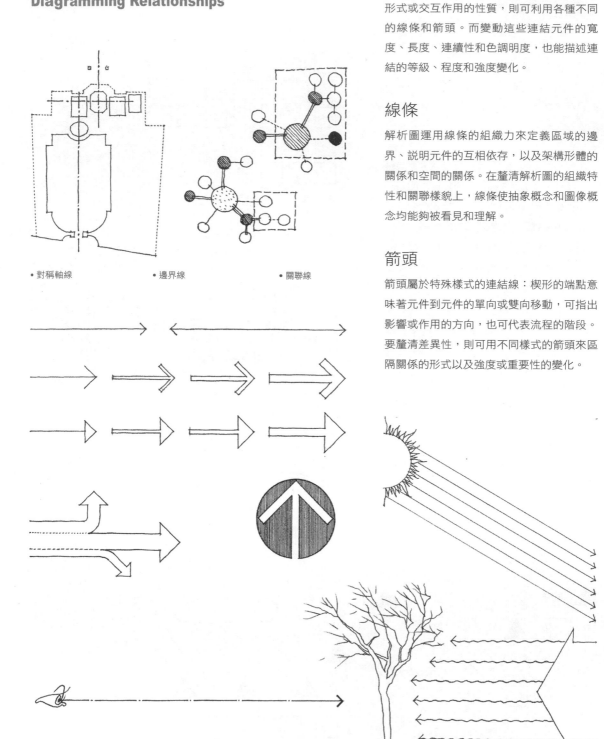

• 對稱軸線　　　　　• 邊界線　　　　　• 關聯線

習作**10.1**

用解析圖來說明下圖建築設計的空間構成。

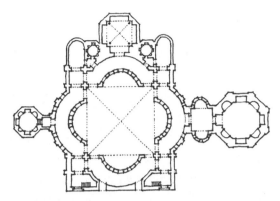

聖羅倫佐‧瑪基歐瑞（San Lorenzo Maggiore），義大利米蘭，480

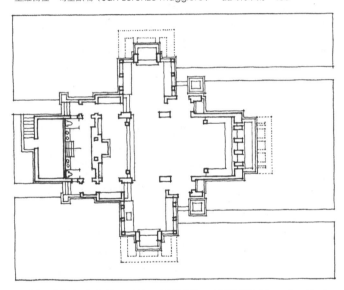

法蘭克‧洛依德‧萊特（Frank Lloyd Wright），庫里遊戲屋（Coonley Playhouse），
美國伊利諾斯州河畔區（Riverside），1912

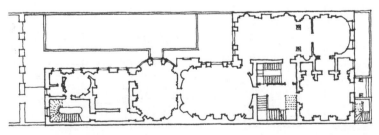

羅伯特‧亞當（Robert Adam），德比伯爵住宅（Lord Derby's House），英國倫敦，1777

概念解析圖
Diagramming Concepts

在設計流程的起始階段，可用解析圖來研讀既有條件，並激發、探討和釐清設計概念。在設計流程的展示階段，也可用解析圖來解釋設計企劃的概念基礎。

建築核心概念

概念是指能夠引發或引導設計發展的心理創意或影像。要指出建築設計的概念或初始創意，可用建築核心概念（parti）來說明。以解析圖的形式將構想或建築核心概念畫出來，即可使設計師能夠迅速有效地研究建築計畫的全盤性質和組織架構。概念解析圖（concept diagram）的重點，並不是專注在設計的可能樣貌上，而是集中在創意的關鍵結構及關聯特徵上。

合宜的概念應必然地適合且關聯於設計問題的性質。此外，解析圖中的設計概念和圖形描寫，也應具備下列特質。

概念解析圖應是：
- 總括的：能夠說明設計問題的多重面向；
- 視覺描述性的：夠強而有力而能夠引導設計的發展；
- 可調整的：夠靈活而能夠接納改變；
- 可延展的：能夠容忍設計流程中的處理和轉變而仍保有個性（identity）。

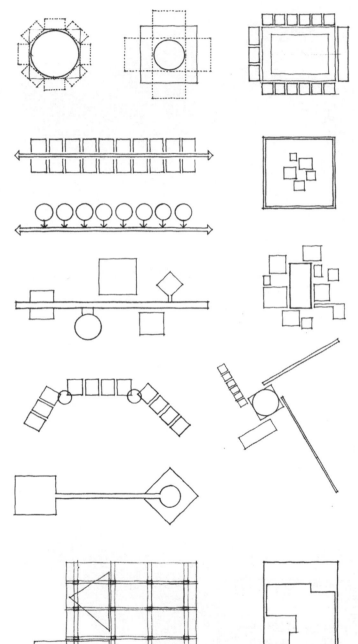

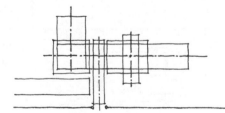

習作**10.2**

從前頁建築核心概念解析圖的許多範例中，選出最貼切的解析圖，來對應下圖所示各建築平面圖中計畫的組織創意。然後修飾被選取的解析圖，來發展各平面圖的建築核心概念。

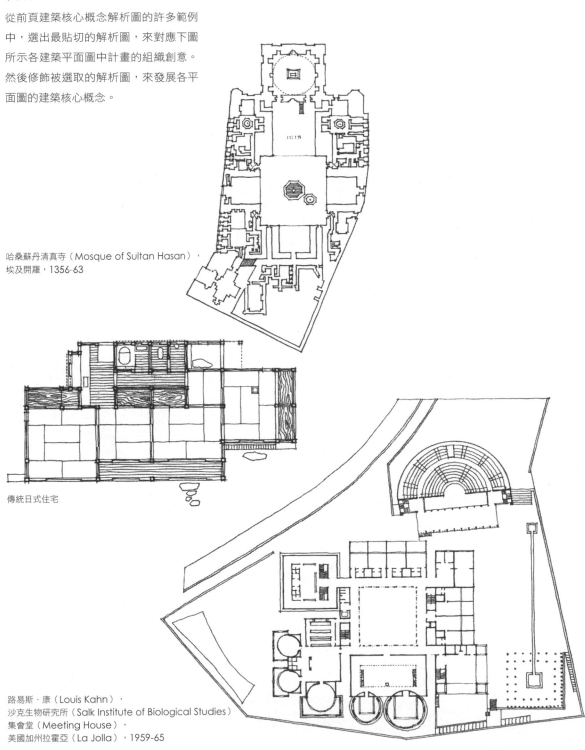

哈桑蘇丹清真寺（Mosque of Sultan Hasan），
埃及開羅，1356-63

傳統日式住宅

路易斯・康（Louis Kahn），
沙克生物研究所（Salk Institute of Biological Studies）
集會堂（Meeting House），
美國加州拉霍亞（La Jolla），1959-65

概念解析圖能夠有效解決的議題包括：

基地

- 周邊的限制和機會。
- 歷史和文化的影響。
- 日照、風、降雨的環境作用。
- 地形、景觀、水的樣態。
- 穿過基地的通道、門路及路徑。

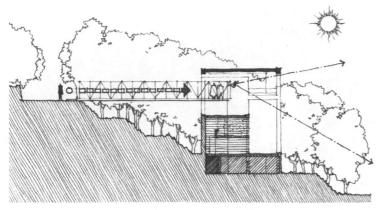

馬里歐・波塔（Mario Botta），里瓦聖維達利（Riva San Vitale）住宅區，
瑞士盧加諾湖岸（Lugano），1971-73

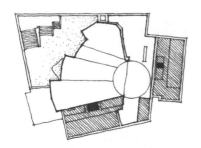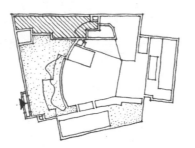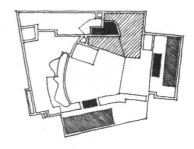

阿瓦・奧圖（Alvar Aalto），塞伊奈約基劇院，芬蘭塞伊奈約基（Seinäjoki），1968-69

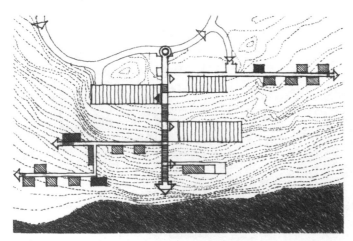

愛德華・拉勒比・巴恩斯（Edward Larabee Barnes），
黑茲塔克山藝術與工藝學院（Haystack Mountain School of Arts and Crafts），
美國勉因州鹿島，1960

計畫

- 活動的空間向度。
- 功能的近接和鄰接。
- 配線空間和維修空間的關聯。
- 公私機能的區域劃分。

動線

- 人行步道、車行道及管路。
- 通道、入口、節點和移動路徑。
- 橫向及縱向的移動模式。

形式

- 圖地關係和虛實關係。
- 排序原則，如對稱和韻律。
- 結構的元件和圖樣。
- 外牆的元件和結構。
- 空間的品質，如住所和外觀。
- 空間的層級組織。
- 形體的聚集和幾何。
- 比率和比例尺。

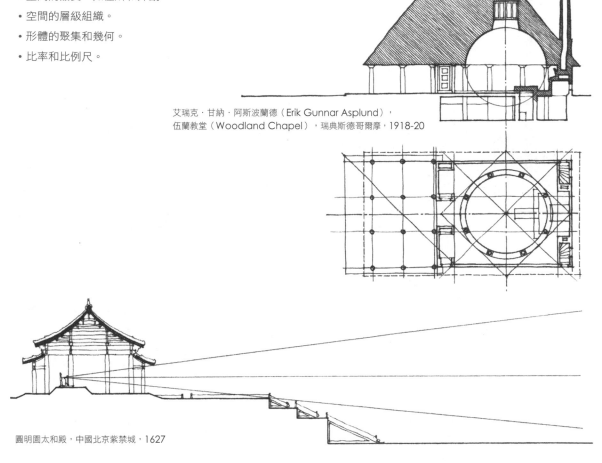

艾瑞克‧甘納‧阿斯波蘭德（Erik Gunnar Asplund），
伍蘭教堂（Woodland Chapel），瑞典斯德哥爾摩，1918-20

圓明園太和殿，中國北京紫禁城，1627

系統

- 結構、照明和環境控制系統的
  配置和整合。

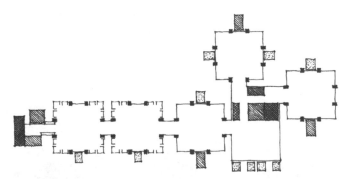

路易斯‧康（Louis Kahn），
賓州大學李察茲醫藥研究實驗室（Richards Medical Research Laboratory），
美國賓州費城，1957-61

在產生、發展和應用概念解析圖上，有幾項特定原則有助於刺激思考：

- 應保持概念解析圖的簡明扼要。畫小，即可將資訊濃縮至易於管控的程度。
- 需聚焦特定的議題並強化解析圖的整體清晰度時，即可刪除無關的資訊。
- 重疊或並排系列的解析圖，即可看出特定的變項如何影響設計本質，以及設計中不同的部分和系統如何彼此接合而形成整體。
- 反轉、旋轉、重疊或扭曲某個元件或連結，即可產生觀看解析圖的新方式，並從中發現新的關聯性。
- 尋找次序時，應用尺寸、接近性和相似性的修飾要素，即可重組及按照優先順序來排列這些元件。
- 需新增關聯的資訊時，即可利用新發現的關聯性。

無論應用上述何者，解析圖的視覺清晰性和系統性，均應能夠吸引觀者並傳達資訊給觀者。

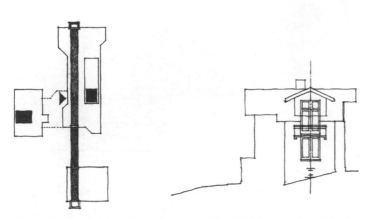

MLTW，海因斯住宅（Hines House），美國加州海洋公寓，1966

貝納德·梅貝克（Bernard Maybeck），弗雷格住宅（Flagg House），美國加州柏克萊，1912

習作**10.3**

試分析天使山丘聖本篤學院圖書館（Library of Mount Angel Benedictine College）的平面圖與橫剖面圖。畫出傳達下列資訊的解析圖：

- 結構樣式。
- 外牆系統。
- 空間組織。
- 機能性區域劃分。
- 動線樣式。

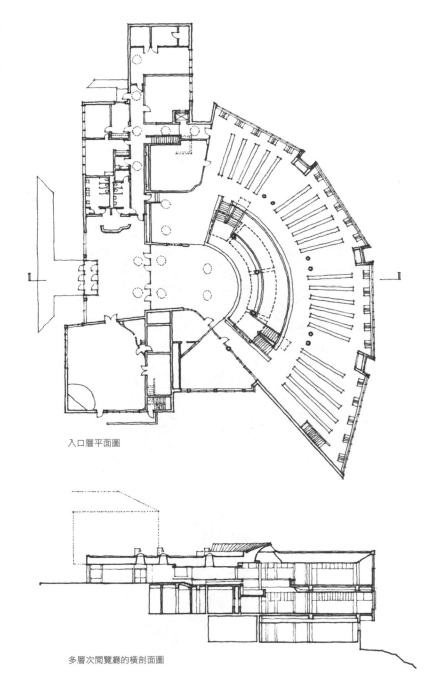

入口層平面圖

多層次閱覽廳的橫剖面圖

阿瓦．奧圖（Alvar Aalto），
天使山丘聖本篤學院圖書館（Library of Mount Angel Benedictine College），
美國奧勒崗州天使山丘，1965-70

數位概念
Digital Concepts

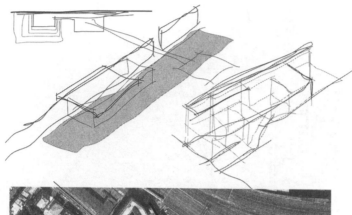

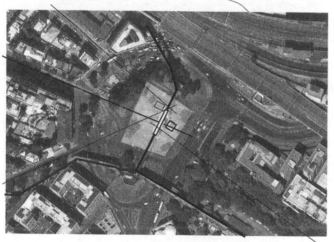

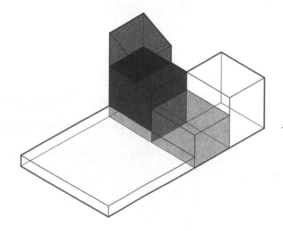

雖然徒手用筆在紙上畫出創意，仍是著手實踐設計想法最直接、最直覺，也最靈活的方法，但要表現出我們對於設計問題從理解到對付、解決，甚至重新推演，這兩者之間的連結，也有不少數位工具可用。應用數位工具來開始實踐設計想法時，應謹記本章前幾頁所述之問題與原則仍是適用的。

• 用2D點陣圖形軟體以及數位觸控筆和畫板、觸控面板或滑鼠，即可簡單畫出創意的要素。

• 用數位照片和繪圖，即可產生分析性解析圖的原形。而用空照圖來做為基地解析圖的底圖，併用實體建築或實景的照片，即可從經驗法則的觀點來分析環境的對應關係。

• 用向量繪圖程式即可畫出物件的基本解析圖要素，併用預設線條和箭頭即可傳達出特定關係。

• 用3D建模軟體即可透析解析圖要素以及它們與空間的對應關係。用建模軟體時應保持解析圖的概念性，讀圖時應將建模元件視為抽象圖形，而勿視為真的實體建築元件的再現形式。開啟線框（wireframe）模式，併用不同顏色和明度，即可指出元件的相對重要性。用建模軟體可輕鬆地操控形狀、比例尺和比率，故應審慎地考慮以傳達出解析圖要素的特質。

和徒手繪圖相比，數位工具有許多優點。

• 繪圖軟體和影像軟體內建的圖層功能，可
讓特定元件被略過或關閉，同時讓其他元
件被置於圖層前面而突顯出來。

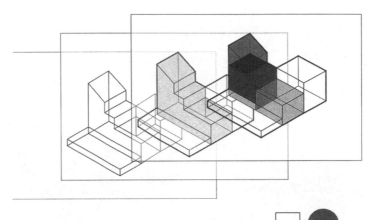

• 圖形元件可依相似性而群組、移動，就像
實物拼貼，並可隨意重組以探討各種可能
的相對關係。

• 或許圖形軟體最強而有力的特性是，能在
試誤的過程中復原移動和儲存複本，讓我
們能夠自由地探討各種可能性，而無須擔
心喪失前次作品。

用數位工具的特殊障礙在於，在腦中想像和
在螢幕上顯示的影像之間，須結合特定的軟
硬體而產生抽象的圖層。因此，能有效地利
用數位媒材來畫出設計概念的關鍵即在於，
夠流暢地使用軟體，如此方可憑直覺地觀
看、思考和繪圖，而無須煩惱該用哪個鍵盤
快捷鍵、工具箱或調色盤，而中斷思考流
程。

還有，特別是在應用建模軟體時，雖然設計
流程的初期階段對於創意的發展完全開放，
但軟體仍明顯要求絕對的精確性。即使能夠
隨性地詮釋數位資料，但軟體的預設表現仍
是完成的模型。儘管如此，若能明白以上軟
體慣性，那麼在畫出設計創意時就能夠有效
地運用數位軟體了。

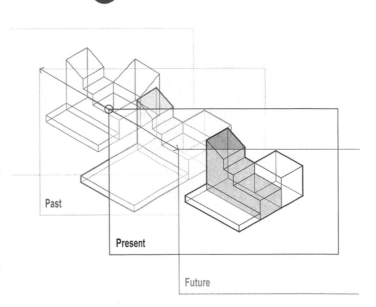

Past

Present

Future

概念建模法
Modeling Concepts

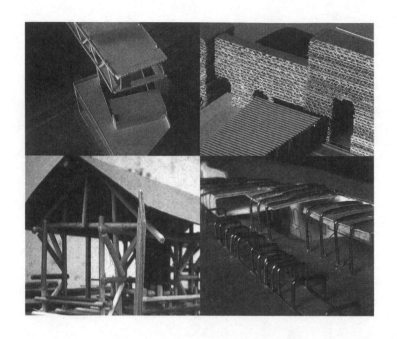

實體模型

實體模型習作，就像程序繪圖，對於設計創意的視覺化來說是很重要的。用手來裁切和組裝真實的物質，能夠讓我們在純視覺上增加觸感，並產生空間的向度。雖然常被用做展示工具，但實體模型仍應被當做探討設計創意的媒介。模型完成後，即可在我們的手中和腦中翻轉、解構和重組。還可從不同的角度來拍攝，而拍好的影像則可掃描起來做數位研究，或列印出來做繪圖應用。

數位模型

3D建模軟體讓我們得以將設計創意建造為虛擬的模型，並能從不同的角度和觀點來加以研究。只要它們是被當做進行中的模型，而不是被當成完成品，就能用來發展設計構想。

善用數位模型的要領，在於能夠確切操控3D建模軟體在創作數位模型時應用的資料。同時，應謹記數位模型是用來幫助思考的工具，是可更動和修改的。因此，應避免讓資料輸入和模型輸出的準確性，限制了設計流程的開放性。

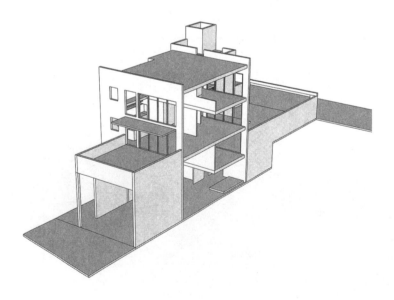

由於數位建模極為依賴軸線、切點以及對齊的面和邊線，來發展3-D的形體，因此就像建造實體模型，只要掌握這些重點來思考，即可更有效率地完成建模程序。

或許實體模型和數位模型之間最顯著的差異在於，實體模型的材質、空間特性均可直接而立即地被理解和接收，而數位模型，至少以今天可取得的科技來說，卻須透過螢幕來觀看實質上具有3-D資料的2-D影像，而我們所需要的識圖技巧和閱讀手繪圖時則是相同的。

布林操作法（Boolean Operations）

3D建模軟體的布林操作法是應用單純的幾何原形，
如立方體、圓柱體、球體、三角錐體或圓錐體，來做
出更複雜的圖形。以下以解構的方式，在完成操作程
序後再消去原有實體來說明布林操作法的應用。

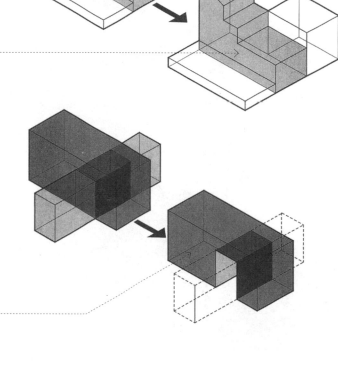

- 布林聯集（Boolean union）是加法的程
  序，用以將兩個以上的個別實體聯結成為
  新的實體，此新實體即包含所選取的所有
  實體之間共有及各有的容積。

- 布林差集（Boolean difference）是減
  法的程序，用以將兩個實體之間共有的容
  積移除，亦即藉由減去兩者之中的某個實
  體，或減去選取實體以外的實體，而使兩
  者共有的容積隨之消失。用來減去原有形
  體的後來形體，也可直接利用原有形體的
  點和面而畫出來。

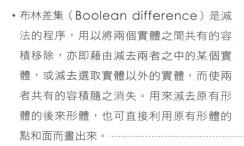

- 布林交集（Boolean intersection）是以
  選取的兩個以上實體之間共有的容積來做
  為新實體的程序。

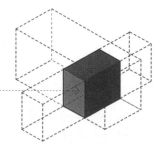

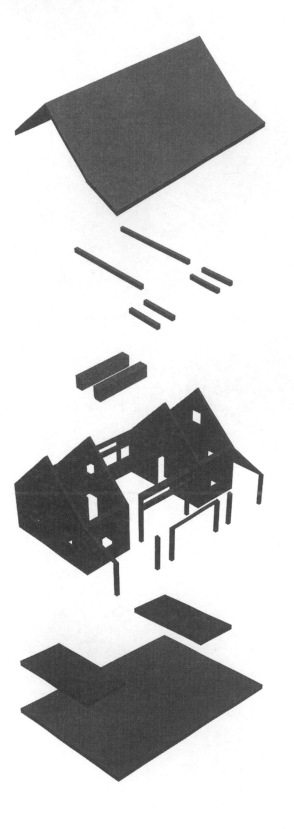

建模視圖

3D建模軟體可呈現出透視模型，在我們依據經驗法則來判讀設計時是很有幫助的。但常有些設計因素，例如水平關係和直立關係等，應以正投影的方式來研讀。因此，我們即可從3-D的資料中擷取出2-D的平面圖、剖面圖和立面圖。理想的呈現方式是，用建模軟體開啟幾個不同的視窗來展開各種視圖，而螢幕則大到足以同時容納所有的視圖。如此，就能看見某個視圖中的任何變化，例如在平面圖中挪動某個牆面，可能如何立即地影響透視視圖上的空間品質。

藉由開啟或關閉數位模型的不同圖層，也可做出剖視圖。而匯出特定視圖並加以重組，則可說明設計或建築的順序。顯然的，以合理而連貫的方式來組織數位模型資料是有其必要性的。

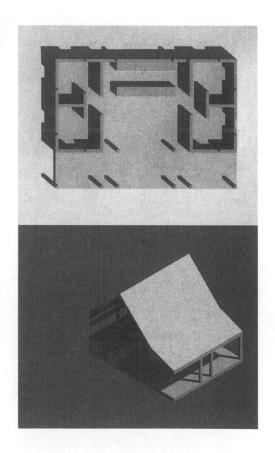

多數建模軟體均有許多觀看的選項,而這些選項均可用來強調我們建造的模型上某些特定的面向,而忽略其他面向。

實體視圖（Solid Views）

實體視圖,也被稱做隱藏線視圖,呈現出來的模型表面為不透明狀,主要是從外部的觀點來研究圖形的聚集和組成。實體繪圖常被用在研究城市環境中由建築形成的外部空間,故可限定白晝的光源來做暗部和陰影的初期研究。

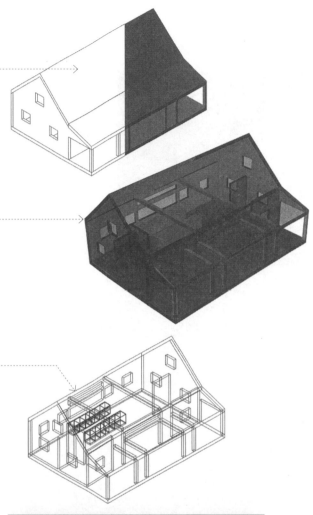

半透明視圖（Transparent Views）

半透明視圖,也被稱做幽靈視圖,呈現出來的模型表面為半透明狀,可看見物件或建築的內部、隔間及外部。半透明視圖強調數位模型3-D的特性和空間質感,可有效地做為更深度研究虛實關係的基礎。

線框視圖（Wireframe Views）

線框視圖呈現的模型表面為全透明狀,可看出構成物件或建築每個面的所有邊線。線框視圖的表現方式可以是含糊的,並因而產生更多的識圖方式。利用線框視圖的模糊特性,可誘引出其他的可能性,而不受限於建造模型時的想法。

渲染視圖（Rendered Views）

渲染視圖是在數位模型的每個面上塗以特定的媒材,使某些物件或表面變成不透明狀,而其他的則維持半透明狀。在設計流程的初期階段,當某種程度的抽象性和不特定性有助於開放性思考時,在數位模型上應用渲染模式是最無用的。因此,任何物質的渲染,都應等到設計流程的後面階段,當所要表現的模型和設計都變得更為精確時,再來應用。

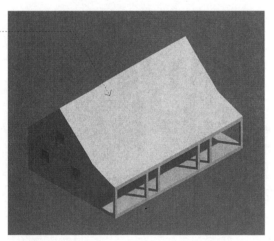

概念發展法
Developing Concepts

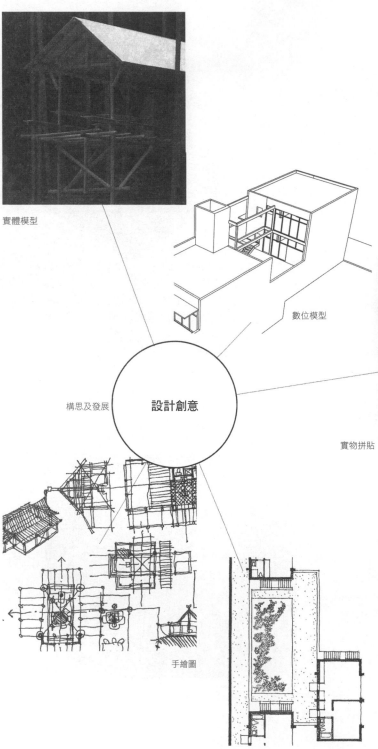

實體模型

數位模型

構思及發展　　設計創意

手繪圖

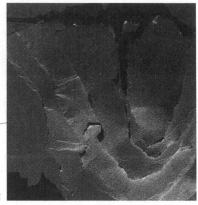

實物拼貼

設計流程

雖然常見的設計流程是線性的步驟，但它更是徹底分析所得資訊、直觀綜合心理層面，以及審慎評估可能解法的循環程序，也就是經由不斷地重複操作，直到實際畫出來的影像和心裡期待的影像之間，能夠成功吻合的程序。設計流程可被壓縮為短而緊張的時程，也可被延長到幾個月甚至幾年之久，端視設計問題的迫切性和複雜度而定。但設計流程也有凌亂時刻，時而精準時而錯亂，因而需要偶爾靜下心來反思。要能成功地完成整個設計流程，從構想草圖到設計創意的發展和精煉，需要各種不同的表徵模式。

表徵模式
（Modes of Representation）

使用各種不同的表徵模式，即可使設計創意具體化而利於研究、分析和發展。這些表徵模式除了傳統的繪圖技法以外，也包括攝影、實物拼貼、模型和數位模擬等，均可有效地具體化設計創意。並無任何特定的表徵模式最適用於設計流程中的任何特定階段，也無任何實踐方式最適合於進行設計流程。

若知道許多可用的視覺化工具，均各有其優缺點，就應不會受限於它們了。而視設計探究或探索的性質不同，我們可選擇：

• 用描圖紙或數位方法來對映城市設計的空照圖。影響城市設計的作用力，可能也會影響建築物的基地位址和形體。

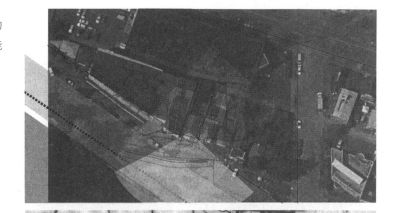

• 用基地剖面圖和建築剖面圖來研究空間的比例尺和直立關係。

• 用實物拼貼的材質紋理和樣式來表現美感。

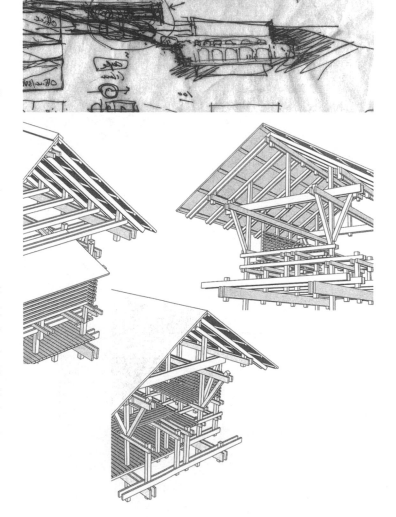

• 用實體模型和數位模型來探討形體的各種可能性。

應謹記設計創意可能會受限於表現技法，不論是徒手繪圖、應用數位媒體，或製作實體模型。因此，應用各種表徵模式的技巧越好，運用這些視覺化工具來探討設計創意的流暢度就會越高。就好比，能從各種不同的觀點來觀看，可使思考更有彈性；那麼，能在傳統和數位的視覺化方法之間來回轉換，也能使我們從不同的觀點來理解問題或創意，更能使我們獲得意想不到的新想法。

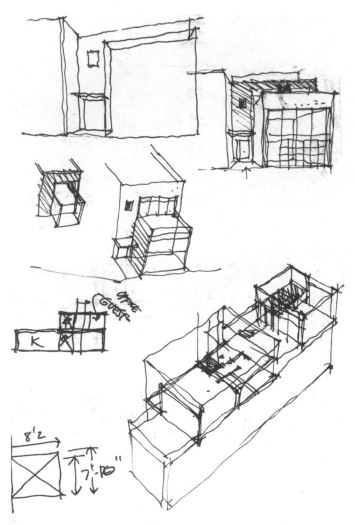

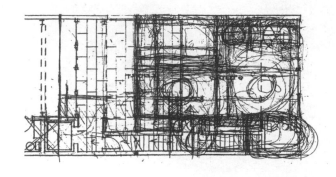

程序繪圖

當適切而豐富的設計創意被清楚展現出來，即可用程序繪圖來使它從圖形概念強化和發展成為堅實有力的企劃案。此時，我們應謹記設計繪圖是種語言，而三種主要的繪圖系統，亦即多視圖、平行線立體圖和透視圖等，則提供了多樣化的方法來思考及表現出我們的想像。各系統均呈現出特殊的觀點，也各有內建的心理操作模式，能導引我們去探討相關的設計問題。而在選擇某種系統來研究某個特定的設計問題時，對於該設計問題的哪個面向應被呈現出來，哪個面向應被隱藏起來，我們往往是同時交雜著有意識和無意識的選擇。

• 何時應用透視法的情境脈絡和經驗法則？
• 何時適用平行線立體圖的整體和縮放的 3-D 視圖？
• 何時平面圖展現的水平關係最具相關性？
• 剖面圖較之平面圖或平行線立體圖更具何種優勢？

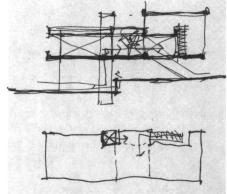

在此階段，要像用相機的伸縮鏡頭般地操作，如拉近鏡頭般地用較大的比例尺及較多的細部來研究特定區塊，以及拉遠鏡頭般地來觀看全面性的計畫，包括它的核心部分和關係。由於此時設計構想已被釐清和發展開來，因此用來表現設計創意的繪圖也會變得越來越確切而精煉，直到完整的企劃案成形為止。

關鍵繪圖

概括來説,第322-323頁條列的所有注意事項,都是成功解決設計問題的根本重點。然而,在所有已知的情況中,上述事項中總有特定幾項會顯得比其他的更為重要,因而成為設計創意或計畫的核心。而解決這些問題的設計,也可能因此被開發

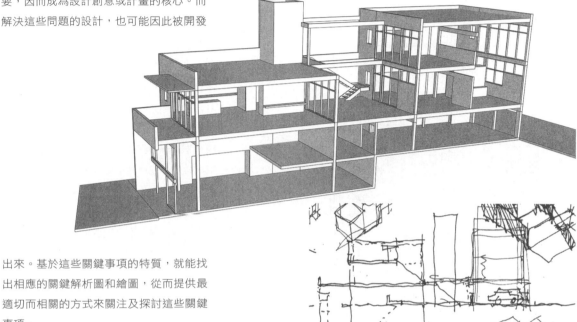

出來。基於這些關鍵事項的特質,就能找出相應的關鍵解析圖和繪圖,從而提供最適切而相關的方式來關注及探討這些關鍵事項。

發展設計概念用的關鍵解析圖,即自然地指出展示設計企劃案用的相同關鍵繪圖。如此,可知設計流程中的展示階段,不應被視為獨立而無關的階段,而應被視為設計發展流程中自然演進的結果。

基地與環境物質

某些設計問題是由基地及它的周邊環境所支配的,因此透過空照圖、基地圖和基地剖面圖來探討,即可得到最好的結果。特別在城市情境中,圖地形態、移動路徑、節點和軸線、邊線位置等的分析和合成,以及古蹟或文物、視線和視野等的存在,對於使上述城市要件的分析和合成能被執行的城市現況能夠呈現出來,均是必要的。對於地形地物豐富的基地來説,等高線圖和基地剖面圖則提供了最佳的平台,使我們能夠研究基地通路和建築結構與形式等的地誌學意涵。

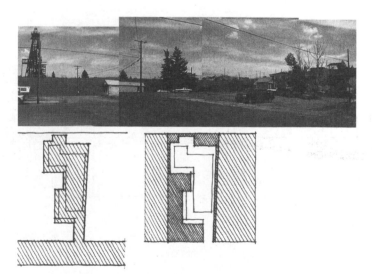

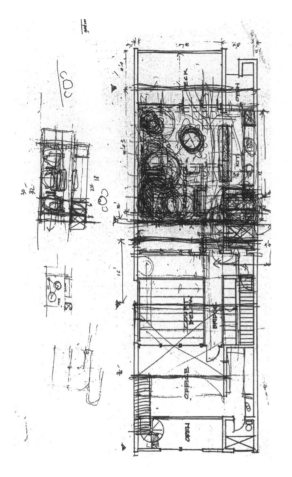

計畫事項

藉由摘要説明使用者和活動需求，設計計畫即可讓建築設計產生生命力。在分析計畫的需求時，應留意別從泡泡圖或網絡圖直接點對點地轉換為建築設計的最終完成形式。而應從計畫分析展開，然後再詳細説明形體和結構的內在素質。

尺寸、比例尺和比例

應特別注意尺寸、比例尺和比例等。要達到計畫空間要求的尺寸，有各種方法。例如，400平方英尺的空間可以是正方形、矩形，或像迴廊般的狹長空間；也可以是不規則形或曲線形。在所有的這些選擇中，若未對照其他因子，例如它和其他空間的密合狀況、環境的條件與限制、結構的材質與形式，以及相稱的表現品質等，要如何做決定？

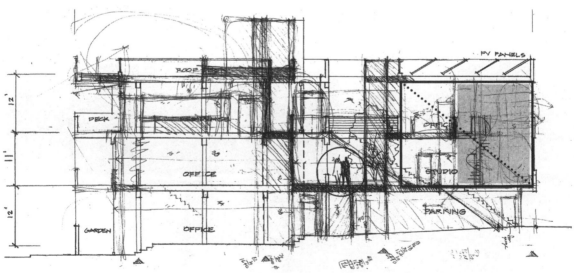

結構材質和系統

能夠了解結構性元件和系統如何化解它們
承受的外力,以及材料如何組裝、建築物
如何構成等,均可幫助我們強化建築設計
的外在形體和內在質素。能夠正確地鑑別
結構性材質和系統能否足以構成形體,亦
即由木材、鋼材和混凝土架構的結構性骨
架、在石造建築中承接牆面和混凝土平板
的平面元件,以及以先進的斜交格構體系
創造的各種可能容積等,均說明了設計計
畫具有的某些形式和表現質感的潛質。

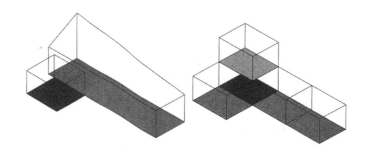

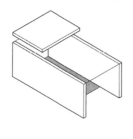

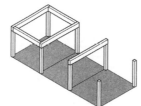

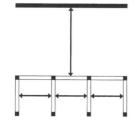

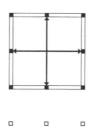

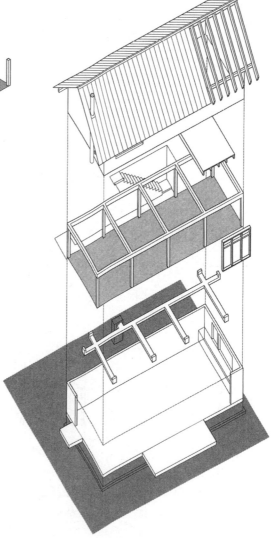

系統整合

要成功地配置建築設計中的所有系統,從
技術上的結構、光線和環境控制到空間上
的系統,就應持續思考它們在三度空間中
如何連結和整合。藉由平面圖和剖面圖,
或更全面地以平行線立體圖來交疊思考,
我們即可做到系統整合。

形式問題

解析設計問題相關的環境、計畫、結構和建築的議
題時,應謹記最終完成繪圖的形式質感是流程中自
然形成的副產品。我們不能忽略解析圖的長相,也
不能忽視它在形式上可能表達了什麼內容。

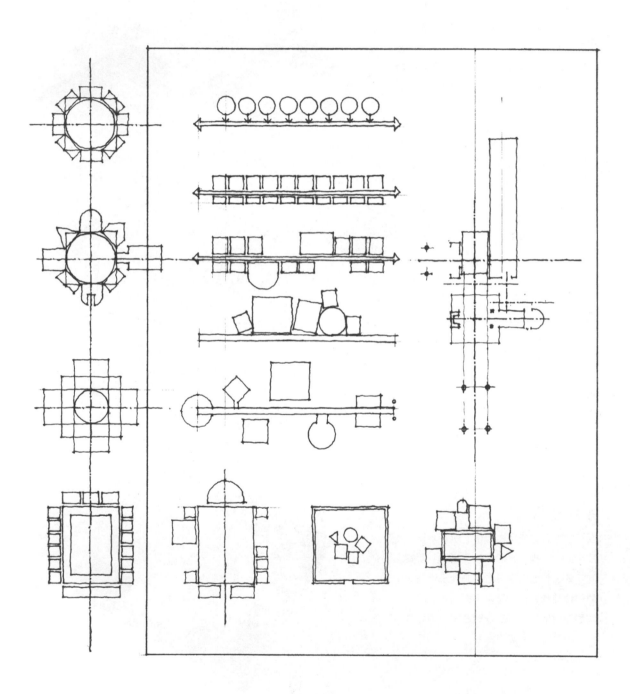

即如關係解析圖說明了設計的構成，形式的意圖
也應傳達於解析圖的程序。另有些情況是，特定
的形式質感讓它們本身即成為設計流程的根本驅
動者，例如交通工具的線性、摩天樓的直立性、
郊區校園的延展性等。因此，將環境、計畫、結
構和建築的可能性依特定的排序原則，例如重複
性、節奏或對稱性，來交疊呈現，即可經由必要
的調整而釐清設計計畫的根本特性。

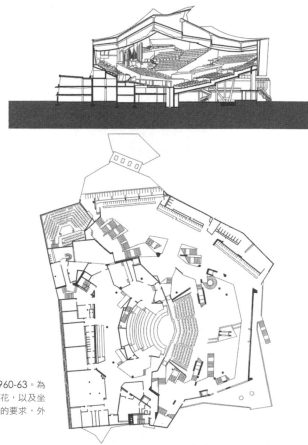

漢斯·夏隆（Hans Scharoun），柏林愛樂音樂廳，德國柏林，1960-63。為
表現主義運動的範例，擁有不對稱的結構、形如帳棚的弧形混凝土天花，以及坐
落於梯田式環繞形音樂廳正中央的舞台。相對於音樂廳功能性和聽覺的要求，外
觀則顯得較為次要。

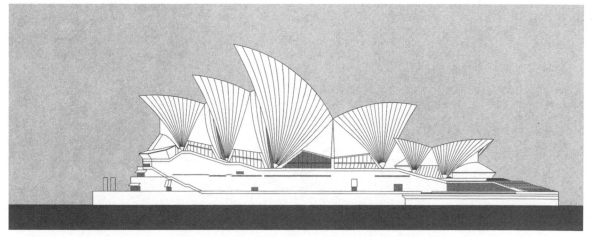

佑恩·烏贊（Jørn Utzon），雪梨歌劇院，1973。象徵性的貝殼形結構是由預製、現場澆注的混凝土拱肋組成。

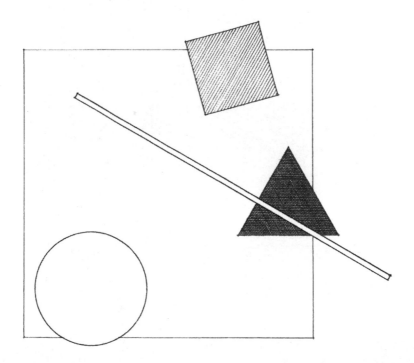

11
構圖
Drawing Composition

繪圖是種設計系統。若不在乎構圖，那麼，無論觀點選擇得
多恰當、繪圖技法應用得多美妙，都是不夠的。在構畫繪圖
時，應將線條、形狀和色調等基本圖形元件，都納進前後連
貫且能夠傳達視覺資訊的圖地模式中來處理；透過這些元件
的組織和關聯，就能定義出繪圖的內容及對應關係。因此，
規劃構圖對於它要傳達的訊息來說，是極為重要的。

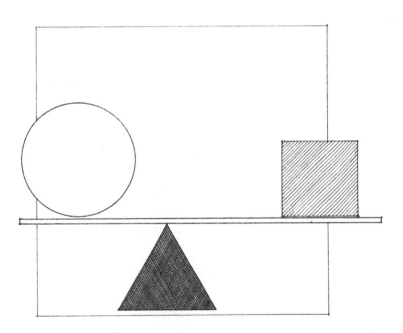

繪圖範圍
Drawing Field

繪圖構圖的首要步驟，即是因應圖紙或圖板的尺寸，而決定繪圖範圍的形狀、尺寸和比例。繪圖範圍應大到足以涵蓋繪圖周邊的部分，以及繪圖標題、圖形比例尺及關聯符號的空間。

繪圖範圍不限正方形、矩形、圓形、橢圓形或不規則形，而其中以矩形最為常見，無論縱向或橫向均可。不管繪圖範圍的形狀如何，均有某些基本原則適用於組織其中的元件。

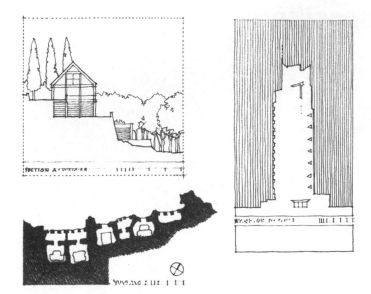

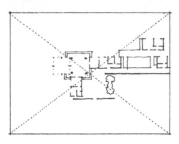
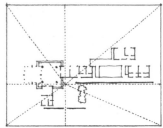

- 要創造視覺的趣味性和動感，可將繪圖的視覺焦點偏離繪圖中心，約置於距離中間1/3處，勿過於靠近繪圖範圍的邊緣。若將焦點放在正中心，易使視線跳過繪圖的重點。

- 當有多重的趣味點，而使視線貫穿整個繪圖範圍時，應將平衡點或重心，置於靠近繪圖範圍的中心。

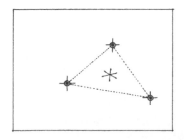
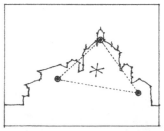

- 視線會跟隨趣味點形成的力線（lines of force）移動，因此應避免形成使視線被牽引到繪圖角落的對角力線。相反的，應建立將視線保留在繪圖範圍內的集中力線。

- 避免在靠近繪圖範圍的對邊放置兩個焦點，否則易使兩個焦點間的空間顯得無趣而無味。

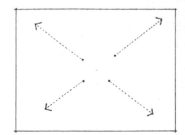
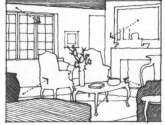
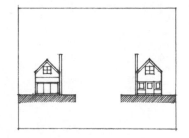

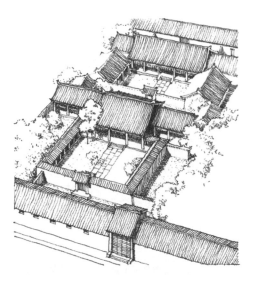

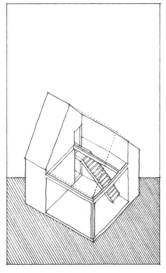

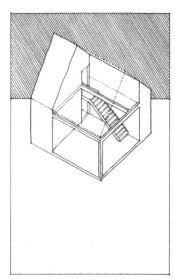

- 著重於構圖的下方，特別是左下方，能創造出穩定性及落實感。反之，著重於繪圖上方，則易產生輕佻感和失重感。

- 避免將繪圖範圍切分為相等的兩半，否則最後的對稱分割會導致構圖變得無聊及無趣。

- 西式閱讀通常是從左到右，因此我們往往會期待資訊是從頁面的左側開始。將資訊或焦點放在繪圖範圍的右側會帶來緊張感，可能因此需要重新指引視線回到繪圖範圍中。

- 容許特定的圖形元件突破繪圖範圍的邊界，能夠增進動能並突顯繪圖的圖像深度。

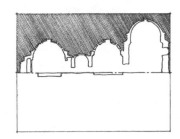

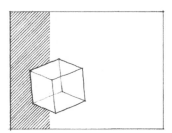

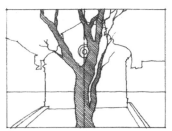

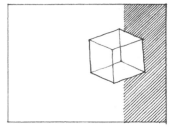

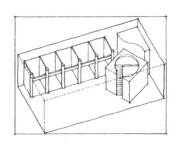

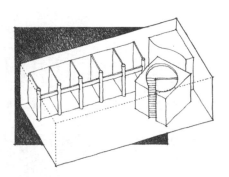

繪圖尺寸
Drawing Size

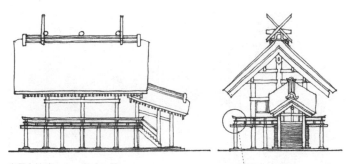

出雲大社（Izumo Shrine），
日本島根縣（Shimane Prefecture），717

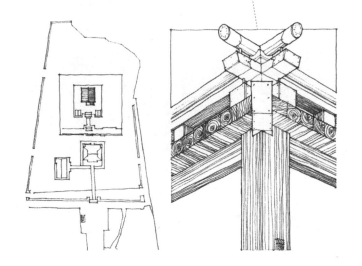

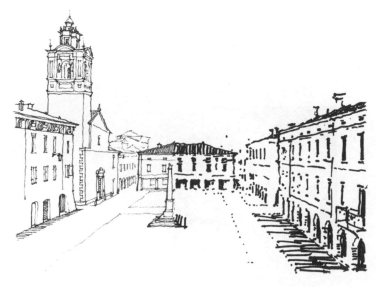

設計圖是原寸的物體或構造的縮小版。在選用合適的比例尺時，有幾個需要考慮的要素：

首先，繪圖的比例尺和圖面的尺寸間具有明顯的關聯性：設計越大，它表現在圖紙或裱板上的比例尺就越小；設計越小，則其比例尺就越大。此外，繪圖在示意圖上的配置方式也會影響繪圖的比例尺。舉例來說，若平面圖、剖面圖和立面圖包括了交叉影響的資訊，那麼它們的比例尺就必須足以讓全部的繪圖符合於單張的圖紙或裱板。

第二，繪圖的比例尺可調校觀者的心眼和設計的再現之間的認知距離：特寫視圖可展現出主題精微的局部特徵；小比例尺的繪圖則可使認知距離增加，但使完整的創意被迅速接收，同時也使能被描繪的細部數量減到最低。

另外，由於大比例尺的繪圖均是特寫視圖，因此通常容許較大程度的細部和複雜性被呈現出來、較多層次的色調明度被表現出來。當繪圖的比例尺增加時，繪圖的易讀性和可信度所需要的細部數量也變得更多。較大比例尺的繪圖若缺乏足夠的細部，會使繪圖顯得空洞稀疏，彷彿只有輪廓而已。

最後，繪圖的比例尺也會影響我們對於繪圖工具和技法的選擇。細筆尖的工具，如鋼筆和細芯鉛筆，能幫助我們畫出小比例尺的繪圖，並能聚焦於細部的精緻度；而寬筆頭的工具，如彩色麥克筆和炭筆，則能促使我們畫出大比例尺的繪圖，而降低小比例尺特徵的研究。

繪圖解析度
Drawing Resolution

解析度指的是用來解析或分辨兩個物件的視覺能力，即使它們在我們的視野中非常靠近，不管它們的比例是像螢幕上的像素或行駛在高速公路上的貨車。在繪圖上，能夠解析和分辨線條、形狀和色調對比的組合，是很重要的識圖能力，畢竟，識圖並不單靠影像的創造過程，也要看它的尺寸和它被觀看時的距離。

繪圖媒材和圖面的不同組合，決定手繪的圖像會因而顯得相對平滑或相對粗糙，其結果是立即可見的，也可顯示出適當的對比和細部表現。知道繪圖主題物質的質感、繪圖的尺寸，以及繪圖被觀看的距離，就能決定圖形可以畫得多平滑或多粗糙，抑或應該畫得多平滑或多粗糙。舉例來說，肉眼可以在某個特定的距離範圍內，分辨出炭灰堆積在粗糙圖面上所產生的紋理質感，而在此距離範圍外，亮部和暗部的圖案則會開始變得模糊，並且形成較平滑的色調漸層。相反的，要欣賞用細鋼筆所畫的小繪圖所有細節，則須以相對較近的距離來細看才行。

數位解析度

原始的手繪圖稿尺寸和解析度均是清楚明確的，而數位影像在尺寸和解析度上則是可以調整和變動的，端看影像如何被擷取及輸出。在應用數位影像來展現繪圖時，了解尺寸、解析度和視覺紋理之間的關係是很重要的。依據掃描、展示或列印的需要之不同，可以取樣點數、像素或每英寸點數（DPI），而衡量及表達出數位解析度。

以下特別針對矩形網格的像素形成的點陣影像，它的解析度會因縮放而產生鋸齒狀變化。向量圖形則是應用數學的幾何原形，如點、線、曲線和形狀等，來畫出數位影像，因此不會因縮放而產生鋸齒，也較容易適應輸出機的比例和品質，不論是螢幕、投影機或列表機等均無差別。

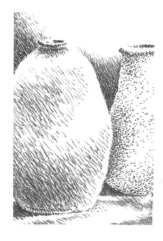
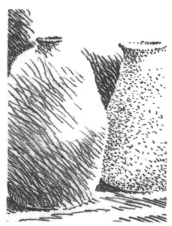
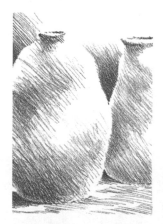
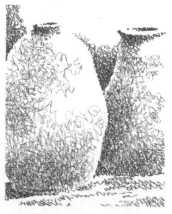
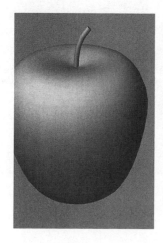
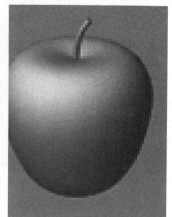

數位解析度
Digital Resolution

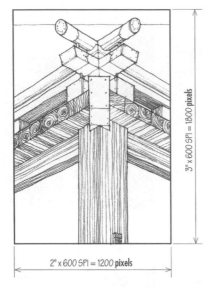

以600SPI或600DPI的解析度來掃描3×2英寸的影像，可得到1800像素高、1200像素寬的數位影像。

掃描解析度

要複製影像，掃描器會利用電荷耦合裝置（CCD）或其他感應器從原始影像上取樣。每英寸取樣點數（SPI）越高，掃描影像的解析度越高，而掃描影像也就越忠實於原始影像。許多製造商捨SPI而採每英寸點數（DPI）來説明其掃描器的解像力，但就技術上來説，掃描影像在未列印出來以前是沒有點數的。

掃描手繪圖或照片時，應先確知最後輸出的方法，確保以適當的解析度來掃描。舉例來説，適於網路貼圖的掃描解析度，對於印刷品質來説是不夠的。

掃描器得到的點陣影像，可利用影像編輯軟體重新設定尺寸和取樣點數來更改解析度。由於大部分的掃描影像都需要經過某種形式的影像編輯，通常以略為較高的解析度來掃描較為有利。掃描後要降低解析度，比起透過編輯來還原失去的解析度，要容易得多了。

相機解析度

數位相機和掃描器相似，都是利用電子感應器來記錄影像。相機解析度通常是以百萬像素或百萬畫素來表達，例如，能記錄1600×1200像素影像的相機，拍攝出的影像即有192萬像素，在行銷操作上通常會説約兩百萬畫素。

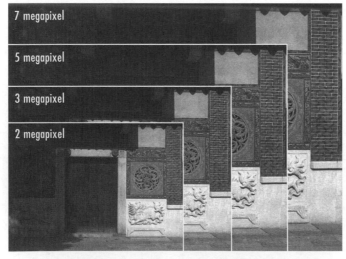

此圖例表現的是從200萬畫素到700萬畫素等相對尺寸的影像。

- 具3072×2304像素解析度的七百萬畫素影像，可放大列印照片至20×30英寸大。
- 具2560×1920像素解析度的五百萬畫素影像，可放大列印照片至11×14英寸大。
- 具2048×1536像素解析度的三百萬畫素影像，可放大列印照片至8×10英寸大。
- 具1600×1200像素解析度的兩百萬畫素影像，可放大列印照片至5×7英寸大。

相機解析度越高，就有越多像素可用來輸出大圖或裁剪影像。

螢幕解析度

若影像是為了螢幕顯示或網路貼圖用,應以每英寸像素(PPI)來思考。電腦螢幕顯示通常是72或96PPI,但高解析度螢幕的每英寸像素可能會更高。若以超過電腦螢幕解析度的解析度來製作和掃描影像,同時影像並不用於列印,那麼對於影像資料來說將會是種浪費,而且會不必要地擴增檔案尺寸和下載時間。若影像要以原寸列印或以更大尺寸列印,那麼增加掃描解析度就能給我們更多額外的影像資料,來維持影像高品質輸出所需的解析度。但亦須注意,同樣的照片在低解析度的螢幕上看起來會比在高解析度的螢幕上大,因為影像是以同樣的像素散布在較大的區域上。

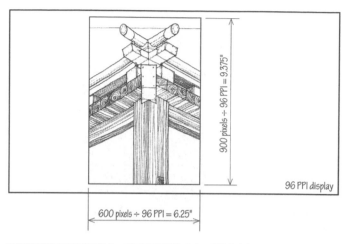

若以300SPI來掃描前頁影像,則可得到600像素寬、900像素高的影像。
若以96PPI的螢幕來觀看此影像,
此影像會顯示為6.25×9.375英寸大小(600/96×900/96)。

列印解析度

列印解析度是以DPI來計算,指的是輸出機、雷射印表機或其他列印設備每英寸可印文字或圖像的墨點或色帶點數。大多數列表機的水平點數和垂直點數都是相同的,例如,600DPI的列表機可橫向列印每英寸600個點,直向列印也是600個點。

通常,列表機的每英寸點數越多,列印的影像就會越銳利、越清晰;同樣的,列表機的DPI越低,能印出來的細部就越少,能模擬出來的灰階也就越少。由於螢幕解析度通常都比列印解析度低,所以,雖然低解析度的影像在螢幕上看起來還好,但列印出來的效果幾乎都很差。

列印品質的好壞,不但要看列表機的解析度,也要看紙張的類型。有些類型的紙張較容易吸墨,會導致列印時墨點暈開(網點擴大),影像的DPI也會明顯降低。舉例來說,若墨點在新聞紙上暈得較為明顯,那麼就要比列印在高品質銅版紙上的墨點少,因為銅版紙可容許較密集的墨點。

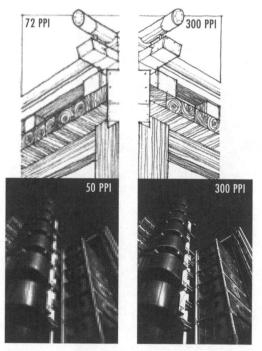

低解析度影像和高解析度影像以相同尺寸和解析度來列印時的視覺對照。

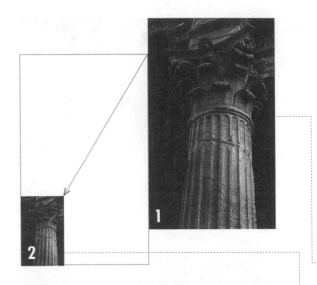

螢幕影像

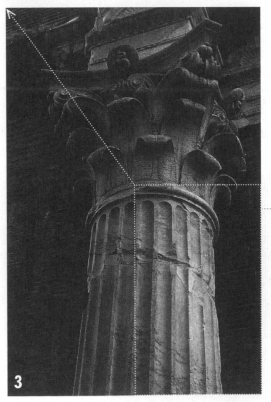

SPI、PPI和DPI的相關性

實務上，SPI和PPI常可交換使用，而DPI則常用來取代另兩種指標。然而，依數位影像是否為掃描、螢幕顯示或列印的影像，其取樣點數、像素或點數都各有其作用。應用數位影像時，調和掃描影像的尺寸和解析度、螢幕顯示及列印之間的差異，是很具挑戰性的。

以圖例來說明：

- 以600SPI或600DPI的掃描解析度來掃描實際尺寸為3×5英寸的照片。
- 掃描所得的點陣影像為3×5英寸，1800像素寬、3000像素高，檔案大小為5.15百萬位元組（MB）。
- 用96PPI的螢幕解析度，亦即31.25（3000/96PPI）英寸高的螢幕，方可原尺寸顯示此影像。

1. 若以影像編輯軟體將600DPI縮減取樣為300PPI，但維持3×5英寸的實際尺寸，則其像素尺寸會降低為900×1500像素，在原寸顯示時僅需要96PPI的螢幕解析度，亦即15.625（1500/96PPI）英寸高的螢幕。

2. 若將300DPI縮減取樣為96PPI，但維持3×5英寸的實際尺寸，則其像素尺寸會降低為288×480像素。螢幕顯示的影像會比300PPI的影像要小，因為螢幕顯示是以像素來呈現的，因此包含較高像素的300PPI影像會比96PPI影像需要更多的螢幕空間。

3. 若不縮減取樣600DPI掃描的影像，但降低其解析度為300DPI，則其實際尺寸會增加為6×10英寸，因其像素尺寸仍維持為1800×3000（(1800×3000)/300DPI=6×10）像素。

以300DPI的解析度列印時，前兩影像同樣印出3×5英寸的影像，但300PPI的影像會比96PPI的列印品質為好，因為前者每英寸點數比後者更多。而第3個影像則以300DPI的解析度列印出6×10英寸的影像，和第1個影像的每英寸點數相同，但可列印在較大的紙面上。因此，若要將原始影像列印為較大尺寸而能同時維持整體質感，即可利用此方法。

同樣以600DPI的解析度列印時，前述三個
數位影像在尺寸上會有很大的變化。

1. 第1個影像以600DPI的解析度列印時，
   會列印出1.5×2.5英寸的影像，因為是
   以相同的像素但較高的密度
   （（900×1500）/600DPI＝1.5×2.5）來
   列印。

2. 第2個影像以600DPI的解析度列印時，
   會列印出0.48×0.8英寸的影像
   （（288×480）/600DPI＝0.48×0.8）。

3. 第3個影像以600DPI的解析度來列印
   時，仍會列印出3×5英寸的影像，就如
   同第1個影像以300DPI的解析度來列印
   時所得到的尺寸，因為兩者包含相同像
   素（（1800×3000）/600DPI＝3×5）。

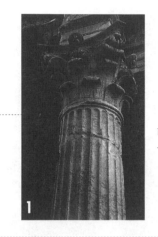

前兩個範例的影像列印在紙
上會顯得小些但乾淨得多。

列印影像

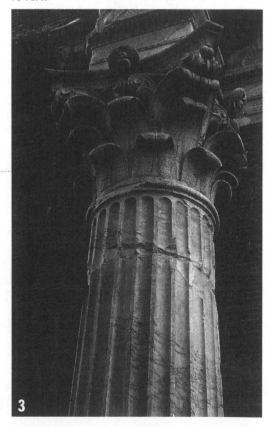

多少解析度才夠？

列印展示圖時，從150DPI到300DPI的解
析度都足以輸出好品質甚至高品質的列印
效果。高於300DPI的解析度雖可增進列印
品質，但增加的程度恐怕不值得用更大檔
案尺寸來換取。相反的，低於150DPI的解
析度則可能會導致影像粗糙或模糊，以致
少了細部的內容及色彩和色調上細微的變
化。因此，介於150DPI和300DPI之間的
解析度是通用的準則，也能視列印尺寸和
列印方法而調整。

用於螢幕顯示或網路展示的影像則可用較
低的解析度，因為多數的顯示器解析度都
在72PPI至150PPI之間。這些螢幕無法展
示其原始解析度以外的像素資訊。縱使科
技進步提高了螢幕的解析度，但100PPI到
150PPI的影像解析度對於好的影像品質來
說已經足夠了。至於設計為動態照片展示
如幻燈秀或動畫的展示圖，其解析度則應
符合數位投影器的解析度。

應注意解析度也因觀看距離而有差異。因
近距離觀看而看起來像素化的影像，若從
較遠的距離來觀看則可能看起來品質較
高。

影像裁剪法
Cropping and Masking Images

除了調整數位影像的解析度外，還可利用裁切（crop）影像來改變影像的尺寸、比例和圖地關係。裁切數位影像是指保留所要的部分，而裁去剩餘的部分。而遮罩（mask）則是在數位影像上製作遮罩窗格，透過此遮罩窗格即可觀看影像中我們所選取的部分。遮罩開口的尺寸、形狀和比例，可控制我們只看見或不看見原始影像的某個部分。

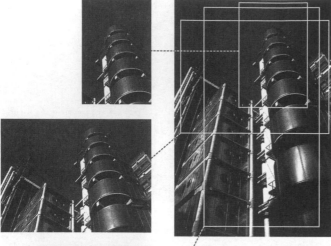

點陣式影像可經裁切而改變比例。

點陣圖通常用裁切的方式，而向量圖則是用遮罩較多。但點陣圖的影像只要被裁切了，就無法還原被裁去的部分。而用遮罩的方式來剪裁向量影像則較有彈性，因為遮罩的尺寸、形狀和位置是可操作和調整的。

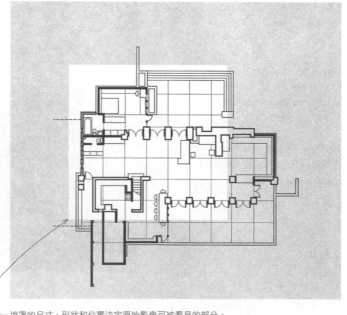

遮罩的尺寸、形狀和位置決定原始影像可被看見的部分。

圖地關係
Figure-Ground Relationships

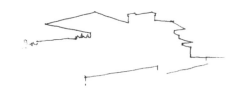

相對於繪圖範圍的圖形影像尺寸，決定我們對於圖形的識讀方式。

邊暈作用

將繪圖置於較大的繪圖範圍中，可突顯出它的個別性。介於繪圖和圖紙邊界之間的空間，通常應略等於或大於繪圖的面積。

交互作用

若放大繪圖或縮小繪圖範圍的尺寸，圖形即開始和背景產生視覺上的交互作用，而繪圖範圍即開始具有可辨識的形狀或圖形質感。

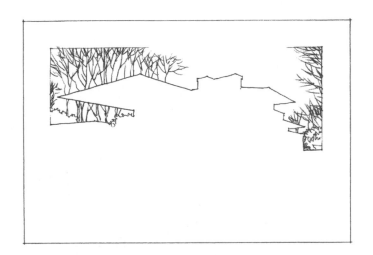

模糊作用

若再放大繪圖或再縮小繪圖範圍的尺寸，則可建立模糊的圖地關係，而繪圖範圍中的元件也能被視為圖形。

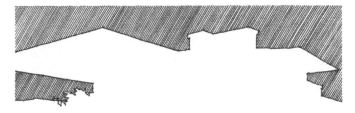

當平行線立體圖、透視圖或其他圖形影像並無長方的形狀時，往往像是飄浮在繪圖範圍上。加上標題框或是色彩或明度的橫飾帶，即可使影像穩定下來。

在框取繪圖時，應避免用兩、三層的襯圖，否則會產生圖形存在於本身就有背景的背景上的印象，而注意力也會因此從視線焦點的圖形轉移到外框去了。

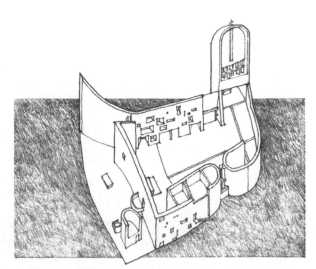

勒柯布季耶，宏香教堂（Notre Dame Du Haut），
法國宏香（Ronchamp），1950-55

排序原則
Ordering Principles

繪圖的構圖涉及圖形影像各部分間的關係，而非任何特定部分的渲染。可應用某些視覺設計原則來調整繪圖構圖的組成，而強化次序感和整體感。

統合和變化

下面的排序原則，在強化整體性上，並不會捨棄視覺變化和視覺趣味。甚至，創造次序性的方法，即是為了涵蓋不相似的元件和特質於圖案中。

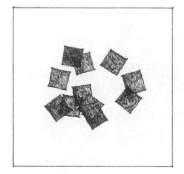
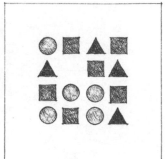
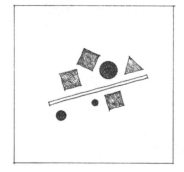
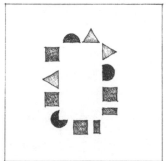

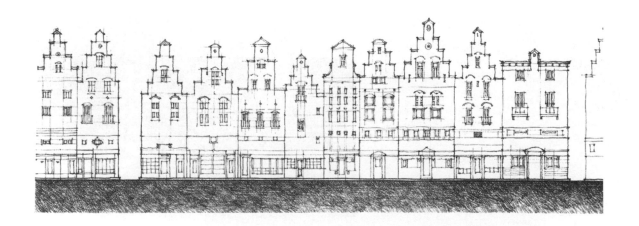

重心原則
Emphasis

眼睛掃描影像時，常會被某些圖形元件吸引。它會找出如下的區域：

- 異常的尺寸和比率。
- 對比或奇特的形狀。
- 尖銳的色調對比。
- 細緻或精密的細部。

我們也可將某個元件單獨地置於繪圖構圖中，而強調出它的重要性。這些趣味點或趣味區域，均可形成繪圖的焦點。無論何者，均須建立構圖中主導元件和附屬樣貌之間的清晰對比。沒有對比，就無法產生重心。

在繪圖中可以有多個焦點同時存在，但其中應有主導重點，而其他的則做為烘托。須避免因多重趣味點而造成繪圖焦點的混淆。若每個點都被強調了，那麼也就無所謂主導的重點了。

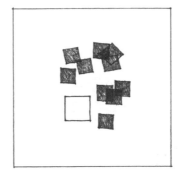
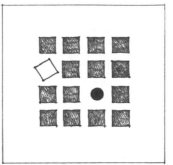
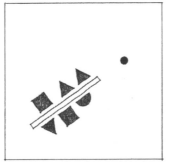
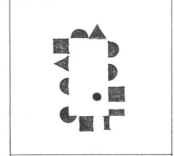

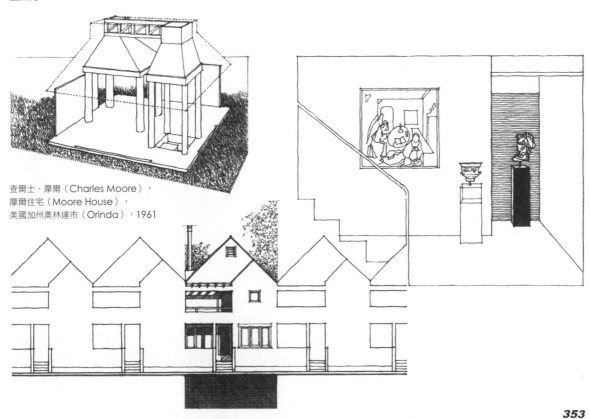

查爾士·摩爾（Charles Moore），
摩爾住宅（Moore House），
美國加州奧林達市（Orinda），1961

平衡原則
Balance

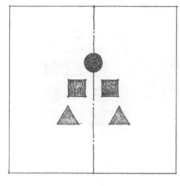
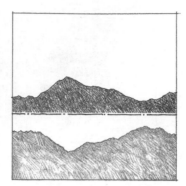

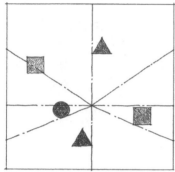
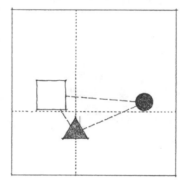

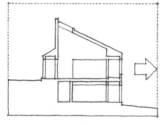
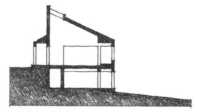

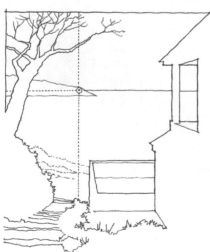

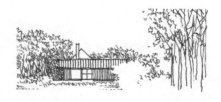

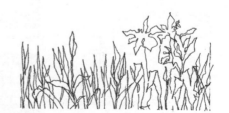

任何繪圖均會自然地包含形狀和色調明度的綜合效果，妥善地組織這些元件應可創造視覺的平衡感。此處的平衡是指在設計或構圖中令人愉悅的，各元件的和諧排列或各部分的和諧比例；而平衡原則則涉及於繪圖中重力、壓力和張力等視覺力之間，達到平衡的狀態。

平衡主要有兩種形式，即對稱和不對稱形式。對稱形式表示分割線或分割軸線對邊的部件尺寸、形狀和排列，均確實彼此對照。對切或軸切的對稱，即來自於中央軸對邊相似部件的排列。對稱的形式，會使視線靜靜地集中於居中的軸心。

輻射的對稱則是來自於，圍繞中心點或中心軸線而輻射的相似部件的排列。這種對稱形式，可突顯構圖的中心點或中景。

若構圖中各元件的尺寸、形狀或色調明度並未相互對應，則為不對稱形式。為了達到視覺性或光學性的平衡，不對稱的構圖必須考慮各個元件的視覺重力或視覺力，並應用槓桿原理來排列。視覺上較有影響力及較能吸引注意力的元件，須和較大或偏離重心的那些較無影響力的元件相互平衡。

習作**11.1**

試以不同方式在較大的繪圖範圍內，構畫右側西班牙城鎮片斷。如何構圖可突顯出城鎮位於山丘頂上？如何改變構圖則可反向強調出它和遠處山嶺的關係？

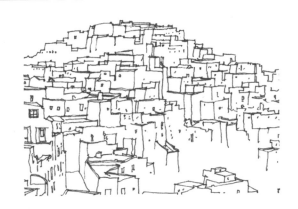

習作**11.2**

試以不同方式在較大的正方形或矩形繪圖範圍內，構畫烏贊1956年設計的雪梨歌劇院。如何放置它的結構體而突顯出它高聳的屋頂形體，以及這些形體和它們面前港灣之間的關係？

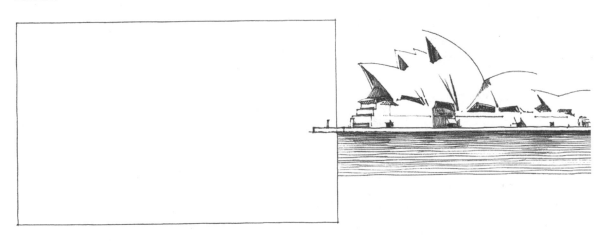

習作**11.3**

右圖所示為為路易斯·康（Louis Kahn）1965年在巴基斯坦伊斯蘭馬巴德設計的國會大廈建築群的平面解析圖。試探討如何在矩形繪圖範圍內畫出平衡的構圖。如何在正方形範圍內維持同樣的平衡？若90度旋轉此平面圖，如何影響構圖的可能性？

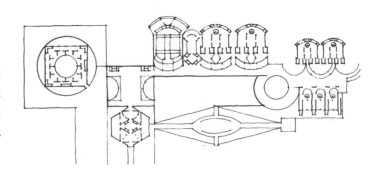

和諧原則
Harmony

和諧意指共鳴，亦即設計或構圖中各部分間令人愉悅的協調性。統合性的平衡是透過相似和不相似兩種元件的縝密安排而達致，而和諧原則則是涉及元件的謹慎選取，這些元件共有相通或相同的面貌和特質：

- 共同的尺寸。
- 共同的形狀。
- 共同的色調明度或色彩。
- 相似的方位走向。
- 相似的細部特質。

或許讓繪圖產生和諧性的最自然方法，即是在整個構圖中使用共同的媒材和技法。但過於嚴格地應用和諧原則，卻可能會導致構圖變得協調但無趣。繪圖需要多樣性來解決單調的問題，但若為了極致的趣味而加入過多變化，卻也會導致視覺的混亂及訊息的零碎。此即秩序與失序之間、統合與多變之間精心的藝術張力，它使和諧性充滿了生氣與活力。而繪圖的穩定感與統合性，也就在激發對比的作用和相似性的統合之中自然形成了。

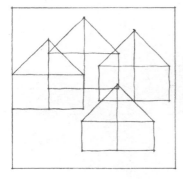
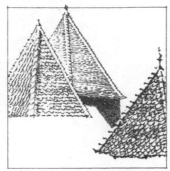
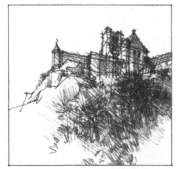
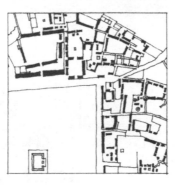
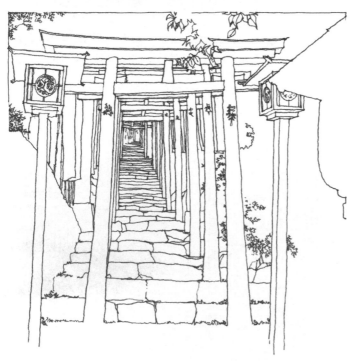

我們偶爾需要將手繪圖和數位表現圖合
成為單張繪圖。此時，應仔細控制線寬
權重和色調明度的形式、範圍和對比，
以確保類比繪圖和數位繪圖之間存在和
諧的關係。

- 類比形式和數位形式不應過於尖銳對
  映，故可用較緩和的形式對比來保持
  繪圖主題的重心，並使環境或背景顯
  得較為柔和。

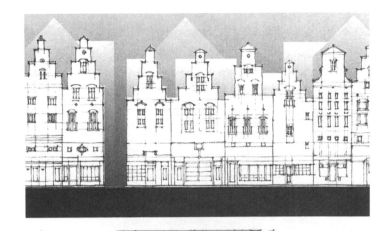

- 在影像處理軟體裡匯入掃描的手繪
  圖，即可修飾色彩和色調範圍。

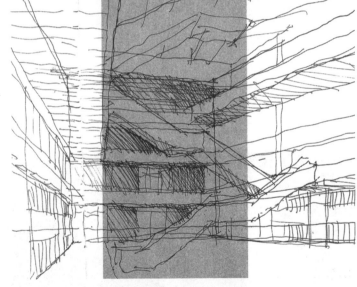

- 掃描的手繪圖經過縮放後，點陣影像
  的線條也會因而縮放，故而可能使較
  淡的線條消失，或使較重的線條變得
  更為誇張。
- 不論是否同步調整線寬權重的比率，
  向量圖形的線寬權重均可縮放。

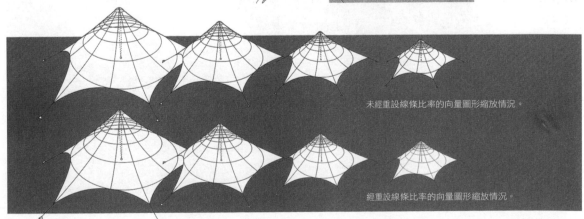

未經重設線條比率的向量圖形縮放情況。

經重設線條比率的向量圖形縮放情況。

打光法
Lighting

數位打光法

模擬3-D形體和空間的輔助光線，有許多數位技法，最簡單的即是光線投射法。

光線投射法

光線投射法（ray casting）主要用來分析形體的3-D幾何原理，可依據物體面對假設光源的方向而決定物體表面的光影。光線投射法最基本的優點即是速度，常能使被光源照射的3-D影像或場景即時形成。因此光線投射法常用於初期的設計，用來研究日光照射建築體聚集和組合後的形貌，以及它們所投射出來的陰影。參見第166-167頁。

但光線投射法並未考慮光線貫穿表面的運行方式，因此無法精確地表現出反射、折射或自然形成的陰影。光線追蹤法即為此而生。

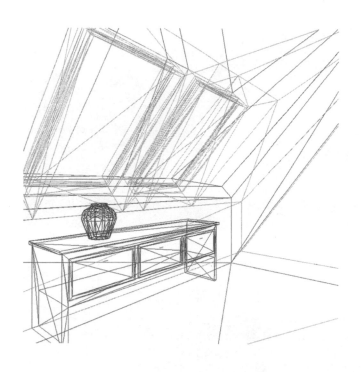

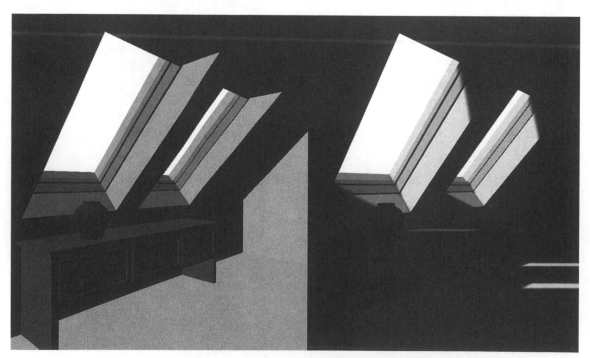

未經打光的基本光影模型。

以直接光（direct light）來應用光線投射法。

光線追蹤法

當光線從光源運行到物體表面，物體表面
會干擾光線的繼續前進，並因材質、顏色
和紋理的不同，使光線可能被吸收、反射
或折射到單向或多向的方向去。光線追蹤
法（ray tracing）即是追蹤這些路徑而模
擬照明效果的成像技術。

局部照明法（local illumination）是基本
的光線追蹤法，但僅限於直接照明和光線
的鏡反射。雖然局部照明法未考慮光線在
三度空間或場景裡各表面之間擴散的交叉
反射，部分光線追蹤軟體仍可以其輔助光
線演算法來計算出近似的環境光
（ambient light）。

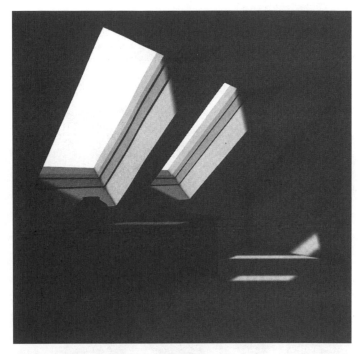

局部照明法：應用直接光和近似環境光的光線追蹤法。

全域照明法

要預測空間由許多光源照射時呈現出什麼
樣的效果，較好的方法是全域照明法
（global illumination）。全域照明法應
用複雜的演算法，而能更加精確地模擬出
空間或場景的照明效果。這些演算法考慮
的不只是從單光源或多光源直接發射出來
的光線，也追蹤這些光線從某個表面反射
或折射到其他表面的路徑，尤其是空間或
場景中各表面之間的擴散性交叉反射。然
而，這種進階照明法當然有其成本。全域
照明法的程序極耗時間和電腦效能，故而
應僅在手中的設計任務適合時方得使用。

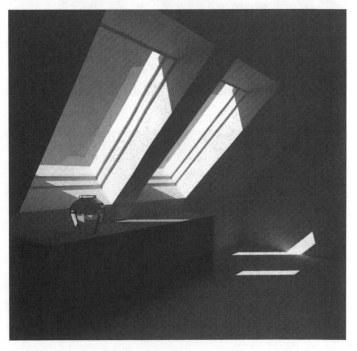

全域照明法：應用直接光和環境光的光線追蹤法。

色彩和明度
Color and Value

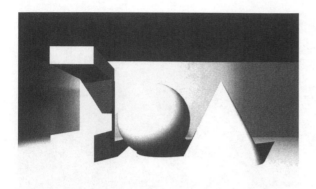

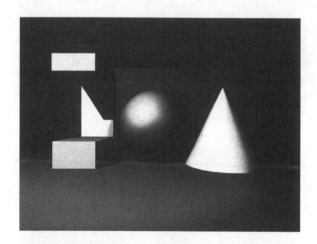

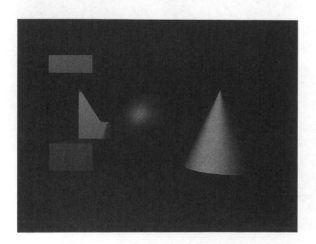

在給設計圖上色時，應審慎考慮色相、彩度和明度的範圍，以及它們散布在影像上的方式。在色彩的這些屬性中，明度是在認知影像的組成元素和關係時最重要的屬性。高對比的區塊比低對比的區塊更能明顯地吸引到注意力。高調的影像明度高，顯得細緻、氤氳而飄逸；而低調的影像則明度較低，顯得沉鬱而塵俗。

色相的明度應和影像或模型的比例尺成正比。例如全尺寸的影像縮至紙張或模板大小時，色彩的明度也應調低來適應模型的尺寸。

數位色彩

在數位環境表現色彩時，應考慮設計的輸出形式。對數位顯示器和投影器來說，色光的陣列會以加色法產生；而對印刷輸出而言，色彩的顏料則是透過減色法來形成色彩範圍。

RGB色彩模式

RGB是加色模式，白色是由紅綠藍三原色光重疊而成，而黑色則是光消失的結果。紅綠藍三原色光可以各種方式，來重疊產生出我們所看到的光譜。RGB色彩模式的主要目的是，為了讓我們在電子顯示系統如數位相機、掃描器和投影器、電腦螢幕和電視上，感知、再現及展示影像。

放大數位影像時，可看到影像事實上是由非常多的像素製成的，其中每個像素都有自己的色彩和明度，由紅藍綠三個次像素顏色的明度和光學合成所決定。改變紅藍綠三光學色彩的各別明度，即可在數位環境中產生全範圍的色彩。通常，每個顏色的明度切分為256個色階，亦即從0到255的尺標。0表示該顏色毫無明度，而255則表示該顏色具有百分之百的明度。因此，0、0、0的RGB明度值即顯示出黑色（三原色均無任何光強度），而255、255、255的RGB明度值，則顯示出白色（三原色均是全明度）。每個顏色在數位光譜中都有特定的RGB明度值，分別指出光學三原色紅綠藍的各別明度。

而由於各設備製造商使用的色彩元素（例如磷光劑或染劑）不盡相同，它們對個別的紅綠藍三原色的色階反應也有差異，因而導致RGB色彩的表現因設備不同而產生變化，使已知RGB值的顏色產生出不同的色彩；甚至在相同的設備上，色彩也會因時而異。因此，若無某種色彩管理系統（CMS），則RGB的明度在不同的設備上即會有不同的色彩表現。

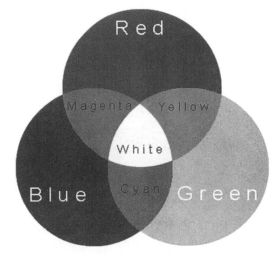

RGB色彩模式

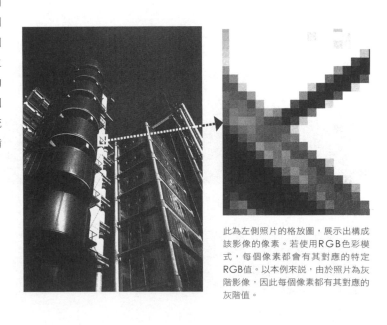

此為左側照片的格放圖，展示出構成該影像的像素。若使用RGB色彩模式，每個像素都會有其對應的特定RGB值。以本例來說，由於照片為灰階影像，因此每個像素都有其對應的灰階值。

CMYK色彩模式

CMYK是印刷流程中所使用的四印刷色，也就是青（cyan）、洋紅（magenta）、黃（yellow）和黑（black）。CMYK應用的是減色模式，因為用在彩色印刷上的四色，是以全色調合成的黑色，減去常用白色印刷紙張的亮度。各色都吸收了某種程度的光波長，沒被吸收的光波長則反射回我們眼中，形成我們所見到的色彩。而運用四色的半色調網點來疊印產生全彩，印刷色的完整光譜即可形成。

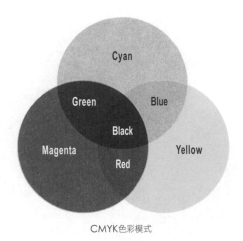

CMYK色彩模式

灰階

在數位環境中，色調明度可以加色法利用光線在螢幕上顯示，也可以減色法利用顏料在印刷機或輸出機上顯示。在顯示螢幕上，顯示在像素上的光線亮度即決定了色調的明度。光線亮度有256個色階，可對應形成256個灰階，包含對應黑色的0階亮度，以及對應白色（全光亮度）的255階亮度。

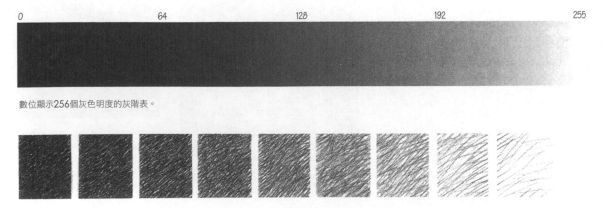

數位顯示256個灰色明度的灰階表。

手繪10色階的灰階表。

情境畫法
Drawing in Context

設計和評估建築時會合併環境因素，因此有必要在設計企劃的繪圖中包含周邊環境。在各個主要的繪圖系統中，可延伸基線和地平面來涵蓋相鄰的結構體和基地特徵。除了外在的周邊環境以外，也應包括人物和家具，來指出空間的比例尺和使用目的。此外藉著描繪光線的質感、材質的色彩和紋理、空間的比例尺和比率，或細部的累加效果，也能試著描述某地的氣氛。

但這些元件只是整體內的部件而已，我們對它們的興趣和關注，應和它們在整體構圖中的重要性成比例。因此下列準則即適用於周邊物件的繪製：

• 僅用那些傳達情境、比例尺和使用目的時需要的周邊物件。
• 以恰當的精細度和搭配繪圖其餘部分的圖像形式，簡要地畫周邊物件。
• 勿隱藏重要的結構性元件或定義空間的元件，以及這些元件和周邊物件位置之間的關係。
• 將這些周邊物件的形狀、尺寸和色調明度視為繪圖構圖中的重要元件。

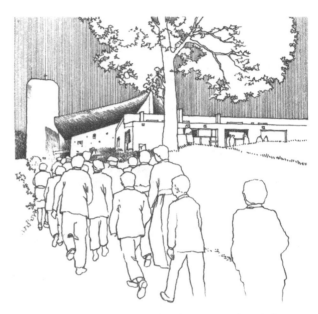

勒柯布季耶，往宏香教堂途中，法國宏香（Ronchamp），1950-55

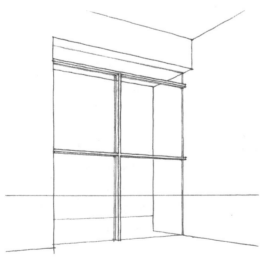

路易斯・巴拉更（Luis Barrágan），
巴拉更住宅及工作室（Barrágan House and Atelier）的內部，
墨西哥墨西哥市塔庫巴雅區（Tacubaya），1947

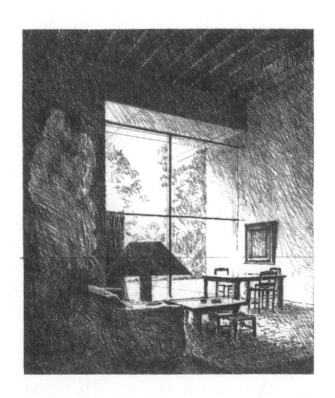

人物畫法
People

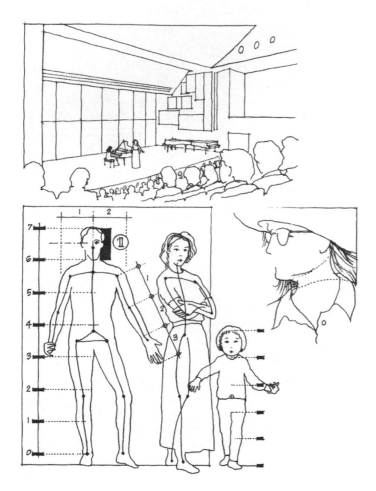

觀者會自然地和繪圖中的人物產生關聯，融入其中，因而也被畫進場景當中。因此，在建築和城市空間的繪圖中，可包含人物來：

• 指出空間的比例尺；
• 表達空間的深度和水平層級的變化；
• 活化空間，呈現生活和居住的跡象。

比例尺

出現在繪圖中的人物應和環境成比例，因此需以適當的尺寸和比率來畫。可將站立的人物分為七或八等分，其中頭部占身高的$1/7$或$1/8$。

• 應建立每個人物的高度和人物各部分的比率，而最關鍵的是頭部的尺寸。
• 下頷線可指出頭部和脊椎接合處。
• 後頸通常會比上顎高。
• 肩膀會從頸項往下滑到手臂。
• 鼻子的高度應和耳朵相當。
• 可用眼鏡來暗示眼睛。
• 應畫出眼睛和口；輕微地暈塗下側即可暗示它們的存在。
• 以多數建築繪圖的比例尺來畫人物，無需畫出人物的手指，否則會轉移繪圖的焦點。
• 手部會往下延伸到近於膝蓋。

• 應使人物具有體積感，特別是在平行線立體圖和透視圖中。
• 勿畫人物的正面輪廓線圖，否則會變得像扁平的剪紙圖樣。
• 可適當地給人物著裝，但應避免不必要的細部，否則可能會轉移繪圖的焦點。

• 應畫出人物的態度和手勢，並特別注意脊椎和身體支撐點的輪廓。
• 可依據身體部分的相對比例來畫不同的姿勢或手勢。
• 可畫出人物用手臂和手來做手勢。
• 可用下頷和鼻子來指出注意的方向。

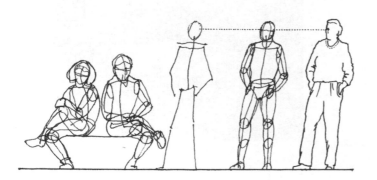

在正投影的多視圖中，可簡單地設定人物為五英尺或六英尺高。在正投影法中，無論正視圖中的深度如何，元件的高度和寬度均會維持不變。而在平行線立體圖中，也可設定人物高度。但由於視圖是向下的，人物應具有某種圓潤度來說明體積。

在透視圖中，人物的位置不僅能指出空間的深度，也能指出水平層級的變化。通常最簡單的方式是先找出每個人物站立的位置，接著直立地延伸此位置，並將所有人物的眼睛均置於視平線上。只要建立了人物的高度，即可利用線性透視法的原則，將人物向右或向左、向上或向下，或向後往透視圖的深處移動。在觀者水平面位置上方或下方的人物應先被定出大小，就像和觀者位於相同水平面，然後再視需要向上或向下地平移。要畫坐著的人物，通常最好的方式是先畫出在椅子旁邊站立的人物，然後再以此比例來畫此人物坐下來。

配置

用來指出比例尺和空間使用目的的人物，也是構圖中的重要元件，因此不應被隱藏起來，或隔離於繪圖的焦點和基本特徵之外。利用群像和單獨的人物以及重疊的原則，即可傳遞出深度。

活動

藉由人物的數量、配置、姿勢和穿著，即可指出繪圖中的活動。人物應能傳達活動的性質，也應適合該場所和環境。而畫人物的方式，則應解答基本問題：在此室內或空間中，應在進行著什麼活動？

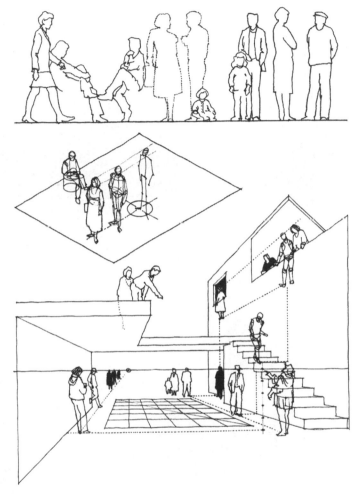

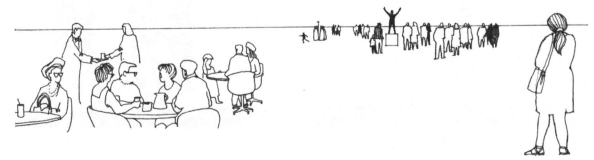

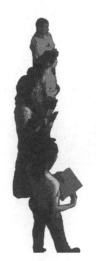

數位人物畫法

要畫數位人物，可利用影像處理軟體從照片中繪製，也可從網路資源中擷取。在徒手繪圖中掌控人物比例尺、服飾、配置和動作的所有原理原則，也應適用於建築配置圖中人物的數位影像。

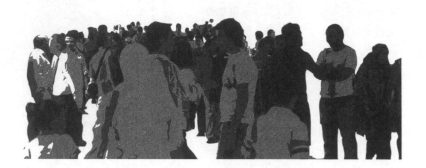

能運用數位技術來繪製人物的照相寫實影像是很迷人的，但應謹記，我們用於建築繪圖的繪圖風格不應使建築主題物質的焦點被轉移或減損。人物應類似於抽象圖形，並且適合於所繪製配置圖的圖形風格。

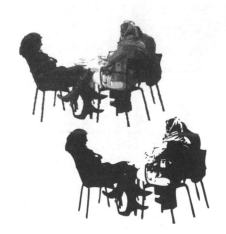

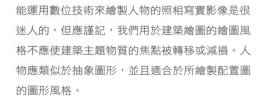

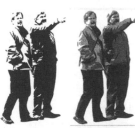

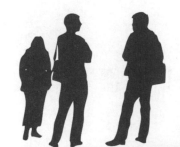

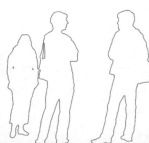

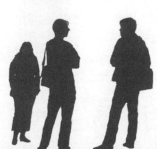

習作**11.4**

帶著鋼筆、鉛筆和素描簿到某個人物聚集的開放場所。練習畫出你所看到的人物：包括站著和坐著的人物；遠處的小人物和較近處的人物。首先分析各人物的構造、比例和手勢，然後畫出體積感，最後再加入必要的細部。開始時應慢慢地畫，後續再逐步地減少畫個別人物的時間，同時並視情況減少細部的量。

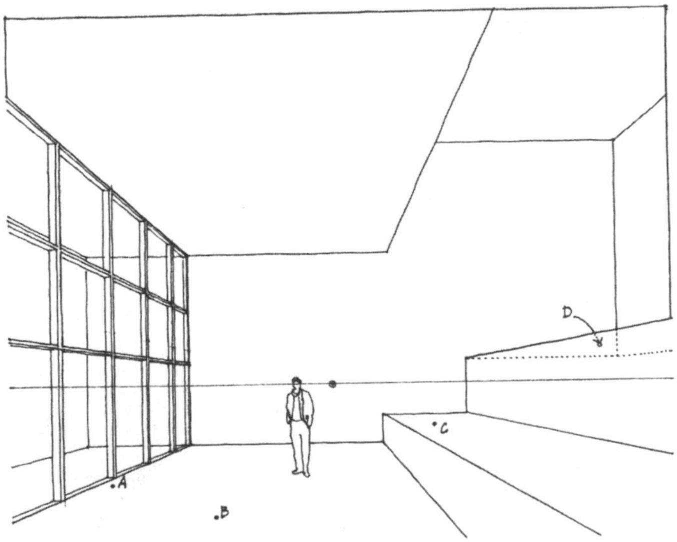

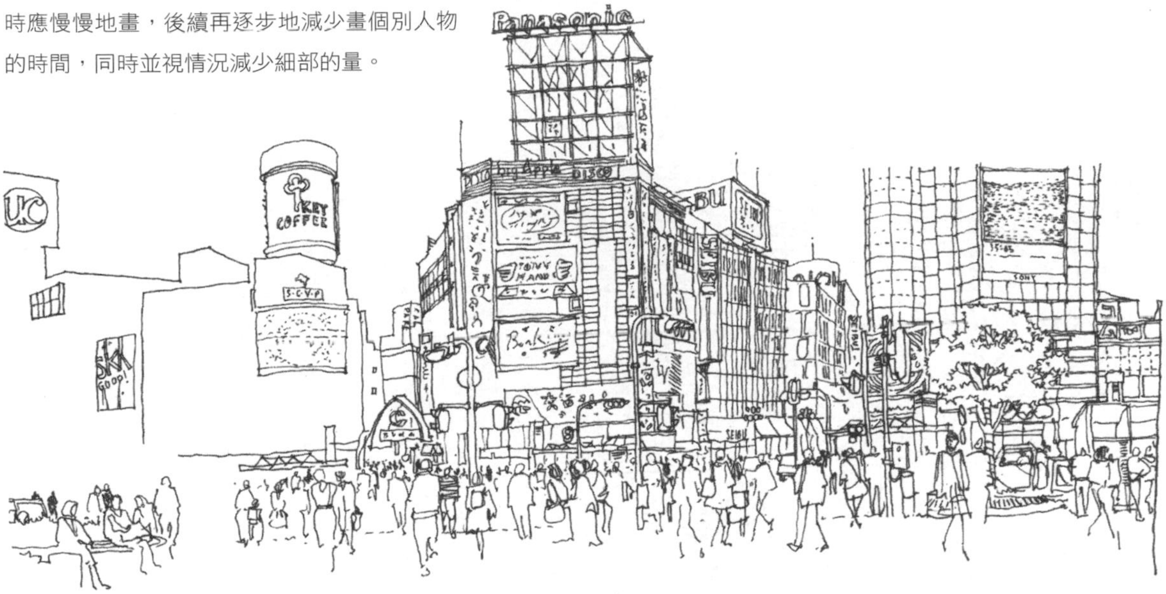

習作**11.5**

利用解析法的線條和聚合的原則，將上面線性透視圖中的人物，轉換到位置A、B、C和D。

景觀畫法
Landscaping

除人物外,還有其他元件可用來暗示繪圖的周邊關係:通常包括地形和周圍環境,亦即建築繪圖所呈現的景觀和其他環境特徵。

除了指出比例尺外,樹木和其他景觀特徵也可説明基地的地理和特性,不論是隆起或平坦、林木蓊鬱或稀疏、城市或郊區。但周圍環境不應和繪圖本身形成競爭關係,而是用來當做設計圖的陪襯。

畫樹木和灌木時,應以類似畫景的方式來畫。也就是先畫枝葉構造,然後畫它從地面往上生長的型態。再逐步在此架構上增加簇葉的整體形狀和量,同時仔細注意紋理、色調明度,以及不透明度與透明度。此外,應盡量用最少的線條來畫。而細部的數量則應符合繪圖的比例尺和形式。

樹木和其他植栽,是説明繪圖中色調明度和紋理的重要方法,因此在規劃構圖的色調層次和明暗模式時,即應考量這些自然元件的描繪方式。

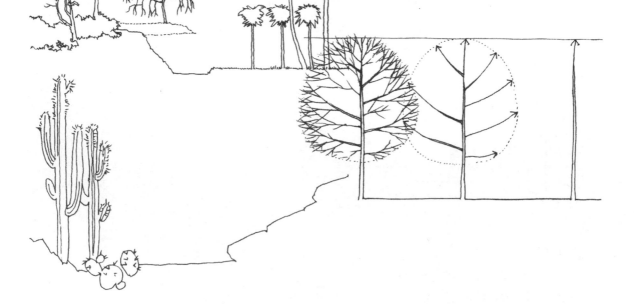

畫樹木時，應注意構造、形狀、
比例尺，以及目的。

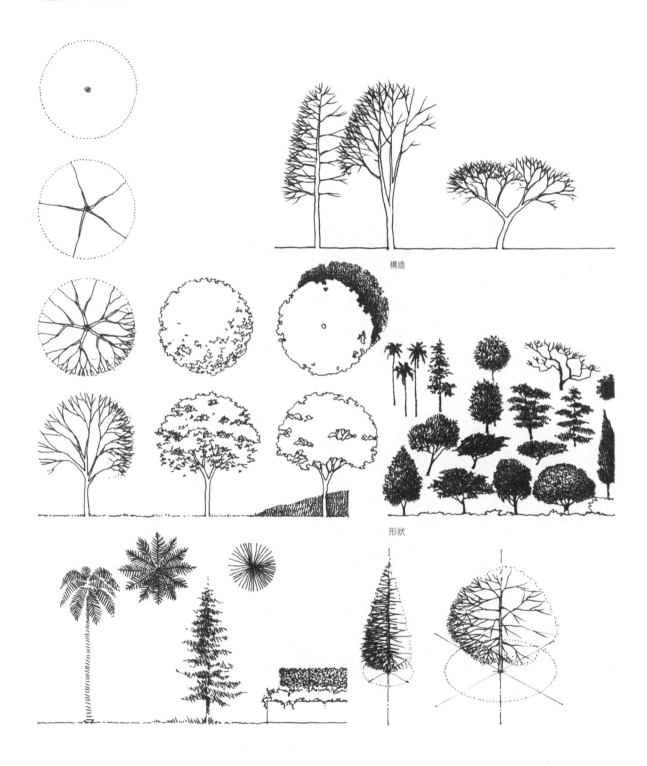

構造

形狀

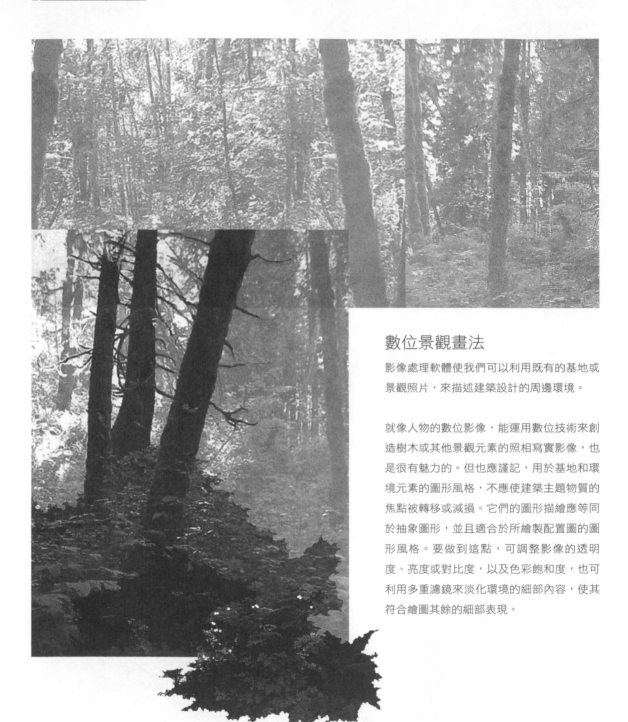

數位景觀畫法

影像處理軟體使我們可以利用既有的基地或
景觀照片，來描述建築設計的周邊環境。

就像人物的數位影像，能運用數位技術來創
造樹木或其他景觀元素的照相寫實影像，也
是很有魅力的。但也應謹記，用於基地和環
境元素的圖形風格，不應使建築主題物質的
焦點被轉移或減損。它們的圖形描繪應等同
於抽象圖形，並且適合於所繪製配置圖的圖
形風格。要做到這點，可調整影像的透明
度、亮度或對比度，以及色彩飽和度，也可
利用多重濾鏡來淡化環境的細部內容，使其
符合繪圖其餘的細部表現。

習作**11.6**

帶著鋼筆、鉛筆和素描簿到公園，練習畫出
各種你看到的樹木和其他植物生態，包括遠
處的小樹木以及較近處的樹木。首先擬出主
題的枝葉結構草圖，然後在此架構上畫出簇
葉的形狀、紋理、堆積和色調明度。

習作**11.7**

依據直接觀察來畫計時的落葉樹素描。先以
5分鐘，再以3分鐘、1分鐘，來畫各素描
圖。從構造到形狀和色調明度，畫出各繪
圖。然後以松樹重複此習作。

習作**11.8**

依據直接觀察來畫落葉樹素描。先從25英尺
遠處畫此主題，然後移到50英尺遠處再畫相
同樹木，最後再從100英尺遠處再次畫此樹
木。每次離得遠些時，均應留意簇葉從紋理
漸層到色調明度形狀的改變。然後以松樹重
複此習作。

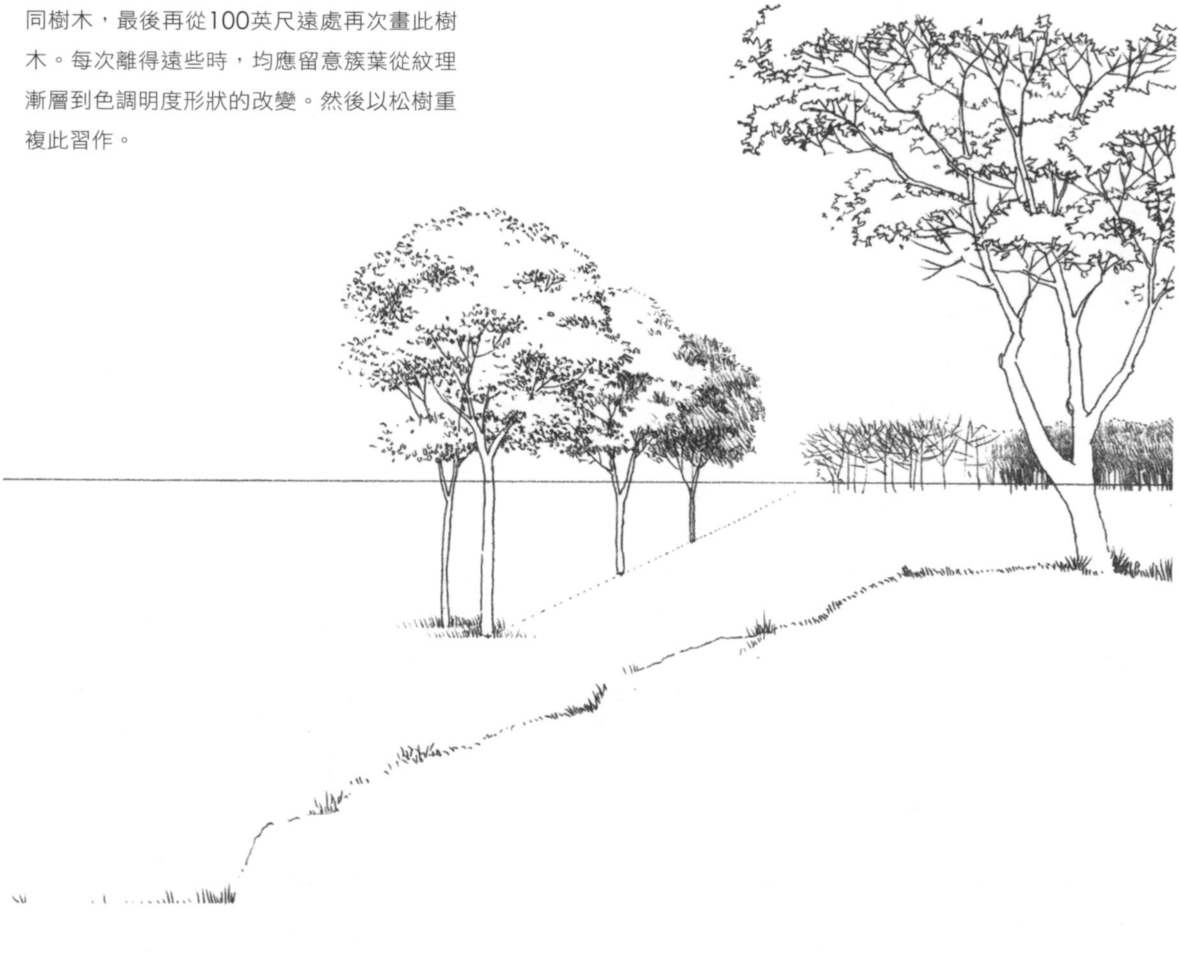

家具畫法
Furniture

家具的形式和布局，可指出空間的使用狀況和活動內容。有了家具的配置，表示空間中應有地方可坐、靠、擱放手肘或足部，或僅觸碰而已。

連結畫出家具和人物，則有助於建立比例尺及維持這兩部分的適當比例。除非家具是設計繪圖的主題，否則應用確實而設計良好的實例，從它們的幾何基礎來著手繪製。形體的結構骨架畫好後，即可加上媒材、厚度和細部。

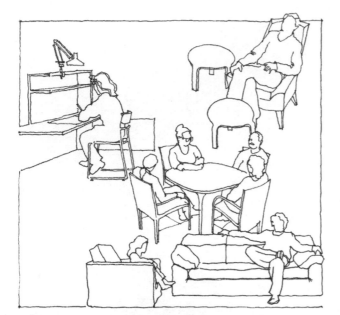

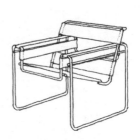

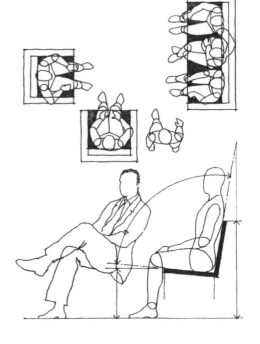

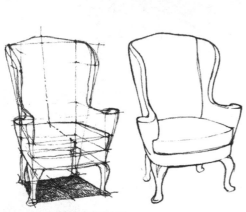

傳統翼狀靠背扶手椅
（Traditional Wing Chair）

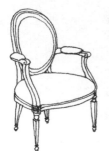

路易十六扶手椅
（Louis XVI Armchair）

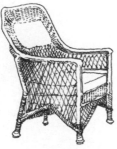

巴爾港藤椅
（Bar Harbor Wicker）

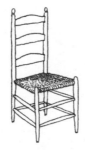

梯狀椅背椅
（Shaker Ladderback）

索涅特彎木椅
（Thonet Bentwood）

布魯耶瓦西里椅
（Wassily Chair - Marcel Breuer）

車輛畫法
Vehicles

各種不同的車輛，如汽車、卡車、公車，甚至
腳踏車，均可指出外部場景的道路和停車區
域。對於車輛的停放方式和比例尺，應寫實。

連結畫出車輛和人物，有助於建立比例尺。應
盡可能地使用實例，如家具繪圖，並從它們的
幾何基礎來著手繪製。若誇大這些元件並且包
含過多細部，那麼它們就會輕易地轉移繪圖的
焦點了。

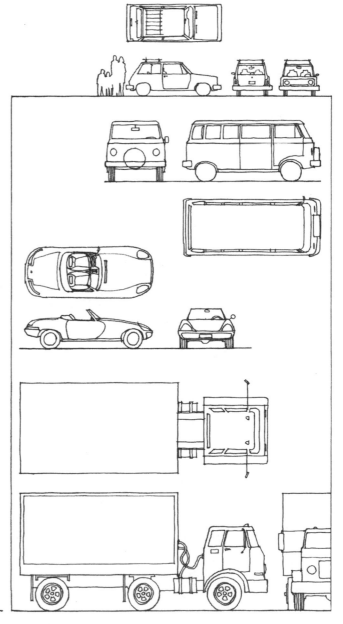

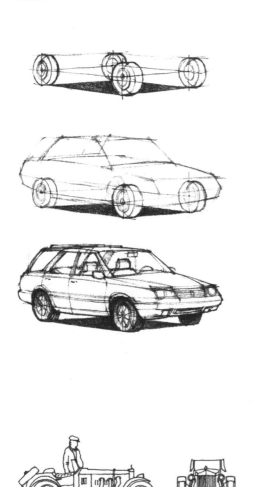

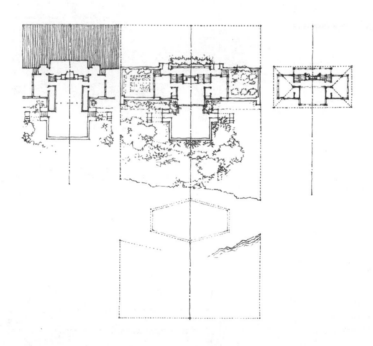

12
示意圖
Presentation Drawing

示意圖（presentation drawings）是提到設計圖時常被想到的
繪圖形式，這些繪圖是以圖形的方式來說明設計企劃，目的在於說
服受眾接受設計企劃的價值。此處所指稱的受眾可能是某個客戶、
委員會，甚或只是某個想要找個創意的人。不論示意圖的產出是否
能夠促進客戶想像或獲得委託，也不論是透過非公開徵圖或公開競
圖，示意圖都應盡可能清楚且精確地傳達出設計的3-D質感。雖然
包含了展示（presentation）這個詞的這些繪圖，可能都是值得
展出的精彩2-D圖像，但它們完全是用來傳達設計創意的工具，絕
不僅是為繪圖而繪圖而已。

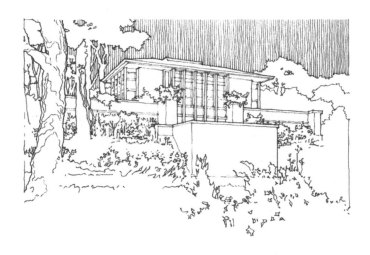

法蘭克·洛依德·萊特（Frank Lloyd Wright），哈地住宅（Hardy House），
美國威斯康辛州拉辛市，1905

資訊傳達性
Communicating Information

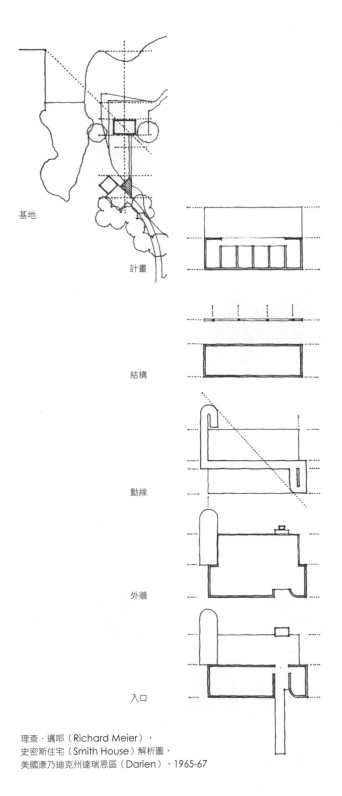

基地

計畫

結構

動線

外牆

入口

理查・邁耶（Richard Meier），
史密斯住宅（Smith House）解析圖，
美國康乃迪克州達瑞恩區（Darien），1965-67

除非示意圖是可理解且具說服力的，也就是說它們的慣用形式是清晰易懂的，而題旨是有意義的，否則示意圖的展示就會顯得薄弱而無效。此外，有效的示意圖也擁有集合特質，能夠增進各繪圖本身的可讀性。

觀點

要通透設計意圖。示意圖必須傳達設計企劃的中心想法或概念，而圖式的解析圖和文本，即是清晰地說明和釐清設計企劃基本樣貌的有效方法，尤其當它們顯然是屬於設計圖中較普遍的形式時，更是如此。

效率

要經濟。有效的示意圖應最低限度地，僅採用那些對於傳達創意具有必要性的方法。若示意圖的任何圖形元件表達得過度，而且過於強調它們本身的特質，那麼示意圖的意圖和目的就會被遮抑了。

清晰度

要清楚表達。最少，示意圖應清楚而詳細地詮釋設計內容，讓對它不熟悉的人也能夠了解設計企劃。盡量排除非故意的干擾，例如模糊的圖地關係或不當的繪圖群組。非常常見的是，因為知道要傳達的是什麼，使我們無法用客觀的態度來解讀自己的作品，導致我們對於這類差錯往往盲目不察。

準確度

避免扭曲或展示不正確的資訊。示意圖應準確地模擬可能的實體和未來的執行順序，故而基於這些展示資訊所做的決策也就會是堅實而合理的。

整體性

要有組織系統。在有效的示意圖中，沒有任何部分會牴觸或損及整體。而整體性（unity）和同質性（uniformity）是不同的，它有賴於：

- 整合的圖形和口語資訊的安排，應具邏輯性和統合性；
- 格式、比例尺、媒材和技法的合成，應適於設計內容，也合於示意圖的目標場所和受眾。

連續性

示意圖的每個部分都應和它前後的部分相互關聯，並增進示意圖中所有其他部分的作用。

整體性與連續性是相互依存的，兩者均無法單獨達到效果。任何形成某個原則的因素，必然也會強化另外的那個原則。同時，透過組成示意圖的主要、次要圖形及口語元件的配置和作用，我們即能專注於設計的中心想法。

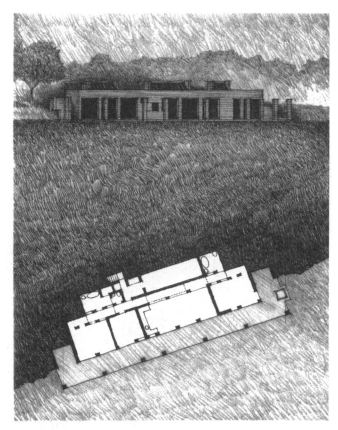

貝提與麥克（Batey & Mack），反別莊（Anti-Villa），
美國加州納帕谷（Napa Valley），1977-78

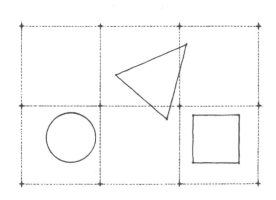

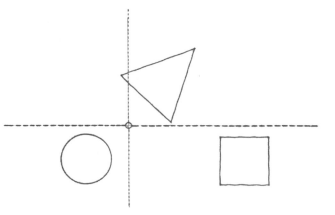

示意圖要素
Presentation Elements

單張繪圖無法完整地詮釋設計內容，唯有透過關聯的繪圖調和而成的示意圖，始能傳達出設計的3-D特性與形式。但示意圖包含很多系列的繪圖，為了解釋和釐清繪圖領域之外的其他方面，也需要解析圖、圖形符號、標題和文本。故在任何設計示意圖中，應縝密地計畫下列所有元件的順序和排列：

圖形影像
繪圖
解析圖

圖形符號
指北箭頭
圖形比例尺

字法
標題
圖例
文本

而構成視覺上平衡的示意圖，則須考量上述元件所具有的下列屬性：

- 形狀
- 尺寸
- 色調明度
- 位置
- 方向
- 間距

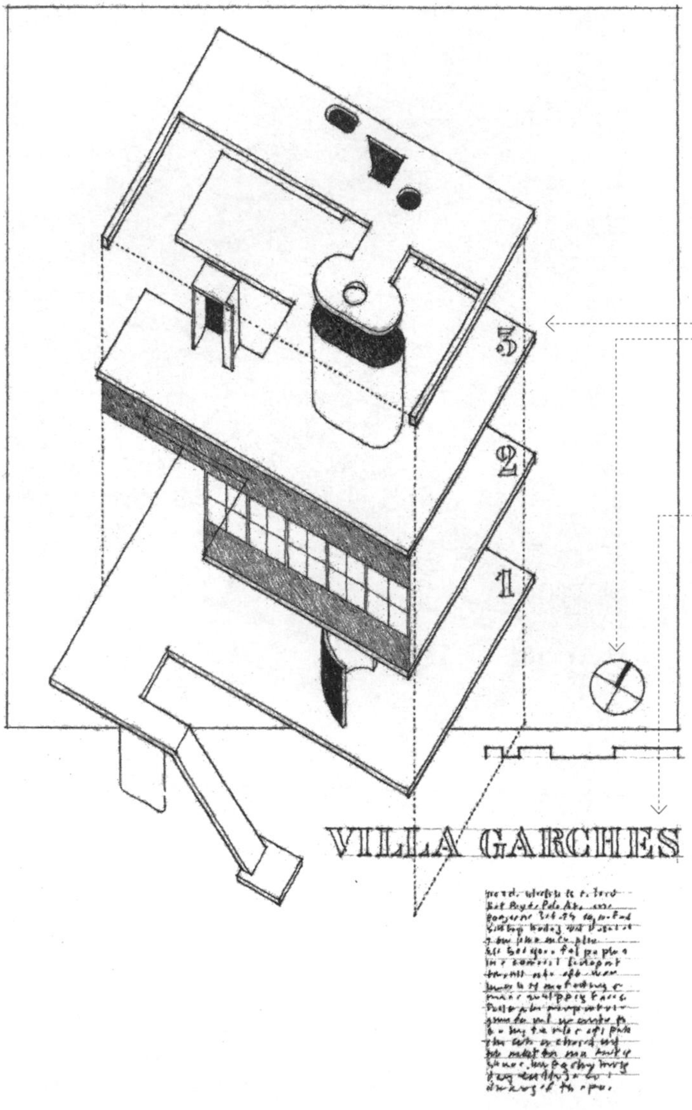

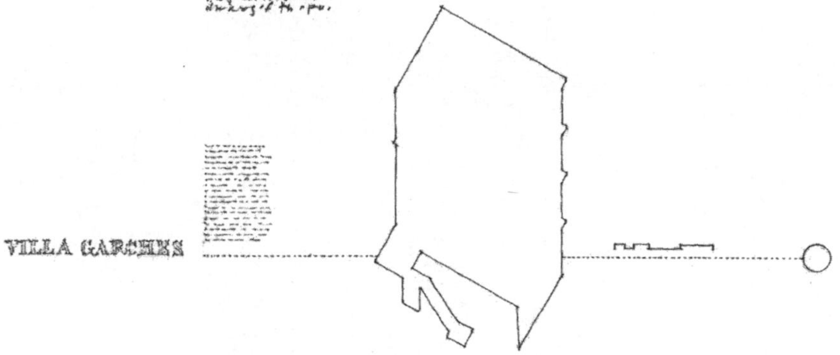

VILLA GARCHES

勒柯布季耶，賈煦斯坦別莊（Villa Garches），法國沃克松（Vaucresson），1926-27

示意圖順序
Presentation Sequence

識讀設計示意圖通常是從左到右及從上
到下，而正片和數位示意圖，則涉及時
間的順序。無論何者，被展示的主題事
件，均應從小比例尺到大比例尺，以及
從廣泛或環境的視圖到特定的視圖，來
依序地進行展示說明。

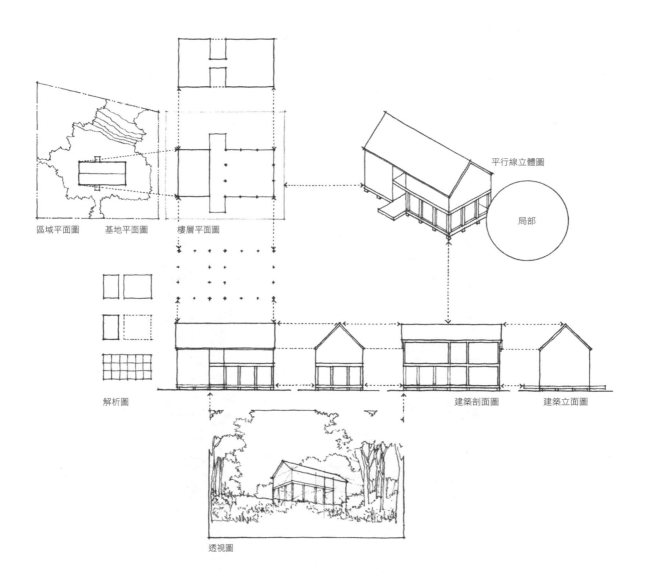

區域平面圖　　基地平面圖　　樓層平面圖

平行線立體圖

局部

解析圖

建築剖面圖　　建築立面圖

透視圖

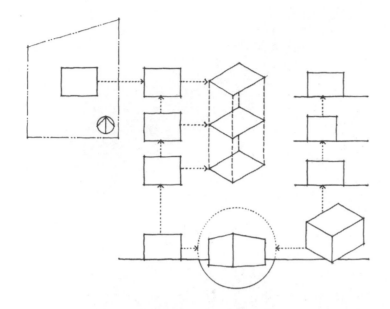

繪圖關聯

繪圖的順序和排列，應強化它們投射的
相互關係：

- 朝向相同方位來排列所有平面圖，盡可
  能地以平面圖紙面上的北邊朝上排列。
- 縱向或橫向地排列多層次建築物的各樓
  層平面圖，但最好沿著圖的長邊排列。
- 縱向或橫向地排列建築立面圖，並盡可
  能地對照樓層平面圖來排列。
- 同樣的，縱向或橫向地排列建築剖面
  圖，並盡可能地對照樓層平面圖或建築
  立面圖來排列。
- 縱向或橫向地排列關聯的系列平行線立
  體圖。各繪圖若相連地畫在前面的繪圖
  之上，則從下而上或從左而右地依序排
  列。
- 排列平行線立體圖和透視圖，應盡可能
  直接地對照最明顯展示出環境的平面圖
  來排列。
- 涵蓋人物和家具，來展示所有繪圖的空
  間比例尺和使用目的。

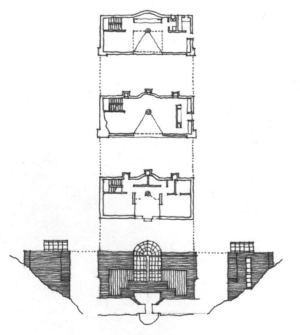

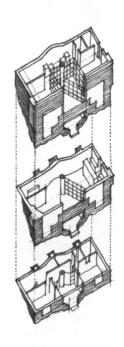

馬里歐‧波塔（Mario Botta），獨戶住宅（Single-family House），
瑞士維加尼羅（Viganello），1980-81

關鍵順序

除了各繪圖形式的原有對映關係之外，某些
順序的視覺性或敘事性，也能引導觀者了解
我們安排示意圖的方式。

• 時間順序

用時間軸線來做為系列繪圖的基準線，可傳
達出隨著時間成長、延展或變化的概念。

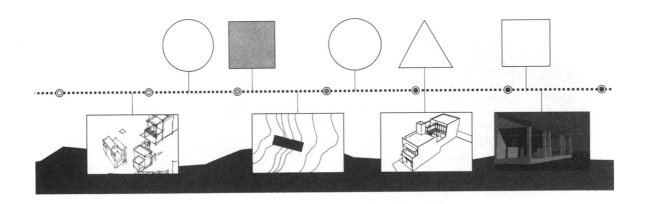

• 經驗順序

用線性排列的系列透視圖來做為示意圖中其
他繪圖的參考索引，可傳達出在建築環境中
移動穿行的經驗。

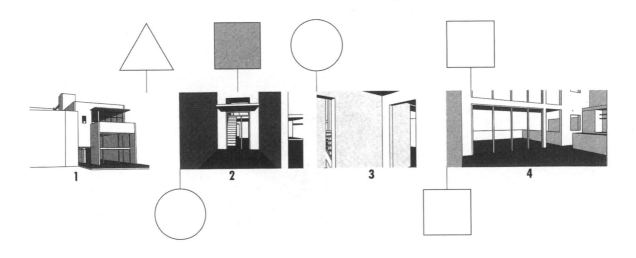

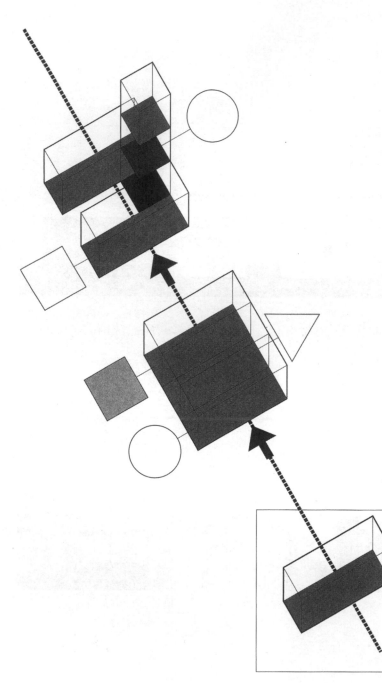

・建造順序

若執行專案的方法是設計概念的關鍵部分，則建造順序，亦即各個繪圖建於前繪圖之上的順序，即可做為示意圖中其他繪圖的底線。

關鍵繪圖

任何對於設計概念而言不可或缺或居中的繪圖，即可在示意圖中占有主導地位，並做為繪圖順序中最重要的組織元素。

・能圖示設計案中重要環境特徵的基地地圖或照片；

・顯著的基地特徵，如顯著的斜坡或景觀走廊；

・設計案的重要縱剖面圖；

・穿過基地或設計案的動線或移動路徑；

・表達出設計創意的特殊或獨特結構體。

習作**12.1**

用兩種不同的示意圖配置格式,包括橫向和
縱向的格式,來排列右側基地平面圖、樓層
平面圖和平行線立體圖。

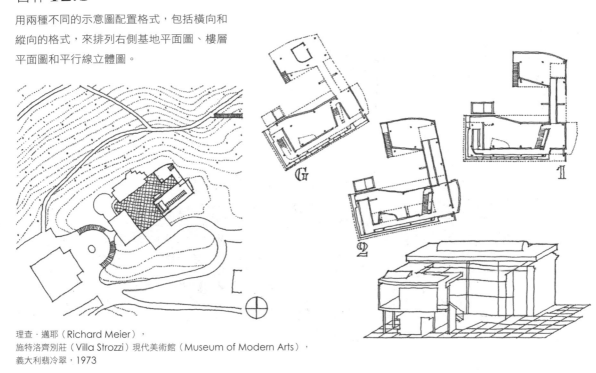

理查‧邁耶(Richard Meier),
施特洛齊別莊(Villa Strozzi)現代美術館(Museum of Modern Arts),
義大利翡冷翠,1973

習作**12.2**

用兩種不同的示意圖配置格式,包括橫向和
縱向的格式,來排列下面平面圖、剖面圖及
立面圖。

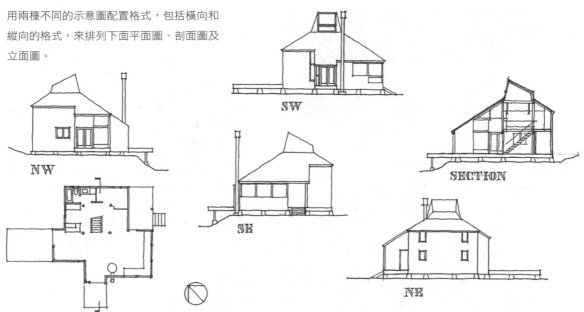

查爾斯‧摩爾(Charles Moore),賈布森住宅(Jobson House),
美國加州巴羅‧科羅拉多峽谷(Palo Colorado Canyon),1961

視覺資訊集
Visual Sets of Information

通常設計圖會顯示為相關的圖形群組，典型的例子如多層次建築物的樓層平面圖或系列的建築立面圖。這些個別繪圖的間距和並排形式，以及相似的形狀和格式，均是決定我們將這些繪圖識讀為相關資訊或獨立圖形的關鍵因素。

- 用白色的空間和並排的方式，來強化示意圖圖形和口語資訊的系統性。若非絕對必要，否則勿填滿白色的空間。
- 若希望兩張繪圖被視為獨立的圖形，則兩者之間的空間，應等於它們與繪圖範圍最近的邊之間的空間。
- 將兩張繪圖挪得稍為靠近，會使它們被識讀為關聯的群組。
- 再將兩張繪圖挪得更為靠近，則會使它們看起來像單張視圖，而非兩張相互關聯但各自獨立的視圖。

- 適當關聯而形成視覺集的繪圖，它們本身即能用來定義其他繪圖或圖形集的繪圖範圍的邊。
- 線條能用來分割、統合、強調和概括，但若利用間隔或並排也能達到同樣的目的，則應避免使用線條。
- 用方框可在較大的繪圖範圍或是圖紙或裱板的邊界之內，再定出繪圖範圍。但若使用過多的框架，則會混淆圖地關係。

羅伯‧克利爾（Rob Krier），偉德曼住宅建案（Project for Weidemann House），德國斯圖加特（Stuttgart），1975

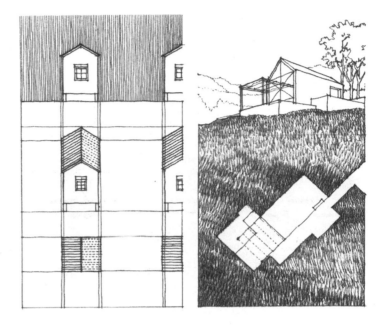

• 用色調明度可在較大的繪圖範圍內，再
定出繪圖範圍。例如立面圖較暗的背
景，可融入剖面圖；而透視圖的前景，
則可變成建築平面圖的繪圖範圍。

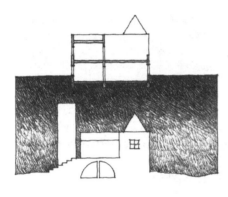

習作12.3

發展兩種不同的策略來配置平面圖、立面
圖和剖面圖形狀，以創造出三個不同但關
聯的視覺資訊集：即平面圖集、立面圖集
和剖面圖集。如何用色調明度的範圍，來
創造或強化單獨或更多的視覺集？

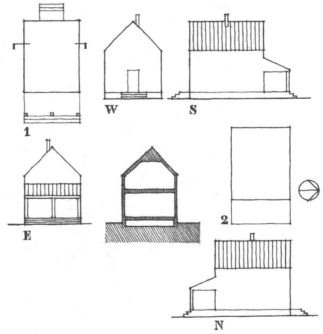

圖形符號

圖形符號能幫助觀者判別繪圖或示意圖的不同樣貌或特徵,而其中的兩個主要形式即為指北箭頭和圖形比例尺。

- 指北箭頭指示建築平面圖上的主要方位,藉以說明建築物和基地的方位。
- 圖形比例尺是刻度線或刻度條,用以呈現按比例尺縮放的尺寸。這些比例尺的主要特色是,在繪圖被縮放時仍會維持比例。

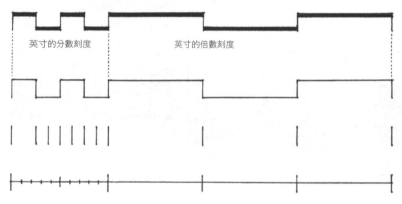

英寸的分數刻度　　英寸的倍數刻度

圖形符號仰賴慣用的形式來傳達資訊。因此若要輕易地被識別及解讀,就須維持這些符號的簡單明瞭,毋需無關的細部或琢磨的華麗詞藻。而在加強示意圖的清晰度和可讀性上,這些物件也會變成繪圖或示意圖的整體構圖中的重要元件。

圖形符號和字法的作用,則視它們的尺寸、視覺重量和位置而定。

尺寸

圖形符號或字法的尺寸,應和繪圖比例尺成比例,並且應能從預設的觀看距離來辨讀。

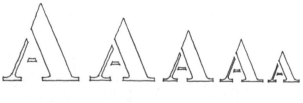

視覺重量

尺寸和色調明度決定圖形符號和字法的視覺重量。若因考量可讀性而需用較大的符號或鉛字,同時卻得用低明度來平衡構圖,即可選用描外框線的符號或字形。

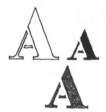

位置

圖形符號、標題和文本的配置,應靠近與它們關聯的繪圖。盡可能地使用間距或並排的形式來取代方框或框架,以形成視覺資訊集。

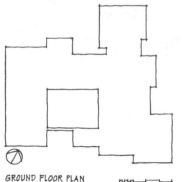

GROUND FLOOR PLAN

字法

字法最重要的特質為易讀性和協調性。所用的字體應和繪圖相稱,切勿喧賓奪主。現在取得許多設計良好的字體和數位字形都很容易,因此,我們應將時間花在適當選擇字形和使用字形上,而不是花在設計新的字形。

- 應從視覺上等距地間隔字母,而非機械性地測量每個字母前端的距離。數位繪圖和配置軟體通常都包括有字距微調(kerning)的功能,亦即調整兩個特定的字間距來校正視覺上不平均的間隔;以及字距調整(tracking)的功能,亦即調整文本裡的整體字元間距或段落間距,免得影響文本的密度和結構。

- 若需貫連整個示意圖,則以小寫字母排列較為適當。因小寫字母間的差異較容易區分和辨識,因此含有大小寫字法的文本,通常比全部使用大寫字母的文本易於閱讀。

- 襯線(serif)指的是用來完成字體主要筆畫的細線,可增進字體的辨識度和閱讀性。但應避免在標題處混合使用有襯線和無襯線(sans serif)的字體。

- 要控制手寫字法的高度和間隔,則標線的使用即是必要的。通常,手寫字法的最大尺寸是3/16英寸,否則即超過鋼筆或鉛筆所能寫出來的字體寬度。

- 應評估繪圖被觀看的距離,來決定字法尺寸的範圍。但須謹記:我們可能會從不同距離來閱讀示意圖的不同部分,包括專案概觀、解析圖、細部、文本等。

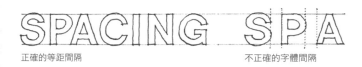

正確的等距間隔　　　　　　　　　　不正確的字體間隔

Lowercase lettering is particularly appropriate for bodies of text.

Serifs enhance the recognition and readability of letter forms.

HELVETICA IS A VERY LEGIBLE TYPEFACE.

HELVETICA NARROW
is useful when space is tight.

TIMES IS A CLASSIC EXAMPLE OF A TYPEFACE WITH SERIFS.

PALATINO has broader proportions than Times.

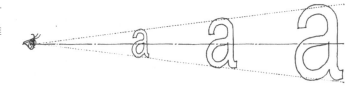

ABCDEFGHIJKLMNOPQRSTUVWXYZ 1234567890 abcdefghijklmnopqrstuvwxyz

設計示意圖中應用的字法，應審慎地整合於每張圖紙與裱板上的繪圖組合。

繪圖標題

指出及解釋特定繪圖內容的標題和圖形符號，應和該繪圖產生關聯。按照慣例，我們總是直接將標題置於繪圖下方。但有時也可以將標題對齊繪圖的底部或側邊。這些位置的標題，均有助於穩定繪圖的範圍，尤其是不規則形的繪圖範圍。對稱的繪圖和設計，也應用對稱的配置方式。無論何種狀況，調整繪圖的標題來對齊繪圖或繪圖範圍，亦即垂直對齊，通常是比較容易的。

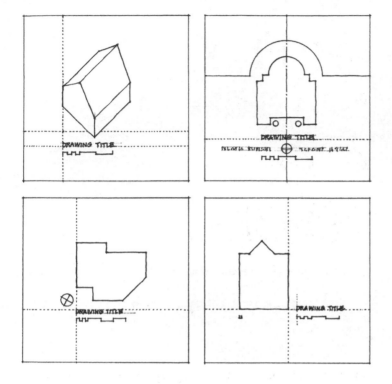

文本

文本和視覺資訊集應整併起來，而這些資訊集應直接和它們所代表的繪圖部分產生關聯。文本的行距應為1到1.5倍的字高，而文本段落間距則應等於或大於兩倍行高。

專案標題

專案標題和輔助資訊，應與整張圖紙或裱板關聯，而非僅和裱板範圍內的任何單張繪圖相關。

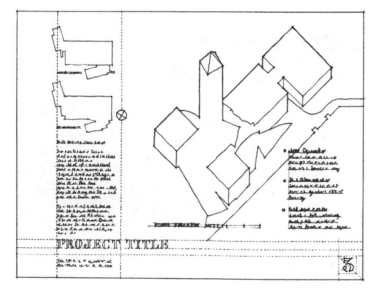

示意圖配置法
Presentation Layout

關聯的繪圖集可被配置為縱向或橫向的格式，也可被配置為網格狀的格式。在規劃示意圖的配置時，應先判別我們想要創造的基本關聯性，然後在著手配置最終的示意圖之前，先用展示用的分鏡腳本或小尺寸版型，來模擬可能的繪圖布局、排列和間隔。

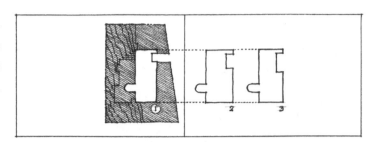

- 須探討圖紙間或裱板間的潛在關係。
- 用基線或繪圖標題的對齊，來維持圖紙的橫向連續性。
- 勿包含向度或使用邊框和標題框；這些是工程圖或施工圖的慣例。

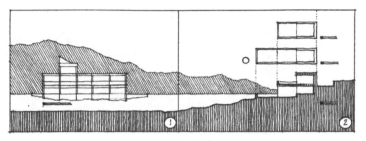

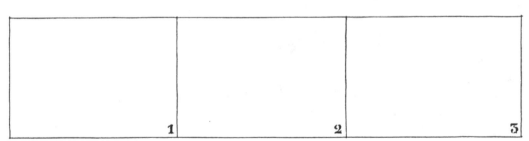

當示意圖包含單張以上的圖紙、裱板或面板時，可用數字來標示，而此標示應出現在每張紙或板的相同位置上。若打算以特殊方式來陳列示意圖，可用更多圖形方法來識別每張紙或板在示意圖上的相對位置。

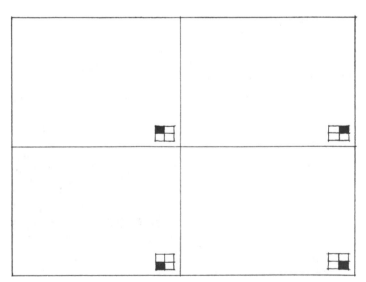

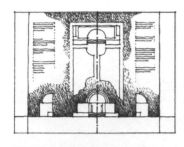 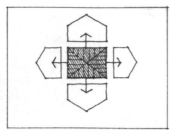

展示對稱的設計，用對稱的配置效果最好。

置中的格式，適合於展示由立面圖包圍的平面圖、展開的平行線立體圖，抑或被較大比例尺的局部圖包圍的關鍵繪圖。

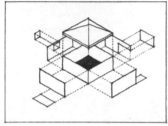 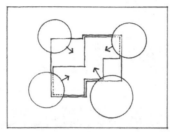

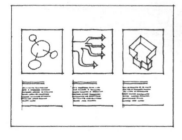 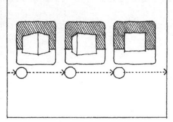

若系列的關聯繪圖以不同方式或不同樣式表現，則可用同質的方框或框架來統整這些繪圖。

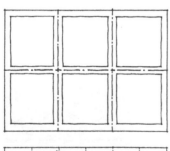 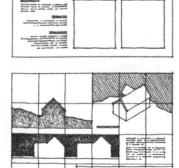

而在單獨或系列的圖紙或裱板上配置系列的繪圖和資訊性文本時，網格則可提供最高的靈活度。由網格創造出來的潛在次序感，能使多樣化的資訊以統整的方式展示出來。

• 網格可以是正方形或矩形。
• 可在個別的方框或框架中，展示繪圖、解析圖和文本。
• 可橫向陳列繪圖和繪圖下方的文本，而形成關聯的欄位。
• 重要的繪圖可占用單格以上的方格或框架。
• 圖形和文本可系統性地整合。

數位配置法

安排示意圖時，徒手和直接畫在紙或板上，都需要小心地計畫、組織適當的繪圖關聯性，以及演練各種可能性。這種方法雖然需要相當的事前思考，也幾乎不容許錯誤，但經時間檢驗，其結果是相當有效的。

比之於直接畫在紙或板上，使用數位軟體來配置示意圖則有更多好處。基本的好處即是，在決定最後的配置方式以前，可以嘗試各種不同的排列組合。例如，使用數位軟體的編組（group）或圖層功能，即可在決定最後配置以前，任意組織影像及其他配置元素，並將它們隨意移動。還可視需要存檔，並利用已儲存的檔案來進行操作，若新存的版本無法滿足需要的結果，仍可回頭使用較前的版本來操作。

點陣軟體極適合於應用裁切、濾鏡，以及色調或色彩調整來處理影像，而向量繪圖和排版軟體則因利用外部鏈結檔案，而非內嵌檔案，因此對於配置示意圖來說更為好用。影像檔案的鏈結（linking）讓我們可混合各種媒材，例如手繪圖掃描、數位照片、向量影像及點陣影像，而成為單張示意圖。使用鏈結影像檔案還有個好處，亦即若原始影像被處理過，那麼在配置的檔案中即可重新載用原始的影像，而非改過的版本。

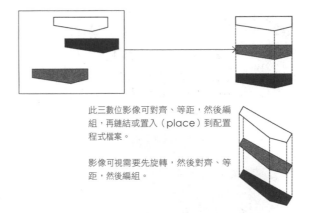

此三數位影像可對齊、等距，然後編組，再鏈結或置入（place）到配置程式檔案。

影像可視需要先旋轉，然後對齊、等距，然後編組。

經鏈結後，編組的影像即可隨意移動，直到找到最適合的配置方式。

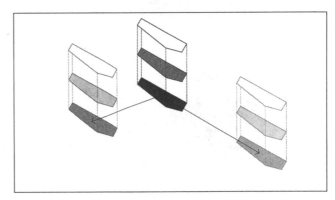

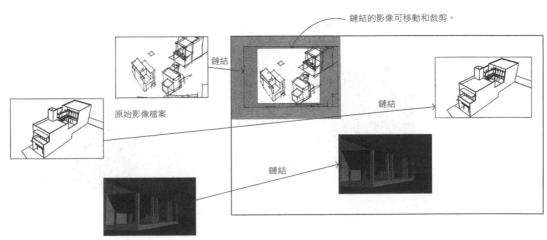

鏈結的影像可移動和裁剪。

鏈結

原始影像檔案

鏈結

鏈結

在 向 量 繪 圖 和 排 版 軟 體 中 ， 圖 文 框
（ frame ） 即 是 表 示 在 示 意 圖 中 可 置 入 和 鏈
結 不 同 圖 形 元 件 的 框 架 ， 看 起 來 就 像 觀 看 置
入 影 像 的 窗 框 。 原 始 影 像 是 以 遮 罩 來 顯 示 ，
而 不 是 像 點 陣 影 像 處 理 軟 體 以 裁 切 的 方 式 來
處 理 。 影 像 所 呈 現 出 來 的 部 分 ， 是 由 我 們 在
繪 圖 或 排 版 軟 體 中 所 製 作 的 遮 罩 開 口 大 小 和
形 狀 所 決 定 的 。 置 入 或 鏈 結 以 後 ， 就 可 隨 意
移 動 該 影 像 的 裁 剪 圖 形 到 示 意 圖 配 置 圖 的 任
何 位 置 上 ， 也 可 透 過 改 變 尺 寸 或 旋 轉 影 像 來
強 化 示 意 圖 的 整 體 結 構 。

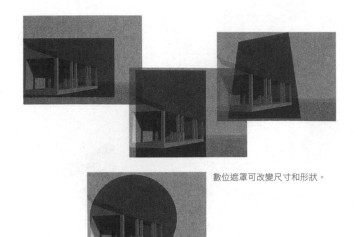

數位遮罩可改變尺寸和形狀。

鏈
結

同 樣 的 ， 我 們 也 可 以 在 示 意 圖 頁 面 上 新 增 其
他 的 元 件 ， 例 如 線 條 、 形 狀 和 文 本 ， 然 後 將
它 們 藉 由 移 動 、 改 變 形 狀 和 旋 轉 等 功 能 而 使
頁 面 構 成 更 為 適 當 ， 並 使 被 建 立 的 視 覺 資 訊
集 更 為 強 化 。 我 們 還 可 以 利 用 非 列 印 用 的 參
考 線 ， 來 對 齊 和 整 合 視 覺 資 訊 集 ， 以 維 持 每
張 紙 、 板 或 螢 幕 之 間 的 連 貫 性 。

數 位 圖 形 軟 體 的 圖 層 功 能 ， 讓 我 們 得 以 將 特
定 元 件 置 前 ， 而 將 其 他 元 件 置 後 ， 應 用 在 立
面 圖 、 剖 面 圖 甚 至 平 面 圖 視 圖 上 ， 建 立 適 當
的 前 景 和 後 景 間 的 關 係 時 ， 特 別 有 用 。

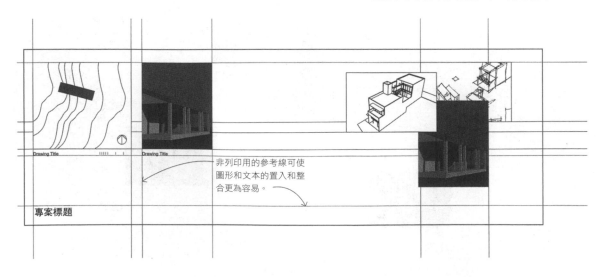

Drawing Title   Drawing Title

非列印用的參考線可使
圖形和文本的置入和整
合更為容易。

專案標題

在數位環境下製作示意圖時，應仔細考慮影像尺寸、字法和圖形符號等彼此之間的關聯，以及它們和整個版面之間的關係。我們可輕易格放版面來看示意圖的某個部分，也可輕易縮小版面來看整個示意圖，但由於在螢幕上通常是以縮小尺寸來顯示的，恐怕難以確認示意圖上的元件，特別是文本，對於列印或輸出來說會不會太小，抑或對於版面的其他元件來說會不會太大。因此，將示意圖全部或選取部分以其實際尺寸列印或輸出，即可做為最後定版列印或輸出的有力參考。

無論何者，我們希望展示的繪圖都應能以不同距離展示出來。整體來看時，繪圖應能提供完整的圖地關係；近距離觀看時，則應呈現適當程度的細部內容。

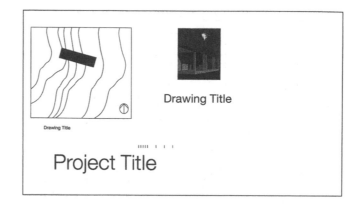

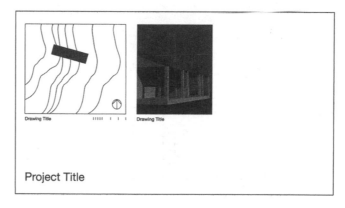

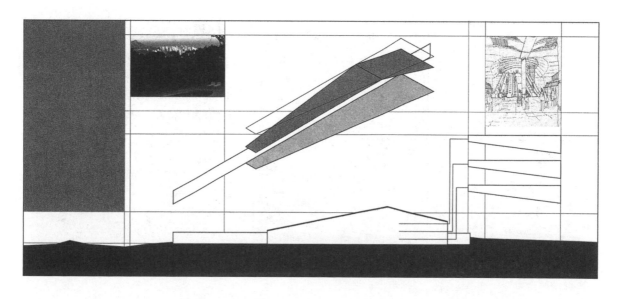

動畫表現法
Animations

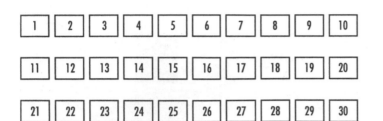

數位技術使動畫得以用在建築示意圖上說明時間和動作。用動畫來表達我們所經驗到的空間環境，實際上是以系列的靜態影像和畫面，依序地投射在電腦螢幕上所形成。這些畫面投射的速度越快，亦即每秒影格數（FPS）值越大，動畫的明顯動態就顯得越平順。每秒影格數常用的是30FPS，若比此數值小則在螢幕上會呈現波浪紋。

使用每秒影格數30FPS的動畫，每分鐘會有1800個分割畫面。若每個影像需要五分鐘來呈現，那麼整個動畫的貼圖處理時

每秒放映30張影格

間就有9000分鐘，或150小時。貼圖處理時間視影像尺寸，以及模型本身的複雜度而定。舉例來說，1280×960像素的影像，會顯著比640×480像素的影像所需的處理時間要長。模型的材質反射性和光線、表面的數量，也會影響每個畫面的貼圖處理時間。因此，要確保有效率的工作流程，並減少製作時間，事先計畫是很重要的，而分鏡表的使用也是必需的。

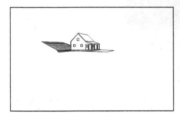

拍攝：攝影機1

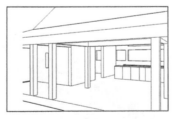

跳切攝影機2

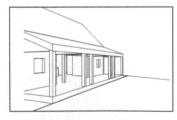

推近：攝影機2

跳切攝影機3：推近

前置作業（pre-production）

分鏡表可用來詳細計畫每個重要的場景、各場景發生的順序，以及從某個鏡頭到下個鏡頭之間的轉場和橋接。分鏡表不僅用來協助設定攝影機的鏡頭、光線和材質，也使設計師能聚焦在動畫中實際上被看見的元件和面貌，而不是花時間在最後的動畫裡面並不會出現的數位模型上。

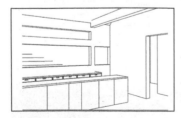

跳切攝影機4：內景

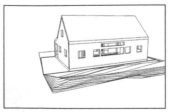

跳切攝影機5：外景

製作（production）

製作漫遊式的建築動畫，指的是沿著其中的假想路徑畫出單連續線，在其上裝設鏡頭並使之沿此直線移動及記錄其行進中的系列畫面。雖然如此似乎可傳遞出我們對於空間環境的認知，但僅用單連續線卻往往造成錯亂、重複和方向迷失。較有效的方法是，應用電影工業所開發出來的技術，即採用好幾組鏡頭和好幾條短漫遊路徑，以更聚焦的動畫在空間中移動。然後即可以連戲剪接（continuity editing）的方式，來編輯和組織這些較短的動畫，而能維持空間的連續性以及這些短段落之間的相關性。

鏡頭尺度（shot scale）

鏡頭尺度決定了涵蓋於場景中的視覺資訊量。畫面中主題的尺寸是由以下兩項所決定的：攝影機和主題之間的距離，以及攝影機鏡頭的焦距長度。

攝影機運動 （camera movement）

攝影機定點位置結合攝影機運動，讓我們得以以空間或物體為軸而運動。在動畫上常見的攝影機運動包括：

- 橫搖（pan）：沿著攝影機的垂直軸線從左到右或從右到左旋轉攝影機，可複製我們轉動頭部的運動模式。此為從空間或建築物的某邊往對邊看的有效攝影機運動。
- 直搖（tilt）：沿著攝影機的水平軸線上下旋轉攝影機，模擬頭部上下轉動的動作。此為在空間中上下看的有效攝影機運動。
- 橫移（tracking）：移動攝影機的方式是模仿我們轉頭追逐某個移動物體或人物的動作。此攝影機運動有助於傳達我們追蹤某個人從某個地點走到下個地點，或從校園中的某個建築物走到下個建築物的移動。

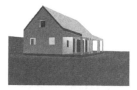

遠景（long shots）包含完整的空間、物件或建築物。

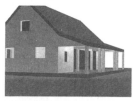

中遠景（medium long shots）包含空間或建築物的主體而非整體。

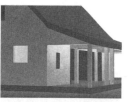

中近景（medium close-up shots）聚焦在某個細部或特徵，但提供部分空間的氛圍。

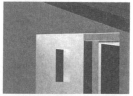

特寫（close-up shots）聚焦在空間中特定的細部、特徵或部分。

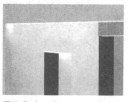

極特寫（extreme close-ups）聚焦在空間中某個細部或特徵的極小部分。

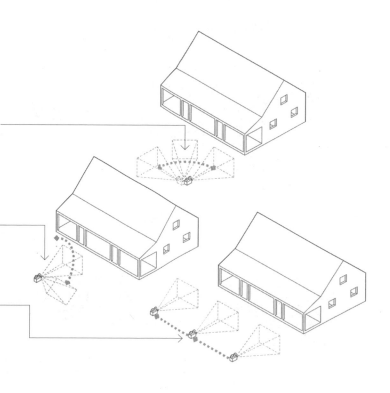

連戲剪接
（continuity editing）

連戲剪接指的是應用以下任何技術，使單獨的動畫段落合併為具有邏輯和連貫性的整體。

定場鏡頭
（establishing shot）

定場鏡頭用於導引觀者觀看方向和提供場景資訊，亦即提供某種地點或場域感。通常是以遠景來指出場景開始之處。舉例來說，從建築物的外景轉到內景，即可指出我們已走進建築物內部，無須記錄由外景走向內景的每個步驟。

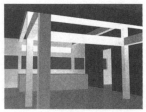

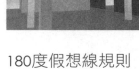

180度假想線規則
（180 degree rule）

在任何場景或鏡頭內，都有假想的180度活動軸。在傳統電影中，這條線通常會發生在兩主角間。在建築動畫中，它則可能存在於空間中的兩物體或兩關注點間。要在任何場景中保持空間的關係，所有攝影機的定點位置和運動都應保持在此180度

從攝影機D所看到的畫面
柱子在場景的右側

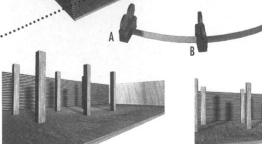

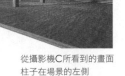

從攝影機C所看到的畫面
柱子在場景的左側

從攝影機A所看到的畫面
柱子在場景的左側

從攝影機B所看到的畫面
柱子在場景的左側

假想線的相同側。當任何攝影機有必要跨越此假想線時，應以中介的鏡頭或畫面，讓觀者有線索去了解到我們已移到新的視點了。

30度規則（30 degree rule）

從某個攝影畫面移到下個攝影畫面時，攝影機定點位置的平移至少要30度，如此新的畫面才能提供足夠的觀點變化，讓觀者重新判斷場景的環境關係。據此規則也可使改變鏡頭長度的效果較為緩和，例如從中景轉為特寫鏡頭。小幅度地改變攝影機的位置並不會使我們的視點顯著地轉移，但可改變視線的方向。

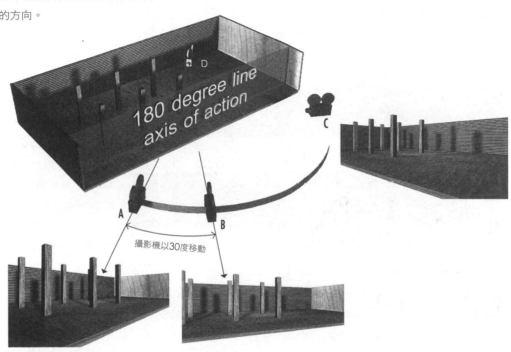

攝影機以30度移動

正反拍鏡頭（shot-reverse shot）

在兩個攝影機畫面之間的正反拍鏡頭交替，可在相同場景或空間中建立相反的觀點。此方法和180度假想線規則合併作用時，可讓觀者理解該空間或建築物，而無須仰賴過度的攝影機運動或運算時間。

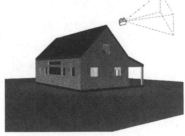

正拍鏡頭

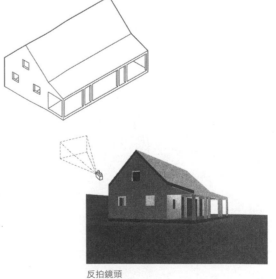

反拍鏡頭

分鏡（cut）：從某個場景馬上跳到下個場景。

淡入（fade-in）：場景漸漸地從黑背景或空景中出現。

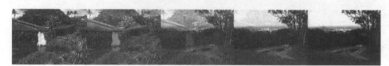

淡出（fade-out）：場景漸漸地變成黑背景或空景。

交叉溶接（cross-dissolve）：場景溶入重疊的影像中，而中間並無分鏡的跳接或亮度的改變。

後製（post-production）

動畫後製發生於各組成段落都完成以後。後製涵蓋的不僅是剪輯而已，還包括轉場的製作，以及動畫配合配樂進場而倒回的步調建立。

轉場（transitions）

從某個場景到下個場景中間的轉場，對於讓觀者保持對他們所在空間的理解，是很重要的。雖然數位軟體提供了許多的轉場特效，包括立方體旋轉、翻頁到隨機跳離鏡頭等，但許多更為華麗的轉場卻常使示意圖的連續性被破壞，導致觀者將焦點從示意圖的內容轉到空間效果上。有四種簡單但有效的轉場特效可用來改變場景，而不致干擾視覺資訊流。

步調（pace）

每分鐘轉場數會影響動畫被吸收的步調。較多分鏡可以製造出較快的步調，營造出進入空間較有活力的情緒或態度；而較少分鏡則會使步調較慢，對於傳達出建築物或環境的複雜度可能較有用。

聲音（sound）

聲音可在觀看的經驗中增加某種有力的感官尺度。聲帶（soundtrack）應補足這種意象，但不會壓過視覺資訊。聲音，尤其是特定的音樂，可促進觀者對於空間的感受，不管它是小房間表面的反映，還是大廳的社會活動環境。聲音訊號（audio）可做為動畫中的特定轉場關鍵，可增強步調的剪接，也可在各個不同場景中創造短暫的連續。聲音訊號的剪接和影像訊號是不同的，影像訊號牽涉水平和垂直兩種圖層的處理，而聲音訊號則可層疊於影像之上。

習作**12.4**

用$\frac{1}{8}$英寸字高的字形和$\frac{1}{4}$英寸行距的文本，
手寫下列摘錄內容：

> 「打從6歲起，我對於繪畫物象的形體就有
> 種狂熱。50歲以前，我已完成了無數的繪
> 畫，但所有我70歲以前所畫的，都算不得
> 什麼了不得的東西。75歲時，我學到了些
> 微自然的結構，例如動物、植物，還有蜂
> 鳥魚蟲。所以在我80歲的此時，我應當已
> 有了稍微的進步。到我90歲時，我肯定已
> 到達了巔峰狀態。那麼當我110歲時，所
> 有我畫的，即使不過是線或點而已，也都
> 將會充滿了生氣。」

—— 《漫畫》（The Manga），
葛飾北齋（Katsushika Hokusai, 1760-1849）

習作**12.5**

用以上手寫本和《瘋狂詩人》（Mad Poet）
中的影像，設計頁面的版面編排。

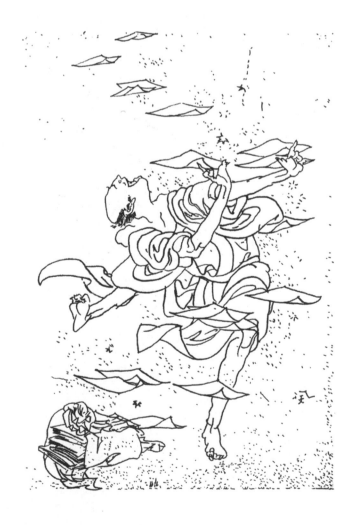

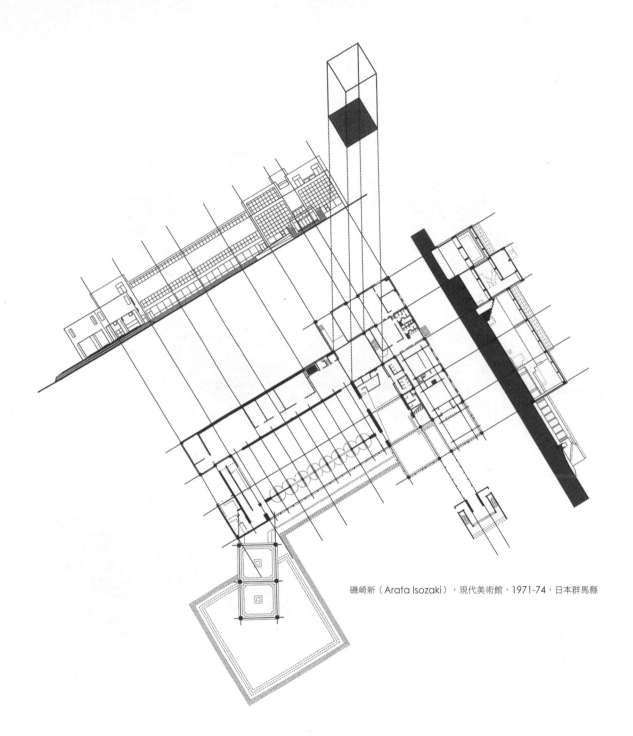

磯崎新（Arata Isozaki），現代美術館，1971-74，日本群馬縣

索引·INDEX

光碟簡介 | Preface to the CD-ROM

光碟內容 | 要用繪圖來呈現、探討及傳達抽象的創意，即須了解繪圖的圖語。隨書光碟，使我們得以輕鬆地深入探究3-D物體和它在繪圖上以2-D方式再現的關聯性。包含3-D動畫、錄影畫面及說明旁白的這些影音模組，係以超越書面出版品的方式，說明主要的投影系統與繪圖技法。第二版另添加有實景測繪的錄影片段。在光碟中，多方地試驗了設計圖的繪圖概念和技法，歡迎任何意見回饋，也鼓勵讀者將這些意見轉達給出版者。

特別感謝戴楠青博士在第二版負責發展、執行動畫製作，也比初版大大地增進了動畫的表現。

關於光碟 | 此附頁提供本書所附光碟內容之相關資訊。

系統需求 |

- 120Mhz以上處理器
- 32MB以上記憶體（RAM）
- 光碟機
- 瀏覽器

微軟（**Windows**）系統安裝說明 |

依下列步驟將光碟內容安裝於硬碟中：

1. 將光碟置入光碟機中。
2. 待光碟操作介面出現後，按操作介面指示，以滑鼠點選光碟顯示內容進行安裝。

若光碟機的開啟視窗未自動跳出顯示，依下列步驟讀取光碟內容：

1. 點選左側功能表之「開始」（start），待選單跳出後點選「執行」（run）。
2. 在出現的對話框中鍵入d:\start.exe（若光碟機並非安裝於D槽，則鍵入光碟機所在位置之字母來取代d），依前述光碟安裝程序執行安裝。

內附應用程式 |

Adobe Flash® Player
Adobe Flash® Player為執行本光碟的外掛程式。

消費者權益 | 若光碟有任何問題，請洽威立（Wiley）產品技術支援，電話800-762-2974（美國境內）或1-317-572-3994（美國境外），或網站http://support.wiley.com，約翰·威立出版公司（John Wiley & Sons）即可提供安裝和其他品管項目的技術支援。關於應用程式的技術支援，請洽軟體供應商或作者。

要增訂或詢問威立的其他產品資訊，請電1-877-762-2974。

請注意：若本書附有軟體，拆封前請詳閱以下資訊。

此軟體所含檔案係用來協助您使用本書所述及模型。將包裝拆封，即表示您同意受以下條款約束：

本軟體產品受版權保護，版權屬作者、約翰·威立公司或其授權者所有。您僅被授權於乙台電腦上使用。在乙台電腦上將本軟體複製使用於其他媒體或格式，並不違反美國版權法。若因其他目的而複製本軟體則違反美國版權法。

本軟體銷售不含任何形式之擔保責任，不論是明示擔保或默示擔保，包括但不限於可售性或合於特定目的之默示擔保。約翰·威立、發行者或經銷商，均不負任何因使用軟體或不能使用軟體所造成之可能毀損或實際毀損責任。（美國某些州並不允許排斥默示擔保，故此項條款可能並不適用於您。）

國家圖書館出版品預行編目資料

設計圖學 / Francis D. K. Ching, Steven P.
　Juroszek[著]；林貞吟譯. -- 第二版. -- 臺北
市：藝術家，2011.06
　　面；　公分
　譯自：Design drawing, 2nd ed.
　ISBN 978-986-282-025-4（平裝附光碟片）

　1. 建築美術設計　2. 建築圖樣

921.1　　　　　　　　　　　　100010206

設計圖學 第2版

Design Drawing

Francis D. K. Ching
with Steven P. Juroszek

林貞吟譯

發行人	何政廣
主編	王庭玫
責任編輯	謝汝萱、鄭林佳
美術編輯	王孝娸
出版者	藝術家出版社
	台北市重慶南路一段147號6樓
	TEL：（02）2371-9692～3
	FAX：（02）2331-7096
	郵政劃撥：01044798 藝術家雜誌社帳戶
總經銷	時報文化出版企業股份有限公司
	新北市中和區連城路134巷16號
	TEL：（02）2306-6842
南部區域代理	台南市西門路一段223巷10弄26號
	TEL：（06）261-7268
	FAX：（06）263-7698
第二版	2011年6月
定價	新臺幣450元

ISBN 978-986-282-025-4（平裝）

法律顧問　蕭雄淋